Los 100 alimentos Dukan

Los 100 alimentos Dukan

que podrás comer sin restricción

Dr. Pierre Dukan

Con la inestimable ayuda de
Carole Kitzinger y **Laura Zuili**

RBA

Este es un libro sobre los alimentos que se pueden consumir a voluntad en la dieta Dukan. Para conocer las claves del método y poder seguirlo, el Dr. Pierre Dukan recomienda la lectura de *No consigo adelgazar* o *El método Dukan ilustrado*, así como consultar a tu médico de cabecera, antes de empezar el régimen.

La adaptación de las recetas ha contado con la ayuda inestimable del equipo de Bonalletra Alcompás, S.L.

Título original: *Les 100 aliments Dukan à volonté*
Autor: Dr. Pierre Dukan

Coordinación editorial: Bonalletra Alcompás, S.L.
Traducción de las recetas: Núria Vives
Traducción de los otros textos: Equipo dietadukan.es
Diseño y maquetación: Ismael Sala Salas

Av. Diagonal 189 – 08018 Barcelona
www.rbalibros.com / rba-libros@rba.es

Primera edición: abril de 2012

Ref: RPRA057
ISBN: 978-84-1554-109-7
Depósito legal: B-9890-2012

Sumario

Verduras

Introducción

Cuando declaramos la guerra y nos preparamos para la lucha, lo más importante es empezar comprobando las armas, las municiones, los mapas y los suministros.

Adelgazar es una guerra, personal y enriquecedora, puesto que se libra contra uno mismo. Más de 30 años de experiencia en este terreno me han enseñado que los principales adversarios en la lucha contra el sobrepeso son los pacifistas, los que piensan que el sentido común, la razón y el equilibrio son suficientes contra los peligros y la violencia del sobrepeso. Cuando los bárbaros asediaron Bizancio, los jerarcas discutían sobre el sexo de los ángeles. ¿Machos o hembras? Mientras, la violencia de los hunos y los alanos echaban abajo las puertas de la ciudad. "Comer menos y moverse más" es una promesa irrealizable cuando no se tienen los medios para llevarla a cabo.

Así que vuelvo a mi guerra, al método que nos trae los 100 alimentos recogidos en este libro. Pensarás que exagero al utilizar un lenguaje tan bélico para un hecho tan cotidiano como el sobrepeso. Pero te equivocas, pues lo que podía ser un tema menor hace quince años se ha convertido en un asesino en serie que probablemente aniquila a más personas que el sida y la gripe porcina juntos. Y no me refiero a los daños colaterales, a su coste económico o al sufrimiento que inflige a aquellos y aquellas que transforma hasta que ni se reconocen.

Déjame hablar de guerra, puesto que lo es y el simple hecho de que hayas comprado este libro me lleva a pensar que eres consciente de ello. Conozco muy bien tu angustia porque llevo más de 30 años escuchando como me lo contáis. Y porque soy médico y porque os he visto sufrir sintiéndome desarmado, he creado mi método que he ido tanteando, ajustando y mejorando mientras tomaba nota de vuestras preguntas, vuestras experiencias y vuestras sugerencias.

Actualmente es un método elaborado, coherente, estructurado, global y todo aquello que me decís por carta, por correo o en persona me hace pensar que el método está preparado para lanzarlo a la boca del dragón, este sobrepeso planetario, que hasta el momento ha avanzado impunemente.

Para esta guerra he diseñado un plan de batalla con sus fases y sus combates; el objetivo, el Peso Justo de cada uno, la bandera y las victorias, pero también he pensado en las trincheras de invierno, en los reveses y en los desvíos. Y un día, la batalla final, la victoria al conseguir el peso deseado. Un acuerdo firmado, pero con un enemigo que espera su hora para volver a tomar las armas y hacerse con su botín. Entonces, la batalla pasa a manos de los civiles, que deben proteger esa paz, conocer bien los riesgos y saberlos prevenir. Esta batalla se ha librado muchas veces, pero sin llegar nunca a instaurar la paz, y sin ella nada está ganado ni conquistado realmente.

Lector, si has comprado este libro es porque tal vez sabes quién soy, o conoces mi método, pero también es posible que solo te haya llamado la atención el título. Por ello, en las siguientes páginas voy a explicarte lo que hay detrás de estos alimentos: un plan construido a lo largo de los años, un plan diseñado para que aquellos que quieran adelgazar lo consigan. Estos 100 alimentos son el cargamento de flechas que te acompañarán para enfrentarte a tus kilos de más, y tan solo necesitarás esto. Pero, ¡cuidado! Estos 100 alimentos solamente tienen sentido en el marco de mi método, pues están permitidos sin límite de cantidad, de mezclas o de horarios. Antes de pasar revista a estos 100 alimentos, me detendré un poco en la exposición de los ejes principales de mi método.

Los fundamentos, los principios y la práctica del método y la dieta Dukan

El público ha otorgado al método mi nombre, y es el proyecto de mi vida. Desde que soy médico, he disfrutado en todo momento del placer inmenso de atender a todos aquellos que lo han necesitado. Desde que me especialicé en nutrición, intenté aplicar todo aquello que había aprendido, pero pronto comprendí que con esos métodos la partida estaba perdida de antemano.

Enseguida empecé a elaborar una dieta, que se transformó luego en un plan más global, para acabar convirtiéndose en un método. Primero para mis pacientes, luego para mis lectores, más adelante para los internautas y por último, para mis colegas médicos. Todo ello se ha ido organizando en una comunidad que progresivamente ha ido cruzando fronteras y culturas.

En la actualidad, con la perspectiva y la experiencia de 35 años ejerciendo mi profesión, tengo la convicción de proponer un modo poderoso para resistir a la propagación del sobrepeso en el mundo.

Este método se fundamenta en 6 conceptos clave:

1. **100 alimentos, 72 de origen animal, 28 de origen vegetal.**
2. **Estos 100 alimentos se prescriben a voluntad.**

3. **Una sólida estructura en 4 fases sucesivas e individualizadas para cada persona que desea perder peso desde el primer día y para siempre.**
4. **El compromiso absoluto de seguir las fases de consolidación y de estabilización definitiva del Peso Justo, durante toda la vida.**
5. **La actividad física prescrita "como medicamento, con receta" y una prioridad absoluta: andar.**
6. **Un *coaching* a través de internet, personalizado con consignas de actuación por la mañana y resúmenes de la jornada por la noche.**

Mi método se concibe como un todo. Cada etapa tiene su propio objetivo, indisoluble de las otras tres. Por ello, hay que seguirlo en su totalidad o no empezarlo hasta que estemos preparados para hacerlo de este modo, en especial las dos últimas fases sin las cuales todo el plan está condenado al fracaso.

Como contrapartida, el método en su conjunto ofrece ventajas reales para que tu motivación siga inalterada por 3 razones:

1. El método ofrece una lista de consignas muy precisas que constituyen un marco inquebrantable que reduce dudas, obligaciones y frustraciones.
2. El método propone una dieta totalmente natural. Y de todas las dietas naturales, es la más eficiente de todas.
3. Lo más importante: no se trata de una dieta frustrante, puesto que no se impone ninguna restricción en las cantidades.

Voy a describir los principios de mi método para que sea muy fácil comprender su seguimiento. Pero si tienes la intención y la motivación de seguir mi dieta, te aconsejo que inviertas un poco de dinero en comprar *No consigo adelgazar*. Este libro te facilitará la comprensión del uso y te permitirá elaborar una hoja de ruta completa y el conjunto de respuestas a las preguntas de quienes afrontan su sobrepeso. Antes de empezar la dieta, consulta con tu médico de cabecera para que, con un sencillo análisis, compruebe que tus riñones están bien y para que descarte un mal funcionamiento de tu tiroides. Además, si crees que necesitas ayuda, seguimiento y apoyo diario, si cada mañana quieres recibir tus consignas alimenticias y de ejercicio físico, más un extra de motivación, y si cada noche deseas analizar tus resultados para que se tengan en cuenta en la elaboración de las consignas del día siguiente, lo encontrarás todo en www.dietadukan.es. No dudes en utilizar el código RBA30 para beneficiarte de la oferta para los lectores de este libro.

Las cuatro etapas de la dieta Dukan

Fase 1: las proteínas puras (PP)

Es la fase de ataque de la dieta. Está compuesta por 72 de los alimentos más ricos en proteínas. El inicio es fulminante y la pérdida de peso muy rápida y motivadora.

Fase 2: proteínas + verduras (PV)

Tras el período de ataque, viene la fase de crucero en la que añadiremos 28 verduras a los 72 alimentos proteicos, alternando un día con verduras y otro sin verduras hasta alcanzar el Peso Justo.

Fase 3: fase de consolidación

Conseguido el Peso Justo, hay que evitar a toda costa el fenómeno de rebote, la inevitable tendencia del cuerpo a recuperar los kilos perdidos. ¡Cuidado! Esta fase es estratégica y dura 10 días por cada kilo perdido.

Fase 4: fase de estabilización definitiva

Es la vuelta a la alimentación sin restricciones con tres medidas de protección simples, concretas, eficaces pero no negociables.

La fase de ataque

Se trata del período más motivador, puesto que verás bajar los kilos en la balanza a una velocidad vertiginosa, como si ayunaras, pero comiendo a voluntad.

Este plan de ataque es una verdadera máquina de guerra. El objetivo de esta fase muy breve: es nutrirse con alimentos lo más naturales posible, pero eligiendo los más ricos en proteínas y descartando los demás nutrientes. En realidad, es imposible eliminar por completo todos los glúcidos y los lípidos de la alimentación, y es que, aparte de la clara de huevo, no existe ningún otro alimento exclusivamente proteico. Así pues, la dieta aglutina un gran número de alimentos cuya composición es lo más rica posible en proteínas y lo más pobre posible en grasas y glúcidos. Es el caso de algunas carnes, pescados, mariscos, aves sin piel, huevos, jamones sin corteza ni grasa, y lácteos desnatados.

Duración: este período puede durar entre 2 y 7 días, según el peso que deba perder.

Resultados: la pérdida de peso lograda va desde 1 kg para las personas que tienen que perder menos de 5 kg y tienen una fase de ataque establecida en 2 días, hasta 4-5 kg para las personas con 30-40 kg que perder y cuya fase de ataque puede durar entre 4 y 6 días o incluso 10 días en casos de obesidad importante.

La fase de crucero

La fase de crucero es el período que alterna las proteínas puras (PP) y las proteínas con verduras (PV).

Esta segunda sigue a la de ataque e introduce las verduras en alternancias que varían según el caso, el sexo, la edad y el peso que se deba perder. La versión más simple es la que alterna 1 día de PP con 1 día de PV. Igual que en el ataque, la fase de crucero permite la misma libertad total en cuanto a cantidades, horarios y mezclas. Considera estas dos fases sucesivas como un bufé libre. Todo lo que está en este bufé es para ti, sin límites, pero olvídate de todo lo que no está en el bufé hasta que llegues a tu peso justo. El consumo a voluntad, asociado a la regularidad de la pérdida de peso, es el motor del método, que permite adelgazar sin pasar hambre ni frustrarse. Estos 100 alimentos componen la base que te acompañará durante toda la vida.

Duración: esta fase debe seguirse sin pausa hasta obtener el peso deseado a una velocidad media de 1 kg por semana.

La fase de consolidación

La reintroducción en 2 tiempos.

Esta fase, igual que las otras tres, tiene su propia misión. Ha sido concebida como transición entre la dieta total y la no-dieta. Este paso es crucial y muy técnico, pues se trata de introducir suficientes alimentos para recompensar a quienes acaban de lograr su Peso Justo, pero sin arriesgarse a que recuperen los kilos perdidos. Se trata de evitar, en definitiva, el clásico y devastador efecto rebote.

El organismo, tras haber adelgazado por obligación, aprovecha este momento para intentar recuperar el peso, y lo hace con la misma energía que le ha sido necesaria para perderlo.

Dispone de dos medios para hacerlo: reduciendo drásticamente el gasto de energía y aumentando las reservas para aprovechar al máximo los alimentos consumidos. Una comida copiosa, que no habría tenido el más mínimo efecto antes del inicio de la dieta, tendrá duras consecuencias a lo largo de este período. Es por ello por lo que todavía se descartarán los alimentos muy ricos y se esperará hasta que la calma vuelva al metabolismo y se minimice el efecto rebote, que suele ser la causa del fracaso de las dietas adelgazantes.

Duración: va relacionada con el peso perdido y se calcula de manera muy sencilla, 10 días de consolidación por kilo perdido. Por ejemplo, 10 kg perdidos, 100 días de consolidación; 5 kg perdidos, 50 días de consolidación.

A los 100 alimentos proteicos y vegetales de la fase de crucero se le añaden 2 frutas, 2 rebanadas de pan integral y 40 g de queso poco graso, al día. Y cada semana, primero 1 y después 2 raciones de fécula y 2 comidas de gala. Todo ello bajo la protección de los jueves de proteínas puras.

La fase de estabilización definitiva

Tres normas simples para toda la vida.

Cualquiera que haya estado a dieta y haya adelgazado sabe muy bien, porque lo ha experimentado en sus propias carnes, que el hecho de perder peso no implica en sí ninguna garantía de estabilidad del peso conseguido. Al contrario, cualquier dieta da al cuerpo la posibilidad y el tiempo de aprender a resistir ante las dietas.

Es crucial, por tanto, que el peso consolidado continúe estando bajo control, en alerta y dotado de respuestas ante las posibles recaídas. Pero es importante que este control sea flexible y discreto para que sea aceptado por un período largo.

Este control queda asegurado mediante 3 normas simples, concretas, fáciles, no dolorosas, pero innegociables:

1. **Los jueves de proteína pura**
2. **El abandono de los ascensores + caminar 20 minutos cada día**
3. **Tres cucharadas de salvado de avena, al día**

Duración: todo el tiempo que sea posible. Lo ideal sería para el resto de la vida para poder comer de todo sin ganar peso.

Los tres alimentos específicos de mi método

Tres innovaciones fundamentales en la lucha contra el sobrepeso.

El salvado de avena

Descubrí el salvado de avena en los años 80 cuando se ensalzó su importante influencia en el ámbito de la cardiología americana por su acción reductora del colesterol. Después, con la llegada de las estatinas y su acción infinitamente más potente, el salvado perdió el interés de los grupos de investigación. Pero yo retomé el trabajo de estudiar sus propiedades. Así descubrí que sus fibras solubles contenían betaglucanos, poseedores de dos propiedades físicas providenciales que le confieren una acción decisiva en la lucha contra el sobrepeso y la obesidad.

El poder absorbente del salvado le permite empaparse de agua hasta 22 veces su volumen de manera que se hincha dentro del estómago, lo distiende y provoca una fuerte sensación de saciedad. Su viscosidad le permite desarrollar una acción aún más interesante. Los alimentos consumidos se digieren, es decir, recorren de principio a fin el tubo digestivo sometiéndose a sus acciones físicas, como la masticación o el triturado gástrico, y a sus acciones químicas, como la del jugo gástrico, la bilis o el jugo pancreático. Cuando los alimentos llegan al intestino delgado, se descomponen en elementos constitutivos, las proteínas se descomponen en aminoácidos, los lípidos en ácidos grasos y los glúcidos en glucosa. Estos componentes básicos puede pasar a la sangre, y entonces, en este momento, las fibras del salvado de avena, gracias a su viscosidad, se pegan a estos elementos y los arrastran con las heces. He podido comprobar la pérdida calórica antes y después del consumo de salvado de avena. La pérdida de calorías es ciertamente modesta, pero su persistencia se hace significativa con el tiempo.

Además, el salvado de avena reduce la tasa de colesterol de manera moderada pero suficiente para evitar los anticolesterolemiantes más agresivos cuya acción es de una especial violencia y no están desprovistos de efectos secundarios preocupantes.

El salvado de avena protege de la diabetes al ralentizar la velocidad de paso de los azúcares rápidos a la sangre, también reduce la secreción de insulina y protege el páncreas.

Pero ¡cuidado!, no todos los salvados de avena tienen el mismo interés. Sus virtudes medicinales están ligadas a sus dos propiedades físicas: absorción y viscosidad. Estas dos propiedades están relacionadas con el proceso de obtención del salvado de avena, su molienda y su cernido. La molienda es el grado de triturado del salvado y el cernido depende de las veces que se tamiza para separar la harina de las fibras medicinales.

Una molienda demasiado fina esteriliza el salvado y le hace perder gran parte de su eficacia. Por otro lado, un salvado demasiado grueso pierde superficie útil de viscosidad. Un cernido insuficiente por su parte no elimina la harina de avena, demasiado azucarada.

Mis estudios sobre la pérdida calórica relacionada con el salvado de avena, realizados con ingenieros agrónomos finlandeses, demostraron que la molienda óptima es la que produce partículas de talla mediana, la que se denomina M2bis, y el cernido es el que se realiza pasando 6 veces el salvado por el tamiz (se le denomina salvado B6) de manera que el porcentaje de glúcidos rápidos restante es inapreciable. La asociación de esta molienda y este cernido se concreta en el índice M2bis-B6, que asegura todas las propiedades medicinales.

Existen, de hecho, dos tipos de salvado de avena: uno llamado de cocina, cuyas partículas son muy pequeñas y de bajo cernido y que contienen mucha harina de avena azucarada. Este salvado es apropiado para cocinar pero no se caracteriza especialmente por sus virtudes medicinales. Y por otra parte, existe el salvado medicinal, de tamaño adecuado y de cernido considerable. Cierto es que el coste de la fabricación de uno y otro es diferente pero habida cuenta del bajo coste de este cereal, le aconsejo que no dude en elegir el primero para cocinar y el segundo para perder peso y controlar el colesterol.

¿Cómo utilizar el salvado de avena en función de las fases?

. en fase de ataque: 1,5 cucharadas soperas al día
. en fase de crucero: 2 cucharadas soperas al día
. en fase de consolidación: 2,5 cucharadas soperas al día
. en fase de estabilización y durante el resto de la vida: 3 cucharadas soperas al día

Con el salvado de avena podrás cocinar tortas, galletas, porrigde e incluso pan. También existen productos adaptados a mi método preparados con salvado de avena como único cereal: galletas, barritas, e incluso copos de salvado de avena para el desayuno.

Los aromas alimenticios

Los aromas alimenticios representan un concepto nuevo y altamente interesante en la lucha contra el sobrepeso. He trabajado intensamente sobre la fisiología de la percepción de los aromas, implicada en la supervivencia de las especies. Todos los animales del mundo, incluido el ser humano, se fían de los mensajes sensoriales desprendidos por los alimentos para reconocerlos y o bien nutrirse de ellos, dosificando el esfuerzo necesario para su obtención, o bien evitarlos, según la atracción o repulsión que produzcan.

Entre estos mensajes sensoriales, el olor y el sabor son los más decisivos. No verás nunca a un gato consumir un alimento sin antes olerlo. La evolución de las especies asocia el olor y sabor más atractivos a los alimentos más útiles para la supervivencia. Esto explica por qué el sabor azucarado y el graso son los más energéticos.

El descubrimiento y la fabricación de aromas, desvinculados del valor nutritivo del alimento, me permiten utilizarlos hoy en día como facilitadores de mi dieta, pues logran este acto mágico de satisfacer el gusto con un alimento sin que proporcione las calorías que suelen acompañarlo.

Se comprende fácilmente que estos aromas alimenticios han abierto una avenida a mi método y a mi dieta, al darles las posibilidades de añadir a la libertad en cuanto a cantidades, la libertad de los sabores. Desgraciadamente, estos aromas no están aún bien distribuidos comercialmente y no se encuentran, de momento, más que en internet y en algunas farmacias.

He aquí algunos de los aromas más originales utilizados a lo largo de la dieta:

chocolate negro, almendra amarga, plátano, mantequilla fundida, café moka, caramelo, guinda, limón, mandarina, crema, aguardiente de coñac, ron, flor de azahar, fresa, frambuesa, fruta de la pasión, *marron glacé*, menta piperita, miel, avellana, coco, nuez, aceituna, naranja, pistacho, pera, tarta de limón con merengue, violeta, cacahuete...¡hay con qué satisfacer gusto y creatividad en la cocina!

Los shiratakis de konjac: pasta de tercera generación

Estamos frente a un alimento que espero que llegue a tener un papel predominante en la lucha contra el sobrepeso en el mundo, al lado del salvado de avena. El konjac es la raíz de una planta, equivalente a una enorme remolacha. Se consume en Japón desde hace miles de años y lo utilizan por su fibra, que afecta beneficiosamente al tránsito intestinal y a la saciedad. Pero lo que más me interesó del konjac es que los japoneses elaboran con él unos fideos y otras pastas que no contienen (escúchame bien) ninguna caloría, y por ende, producen una fuerte sensación de saciedad. Estas razones me han convencido para trabajar con este alimento y para usarlo en la lucha contra el sobrepeso.

En Japón, el konjac se utiliza bajo numerosas formas: bloques, fideos, polvos, y se asocia a numerosas recetas. Pero las pastas de konjac, llamadas shiratakis, son las que a mi juicio mejor se adaptan a los gustos europeos.

Voy a repetirlo para estar seguro de que ha quedado claro: los shiratakis de konjac son una pasta alimenticia que no contiene más calorías que el aire que respiramos o que el agua que bebemos. ¿Por qué? ¿Cómo es posible algo así? El konjac es un gran tubérculo cultivado del que crece un tallo y unas ramas, que florecen a costa del alimento contenido en el tubérculo. Llega un día en que este se agota, la planta muere y el konjac es recolectado y cortado, primero, en finas láminas y, después, en fideos o en pastas más gruesas, forma en la que se conserva muy bien.

Los shiratakis se preparan exactamente de la misma manera que la pasta italiana. En la boca se percibe una consistencia muy similar y al morderlas, uno diría que está comiendo espaguetis al dente. Su sabor original es soso y necesita una salsa de acompañamiento, de la que se impregna fácilmente. La preparación que yo aconsejo en mi dieta es a la boloñesa, con carne picada de buey o de ternera y una salsa de tomate sin azúcar ni aceite.

Se puede consumir shirataki en cualquier fase de mi dieta, incluso en la de ataque, sin abusar de la salsa de tomate pero sirviendo una buena cantidad de carne picada. En fase de crucero, puede tomarse con verduras, como por ejemplo, dados de berenjena o de calabacín, tiras de pimiento, etc. En fase de consolidación, acompáñalos de parmesano y en estabilización, tómalos como prefieras.

Para mí, los shiratakis o fideos de konjac, representan la pasta de tercera generación. La que todos conocemos fue creada por los chinos y traída por Marco Polo. Durante mucho tiempo fue el alimento de los pobres, hasta convertirse en el alimento italiano por excelencia y, junto con la pizza, ha invadido el mundo. Hoy la pasta representa uno de los alimentos más ricos en carbohidratos, y nos engordan porque es difícil limitar su consumo y se suelen acompañar de salsas muy calóricas y grasientas.

Milito desde hace años a favor de una mejor distribución de los shiratakis. Su existencia es una bendición para los que tienen un problema de peso y ansias de comer pasta. En los países ricos, el konjac constituye un progreso sin precedentes en la lucha contra el sobrepeso.

Hay muchísimas recetas disponibles e incluso platos preparados para difundir el uso aún demasiado restringido de este alimento.

La actividad física: andar

En un proceso de adelgazamiento, la actividad física no es solo necesaria, sino imprescindible. Yo ya he dejado de aconsejarla y directamente la prescribo como si fuese un medicamento. Y es sorprendente cómo este simple paso, del consejo a la prescripción, hace cambiar los hechos y la consigna se cumple.

Moverse se ha convertido así en el segundo eje de mi método, al que he llamado AFCRM: Actividad Física Con Receta Médica.

Andar como medicina adelgazante

De todas las actividades físicas posibles, he escogido andar. ¿Por qué? Porque es la actividad más natural, la más eficaz, la menos costosa y la menos traumática. Se puede practicar en cualquier sitio y a cualquier hora, y con cualquier atuendo. Es, además, la única que se le puede proponer a la persona obesa sin riesgo alguno, sea cual sea su peso.

Hay que andar con paso regular e ininterrumpido respirando profundamente, pues la oxigenación es una herramienta olvidada en la lucha contra el sobrepeso. No hay que olvidar jamás que los metabolismos necesitan oxígeno para quemar con eficacia las grasas de reserva.

Así se integra mi prescripción en el plan:

Caminar 20 minutos al día durante la fase de ataque.
Caminar 30 minutos al día durante la fase de crucero.

En esta fase, en la que inevitablemente se sufren períodos de retención o estancamiento a los que llamamos escalones y que constituyen la primera causa de abandono, hay que pasar de 30 minutos a una 1 hora al día durante 4 días para superar el escalón. Una vez superado, esta es la recomendación:

Caminar 30 minutos al día en fase de consolidación.
Caminar 20 minutos al día en fase de estabilización.

La actividad física incluida de forma natural en el día a día

Además de andar, yo aconsejo claramente aprovechar cada ocasión de la vida cotidiana para utilizar el cuerpo y recuperarlo para la vida real.

Intenta declararle la guerra a las herramientas que cohartan el movimiento, a los utensilios paralizantes. No se trata aquí de filosofía, sino de la lucha abierta contra el sobrepeso.

Debemos intentar abandonar el uso del ascensor, sacar a pasear al perro, ir a hacer la compra andando, lavar los platos a mano, hacer la cama, pasar el aspirador o arreglar el jardín. Se trata de recordar para qué está hecho nuestro cuerpo con sus 800 músculos. Su mera existencia, la cantidad y la profundidad de su integración cerebral demuestran que son de vital importancia en la vida de las personas y que abandonarlos solo puede saldarse con un castigo.

De lo que se trata es, al fin y al cabo, de intentar cambiar la actitud frente al movimiento. Dejar de considerar este esfuerzo como una tarea pesada, antipática e inútil y empezar a considerarlo como algo que tiene sentido y que resulta beneficioso. Si se te cae un objeto al suelo, no refunfuñes: recógelo con el máximo de movimientos, doblando las rodillas más que agachándote. Puede parecer anodino, pero estoy en condiciones de asegurarte que invertirás el orden de las cosas.

El seguimiento personalizado y diario en línea: una de las principales herramientas del método

Adelgazar y no engordar es una tarea mucho más difícil y compleja de lo que parece. Llegar al Peso Justo exige un verdadero esfuerzo y motivación y, para aquellos que tienen mucho peso que perder, todavía más. Pero para que ese peso alcanzable sea también conservable, es necesaria otra cosa, y como a menudo se han confundido estos dos conceptos, se ha logrado adelgazar pero no se han prevenido las tan desesperantes recuperaciones.

Adelgazar de forma duradera y curar el sobrepeso exige conocer bien el peso que a cada uno le es posible alcanzar y conservar. Cada individuo, en función de su sexo, edad, historial familiar y herencia, de su constitución, de la historia de su lucha contra el sobrepeso y del número de dietas seguidas, ostenta un peso que puede alcanzar y que podrá mantener. A este peso lo he llamado el Peso Justo de cada uno. Para calcularlo, no tienes más que visitar la web **www.dietadukan.es** y contestar a las preguntas para obtener tu peso de referencia de forma gratuita. El conocimiento de este peso no responde solamente a la curiosidad, sino que es claramente estratégico porque define una referencia y una norma calculada en función de criterios médicos. Conocerlo permite no iniciar una lucha con un objetivo irreal, o peor aún, un peso objetivo que retrocede a medida que uno adelgaza, o todavía peor, un peso que será imposible conservar y que condenará al fracaso.

El seguimiento y el *coaching* por internet

Cerca de dos millones de lectores han comprado mi libro *No consigo adelgazar*, que contiene los fundamentos y la práctica de mi método. Desconozco cuántos, habiéndolo leído, han seguido mi dieta, cuántos han logrado su Peso Justo, o cuántos, habiendo superado las 4 fases, han estabilizado el peso para siempre.

Sí sé, por los numerosos emails y cartas que he recibido, que buena parte han logrado adelgazar y estabilizar el peso obtenido, pero que otros se han detenido a medias, no han puesto en marcha las dos últimas fases de consolidación y estabilización y han recuperado parte de su peso inicial.

En cambio, otros me han dicho que habían comprendido y compartían completamente el espíritu del método, pero que no tenían la fuerza del corredor de fondo solitario. Sentían la necesidad, para lograr el objetivo, de estar acompañados, dirigidos, guiados y aconsejados día a día, kilo a kilo.

Entiendo esta necesidad porque para mí el acompañamiento se ha convertido en la esencia de mi vida profesional y constato a diario lo difícil que es abandonar la manera de comer que nos permite compensar las represiones, insatisfacciones y estrés de la vida actual, tanto profesional como afectiva y social.

Para esos hombres y mujeres que sufren sobrepeso sin poderlo remediar, he buscado una solución de acompañamiento personalizado, pero a la vez aplicable a gran escala. En su momento me pareció revolucionaria la experiencia de seguimiento de la dieta propuesto por Weight Watchers. El interés de esos grupos de reunión era tan fuerte que lograban compensar la flaqueza de la dieta de Weight Watchers, basada exclusivamente en el arcaico sistema de las calorías. Actualmente, la irrupción de las nuevas tecnologías y la facilidad de interrelación por internet permiten evitar desplazamientos y poder compartir en directo los resultados e incertidumbres. Así pues, decidí adaptar mi método a un seguimiento personalizado por internet.

En la época en la que tomé esa decisión, existían en Francia, y por supuesto en Estados Unidos, sitios web de *coaching* de sobrepeso. Los consulté, los analicé y los comprobé para inspirarme en su funcionamiento. Tuve la sorpresa de constatar que ninguno de ellos, ni siquiera los estadounidenses que cotizaban en bolsa, proponían una relación personalizada, y menos aún, un seguimiento real. Ninguno de ellos tenía en cuenta, ni tiene actualmente, lo que es la esencia y la definición del *coaching*: la personalidad de sus usuarios y el seguimiento de su evolución, y es que no recibían ningún informe de sus resultados y sus acciones diarias para establecer las consignas para el día siguiente. Un verdadero *coaching* del sobrepeso debe poder decir a la persona a la que está ayudando: "Te conozco, sé quién eres y por qué has engordado y te diré, día a día, lo que debes hacer para adelgazar, y tú, por tu parte, me dirás cada día cómo has seguido mis consignas para que al día siguiente pueda corregirte y darte los medios para corregirte o felicitarte, para mantener tu motivación".

Ante la constatación de esa laguna en el *coaching*, decidí crear una página web que asegurase esta personalización y este seguimiento interactivo en www.dietadukan.es. Cuatro años antes, había adquirido experiencia en este terreno cuando creé, con un equipo de 32 médicos y un equipo de ingenieros en inteligencia artificial, *El libro de mi peso*. Las 154 preguntas de las que consta el cuestionario elaborado por el equipo de investigación nos proporcionaban todas las características de un individuo que nos permitían editar para él, y solo para él, un libro de ejemplar único que enviábamos a su destinatario (descúbrelo en www.livredemonpoids.com).

Utilicé esa experiencia para crear el sitio de *coaching* con un perfil basado en 80 preguntas y un proceso de comunicación patentado, el canal EIVD: E-mail Ida y Vuelta Diario. Este canal permite asegurar un envío de consignas globales cada mañana y recibir cada noche el informe del usuario, de su peso, de sus desvíos, de su seguimiento de la actividad física, de su motivación y de sus frustraciones, elementos sin los cuales cualquier seguimiento real sería imposible. En la actualidad, todavía hay países en los que si te inscribes en una web de *coaching*, seas hombre o mujer, adolescente o mujer menopáusica, deportivo o sedentario y fumador empedernido, recibes el mismo mensaje y las mismas consignas y nadie sabe si has seguido esas consignas o no.

Llevo tres años pidiendo, desde mi asociación internacional de nutricionistas R.I.S.P.O.S.T.E, que se aplique un servicio adecuado proponiendo compartir mi tecnología. Se lo he propuesto personalmente al comisario europeo de Sanidad y espero que algún día esto sea una realidad, pues existen actualmente 1300 millones de personas con sobrepeso en el mundo.

Los 100 alimentos Dukan

y 100 recetas inéditas

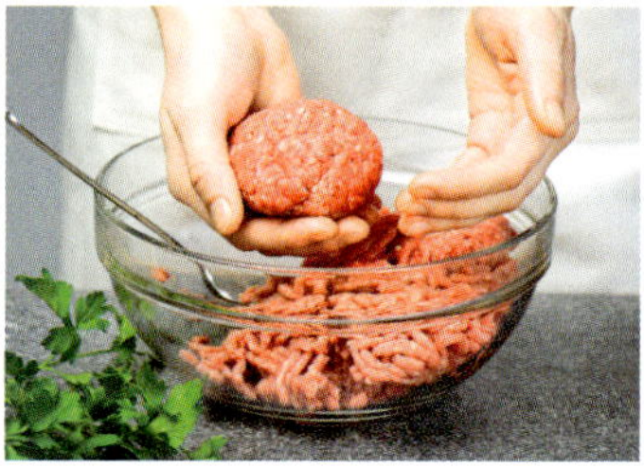

Bistec de buey

La palabra *bistec,* que tiene su origen en el *beefsteak* americano, nos remite a un corte que puede provenir de diversas partes del animal y que puede tener diferentes presentaciones. Una de las más populares, la hamburguesa, se elabora con carne picada. Existen hamburguesas ya preparadas, para los seguidores de la dieta Dukan, con un contenido controlado en materia grasa.

Características nutricionales

El bistec de buey es muy rico en proteínas (24 g de proteínas en un bistec de 100 g), y su contenido en grasa puede oscilar entre el 5 y el 20%. En la dieta Dukan se permiten los bistecs y hamburguesas que tengan entre un 5 y un 10% de grasa.

Función en la dieta Dukan

El bistec es un gran clásico. Varía seleccionando distintos cortes: babilla, lomo, entraña, solomillo, rabillo, etc., así como de la rabadilla o de otros pequeños músculos de la cadera, que destacan por su calidad. La carne picada es un ingrediente cómodo para la dieta, ya que se presta a múltiples elaboraciones: desde el steak tartar hasta las albóndigas, las keftas de Oriente Medio, etc.

Aplicaciones culinarias en la dieta Dukan

El bistec de buey se consume a la plancha, a la parrilla o pasado por la sartén sin añadir aceite ni otra grasa. Se sirve tal cual con ajo y perejil o acompañado con chalotas o coulis de tomate. A las hamburguesas añádeles hierbas aromáticas como tomillo y romero y a las albóndigas, ajo y cebolla. Las hamburguesas se venden congeladas (hay que comprobar el nivel de materia grasa) o como producto fresco. En cuanto al resto de los tipos de bistec, es mejor descongelarlos durante varias horas en la nevera antes de cocinarlos.

Fase ataque PP

Pan de carne

Elaboración: 15 m **Cocción:** 45 m **Para 2 personas**

Ingredientes

200 g de bistec de buey magro picado • 150 g de bistec magro de ternera picado • 1 huevo • 1/2 manojo de perejil • 1 chalota • 1 diente de ajo • especias tandoori • *leche desnatada • sal y pimienta • pepinillos*

Elaboración

Precalienta el horno a 180 °C. Pela y tritura la chalota con la batidora. Añade el perejil y el ajo, y pícalo todo. Incorpora las dos carnes y el huevo. Mézclalo bien y agrega un poco de leche. Salpimienta y añade las especias tandoori. *Disponlo todo en un cuenco, amásalo para darle forma de pan y hornéalo en una fuente refractaria durante 45 minutos. Sírvelo caliente el primer día y luego frío con los pepinillos.*

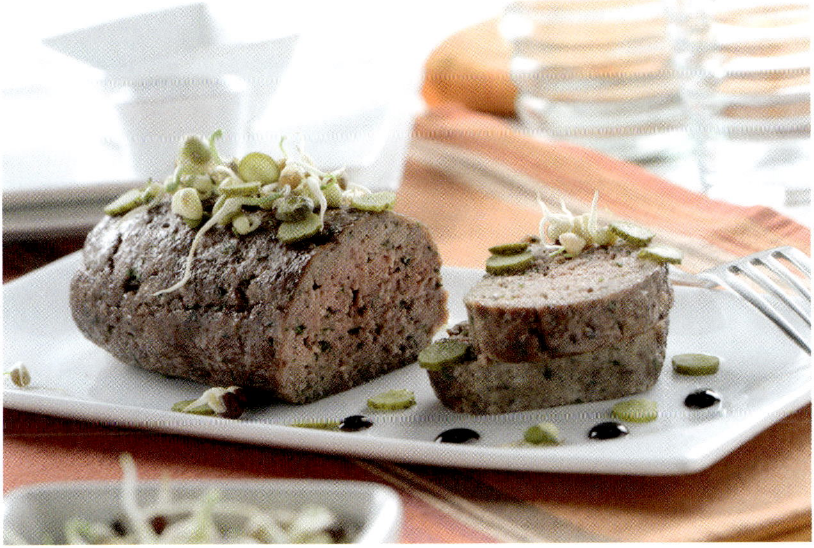

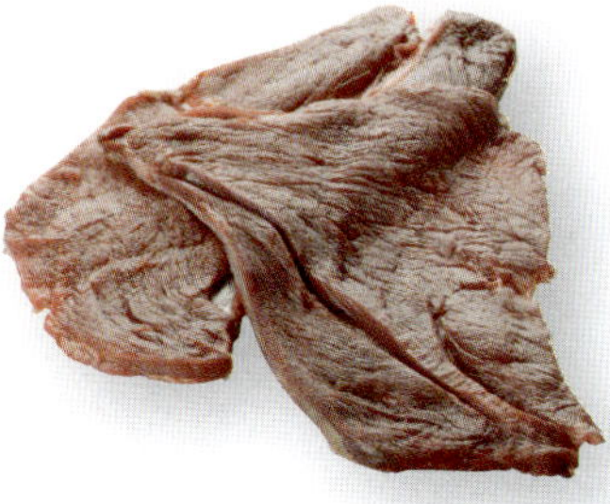

Bistec de caballo

El caballo ha tenido durante mucho tiempo la reputación de ser una carne muy sana, a salvo de la tuberculosis y la tenia. Se la considera tonificante y potente, a imagen y semejanza del animal que la proporciona. No obstante y debido a la presión que ejercen los grupos ecologistas, las demás carnes se han convertido en más "recomendables". Esto, añadido a la aparición de algunos brotes de triquinosis importada, ha reducido progresivamente el consumo de esta carne, de grandes cualidades nutricionales.

Características nutricionales

En 100 g de carne de caballo tenemos 21 g de proteínas, 2 g de lípidos y 0,9 g de glúcidos. Su aporte calórico es mínimo. Esta carne, que es muy pobre en sodio, será una delicia condimentada con sal, pimienta, ajo y perejil.

Función en la dieta Dukan

La carne de caballo y de potro es una buena alternativa al buey y la ternera, especialmente si la dieta tiene que prolongarse durante mucho tiempo. Es relativamente fácil de encontrar en buenas carnicerías y grandes superficies.

Aplicaciones culinarias en la dieta Dukan

Si se pica, se suele consumir como filete tártaro, con mostaza, coulis de tomate y alcaparras.

Hamburguesa de carne de caballo con salsa de pimienta verde

Fase ataque PP

Elaboración: 15 m **Cocción:** 10 m **Para 4 personas**

Ingredientes para la salsa
200 de queso fresco batido 0 % • 4 cucharaditas de pimienta verde en lata • sal • el zumo de 1/2 limón

Elaboración
Triture la pimienta verde en una picadora, mezcle el puré de pimienta con el queso blanco. Añada el zumo de limón y una pizca de sal. Conserve en un lugar fresco.

Ingredientes para las hamburguesas
500 g de bistec de caballo • 1 huevo • 1 cebolla picada • 2 cucharadas de salvado de avena • pimienta

Elaboración
Tritura la carne y mézclala con el huevo batido y el resto de ingredientes hasta obtener una pasta homogénea. Divide la masa en cuatro partes. Haz una bola con cada porción y aplástala contra la superficie de trabajo. Cuece las hamburguesas a la plancha al gusto. Decora con la salsa de pimienta fría y sírvela.

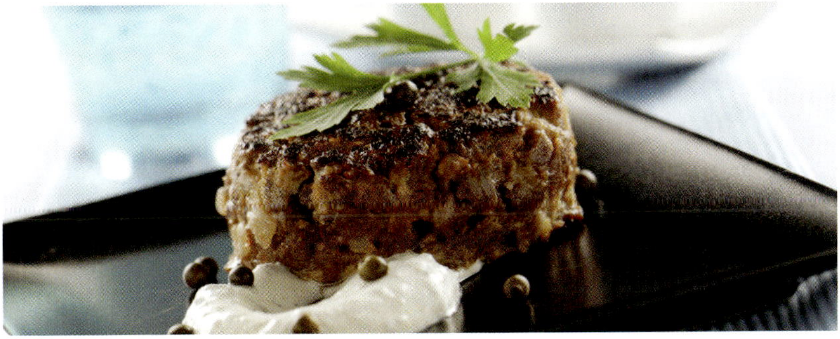

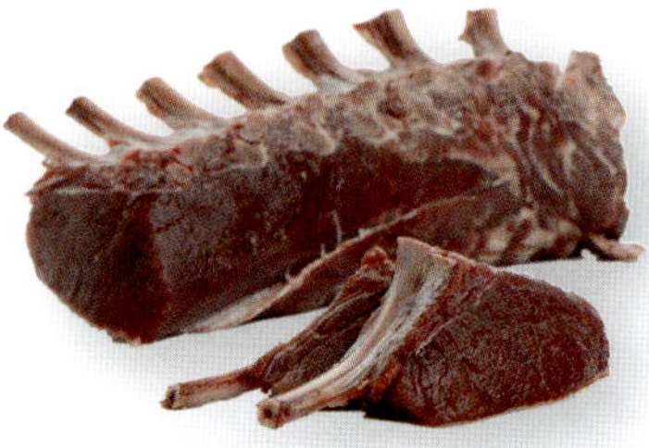

Carne de caza

Esta carne procede de animales salvajes o no domesticados que tienen en común una alimentación natural, una carne firme y una extraordinaria riqueza en proteínas, lo que la convierte en la aliada perfecta de las personas que están a régimen.

Características nutricionales

Con unas 100 calorías por 100 g puede competir con los pescados magros, con la ventaja añadida de ser infinitamente más densa y saciante. Sin embargo, existen 4 limitaciones: 1) su elevado contenido en purina, que el organismo degrada en ácido úrico, razón para limitar su consumo, sobre todo en casos de antecedentes de gota y artritis; 2) su sabor fuerte, que no todo el mundo aprecia; 3) la presencia sistemática de salsas en su preparación, que corrompen sus cualidades alimenticias; 4) su contenido en tejido conjuntivo y colágeno, que le da firmeza, por lo que muy a menudo suele requerir un largo marinado.

Función en la dieta Dukan

En mi dieta se trata, por supuesto, de un alimento muy recomendado. Procura escoger los animales más jóvenes, de sabor menos fuerte. Para evitar las salsas, intenta anteponer los asados y las salsas con yogures desnatados, y utiliza lo más que puedas hierbas aromáticas, especias y marinados. Verás que se trata de un tipo de carne que aporta sabores originales.

Aplicaciones culinarias en la dieta Dukan

Ciertas piezas de animales jóvenes se preparan asadas. Algunas carnes de ave de caza, como el faisán o el pato, y algunas partes más tiernas de las piezas mayores se prestan muy especialmente al marinado.

Fase crucero PV

Estofado de ciervo

Elaboración: 10 m **Cocción:** 2 h **Marinada:** 1 noche **Para 4 personas**

Ingredientes

800 g de ciervo para estofado • 4 zanahorias • 2 chalotas • 3 cebollas • 4 clavos • 250 ml de vino tinto • 250 ml de agua • 10 semillas de cilantro • 10 granos de pimienta rosa • 2 pizcas de jengibre en polvo • 1 pizca de pimienta negra • 1 pizca de clavo • 1 pizca de nuez moscada • 4 hojas de laurel • 1 rama de tomillo • 1 rama de romero • sal y pimienta

Elaboración

Macera durante toda la noche el ciervo con el vino y todos los ingredientes y especias. A la mañana siguiente, dora el ciervo en una olla de hierro colado. Añade enseguida el jugo de la maceración y déjalo empapar durante 1 hora sin cubrir, y después 1 hora más con la olla tapada. Sírvelo caliente acompañado de un puré de col, de cebolla asada o incluso de un gratén de hinojo.

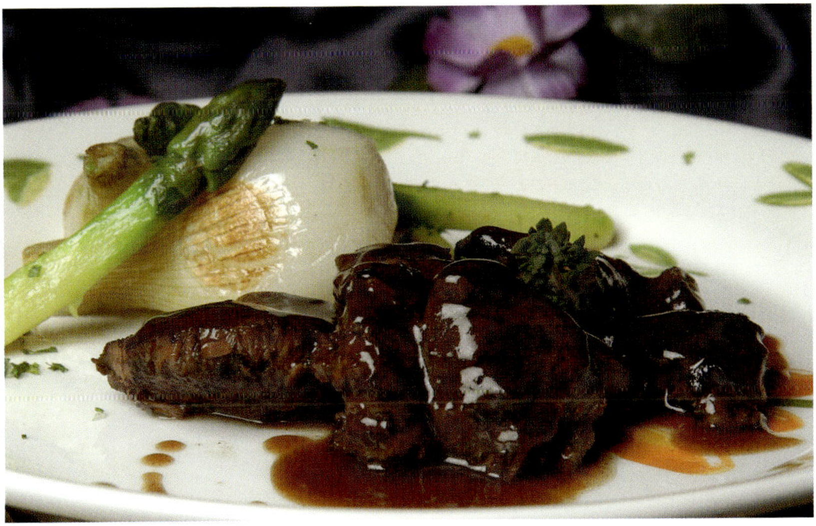

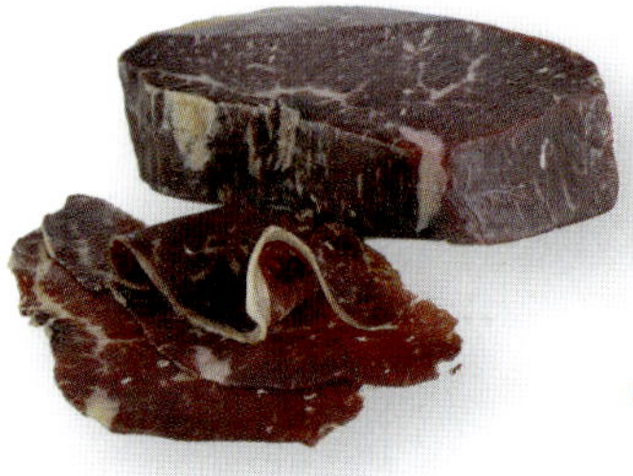

Cecina

La cecina es carne de vacuno seca, desgrasada y sazonada con sal y especias, ligeramente ahumada y cuyo secado dura entre 16 y 24 meses. Luego se corta en lonchas, lo más finamente posible. En España se producen cecinas excelentes siendo, quizás, la más famosa la de León.

Características nutricionales

La cecina es uno de los alimentos más concentrados en proteínas (40 g por 100 g), más aún que el filete de vaca con el que se elabora, porque se trata de una carne seca y deshidratada, cuyo contenido en proteínas aumenta de manera artificial, lo que le otorga una gran capacidad saciante.

Función en la dieta Dukan

Muy sabrosa, la cecina tiene un papel destacado en mi dieta, ya que, más allá de su alto contenido en proteínas, es un alimento delicioso y muy cómodo de usar. Fácil de llevar y de utilizar, resulta indispensable en cualquier nevera. Resulta mejor aún cuando se encuentra en trozos o en lonchas finísimas.

Aplicaciones culinarias en la dieta Dukan

Se consume montada en platos con pepinillos, y en la fase de consolidación del régimen, también con melón. Otra opción es incluirla en bocadillos Dukan de tortas de salvado de avena, o en rollitos rellenos con queso de Burgos desnatado.

Rollitos de cecina Dukan

Fase crucero PV

Elaboración: 5 m **En frigorífico:** 1 h **Para 2 personas**

Ingredientes

100 g de cecina • 1/2 pepino • 100 g de queso batido 0% • 1 diente de ajo • zumo de limón • sal y pimienta

Elaboración

Pela y corta el pepino en pequeños trozos retirando la parte central. Mézclalo con el queso fresco, el ajo picado, unas gotas de zumo de limón, pimienta y sal, y deja enfriar la preparación durante 1 hora. Cuando esté bien fría y haya cuajado un poco, disponla encima de las lonchas de cecina y enróllalas. Utiliza palillos para asegurar los rollitos. Sirve enseguida.

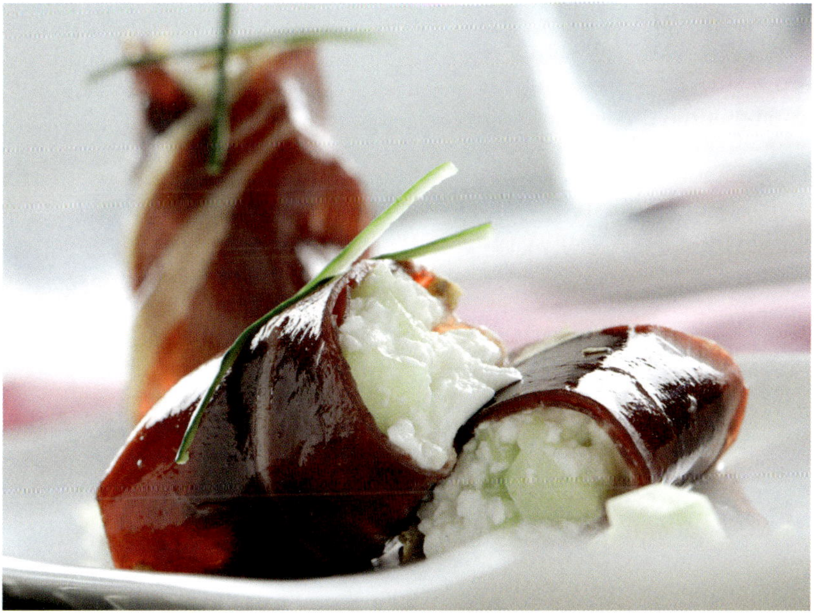

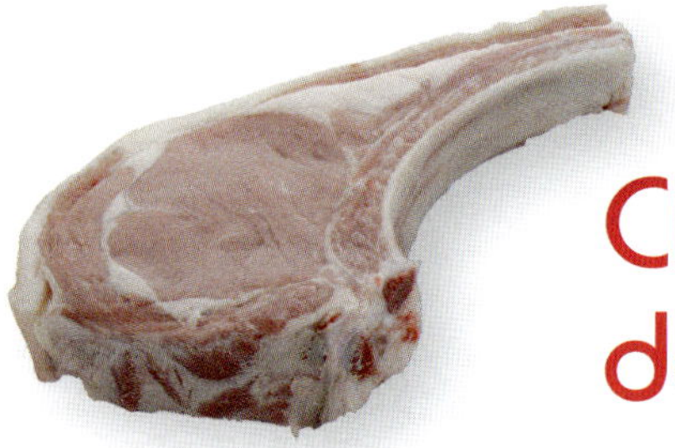

Chuleta de ternera

La chuleta de ternera es una pieza muy apreciada. Contiene mucha menos grasa que el chuletón de buey y, por lo tanto, es menos sabrosa. ¡Ojo! La costilla es distinta según el corte: la primera es más carnosa pero los bordes son algo grasos; la segunda costilla es más grasa aún, pero la parte carnosa no es tan buena; la costilla descubierta es menos ancha y más firme y tiene más aponeurosis; la costilla de lomo tiene un hueso en forma de T y lleva una porción colgante de filete. Es la más ancha y adecuada para los comilones.

Características nutricionales

Es rica en proteínas (24 g por 100 g) y es una buena fuente de cinc, hierro, fósforo y vitaminas B12 y PP. Las chuletas son el corte del animal que contiene más lípidos: 15,4 g por 100 g.

Función en la dieta Dukan

Al ser un trozo muy magro, resulta harto interesante para nuestra dieta, siempre y cuando quitemos el borde graso que lo rodea, por el lado opuesto al hueso.

Aplicaciones culinarias en la dieta Dukan

Conviene sacar la carne de la nevera 30 minutos antes de cocerla, ya que fría no se cuece bien. Se puede cocinar en papillote o pasarla por una sartén antiadherente con zumo de limón, unas hojas de albahaca, cebolleta, unas lonchas de cebolla y calabacín en trozos o en tiras. Suele haber chuletas de ternera deshuesadas en las tiendas de congelados.

Chuletas de ternera a la victoriana

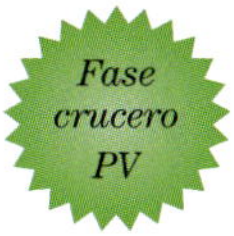

Elaboración: 15 m **Cocción:** 50 m **Para 2 personas**

Ingredientes

2 chuletas de ternera • 500 g de tomate triturado en lata • 150 g de zanahorias ralladas • 150 g de apio picado • 1 cucharadita de albahaca fresca picada • sal y pimienta

Elaboración

Vierte el contenido de la lata de tomate en un cuenco. Añade las zanahorias, el apio, la albahaca y salpimienta. Mézclalo. Coloca la carne entre dos capas de esta preparación en una fuente refractaria. Hornéalo a 180 °C durante 40-50 minutos. Sírvelo caliente.

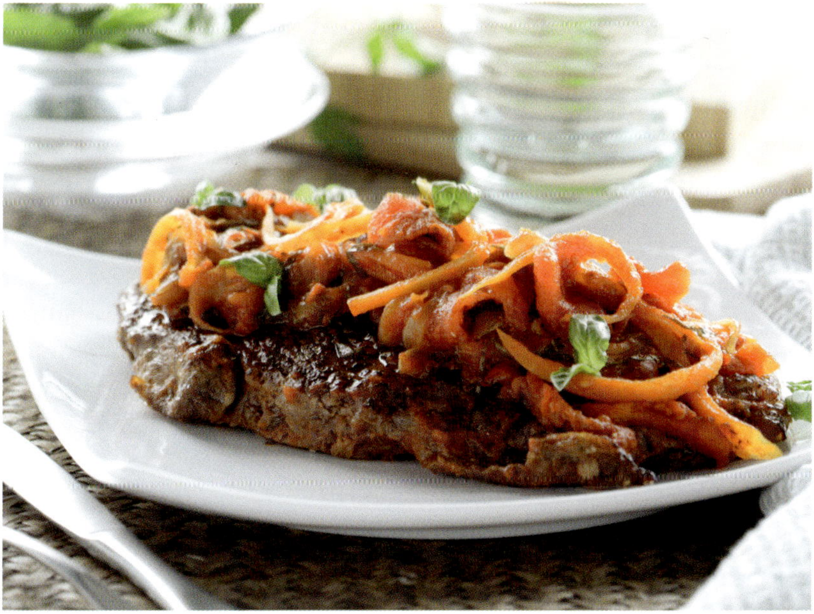

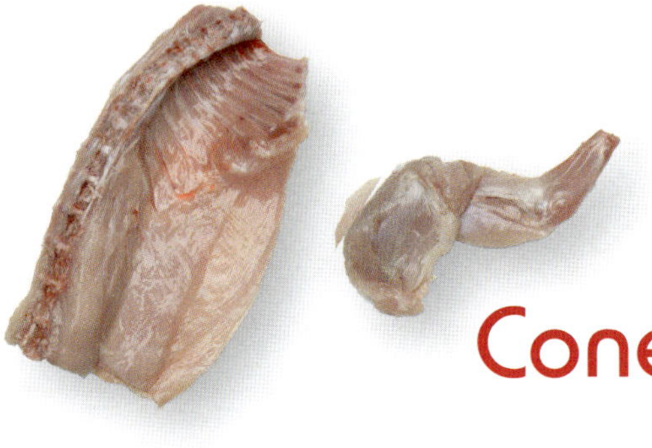

Conejo

El conejo de granja proporciona una carne muy sabrosa y muy apreciada por la mayoría de los consumidores. El único defecto que tiene, para los perezosos y los que no tienen tiempo, es que hay que cocinarlo con esmero.

Características nutricionales

La carne de conejo es magra y rica en buenas proteínas (22 g por 100 g en la rabadilla). Dado que el conejo suele alimentarse de alfalfa, su carne es rica en omega 3.

Función en la dieta Dukan

Para mí, es siempre un reto interesante preparar conejo, porque se trata de conseguir una mezcla compensada de muchos sabores. Además, el corte de la carne ofrece piezas de mucha variedad en cuanto a aromas y texturas. Y, por si fuera poco, los músculos del conejo tienen una consistencia firme y resistente en la boca, sin dejar de ser una carne tierna y gustosa, con una textura agradable. Su precio hace que el conejo sea recomendable para todos los bolsillos.

Aplicaciones culinarias en la dieta Dukan

Os recomiendo el conejo a la mostaza, una receta que encanta incluso a los niños, ya que la mostaza cocida pierde el picante. El conejo se cocina al horno, en papillote, en pinchos y a la barbacoa. La rabadilla es el mejor trozo. También se hace pastel de carne de conejo con la parte más magra. Para los picadillos de carne, también hay que acordarse siempre del conejo.

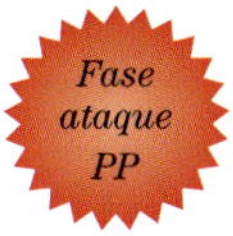

Conejo a la mostaza

Elaboración: 15 m **Cocción:** 25 m **Para 2-3 personas**

Ingredientes

1 conejo entero • vinagre blanco • 3 cucharadas de mostaza • 2 cucharadas de vinagre balsámico • 1 cebolla cortada • perejil • sal y pimienta

Elaboración

Corta y limpia el conejo. Lávalo con el vinagre blanco, enjuágalo y seca los trozos. Pon una olla grande a fuego fuerte y añade el vinagre balsámico. Dora los trozos de conejo y remueve de vez en cuando. Pasados 5 minutos, añade la cebolla cortada en dados, un poco de sal, pimienta y perejil, y cuécelo otros 5 minutos. Añade la mostaza, remuévelo y tapa la olla. Déjalo cocer durante 15 minutos más. Sírvelo inmediatamente.

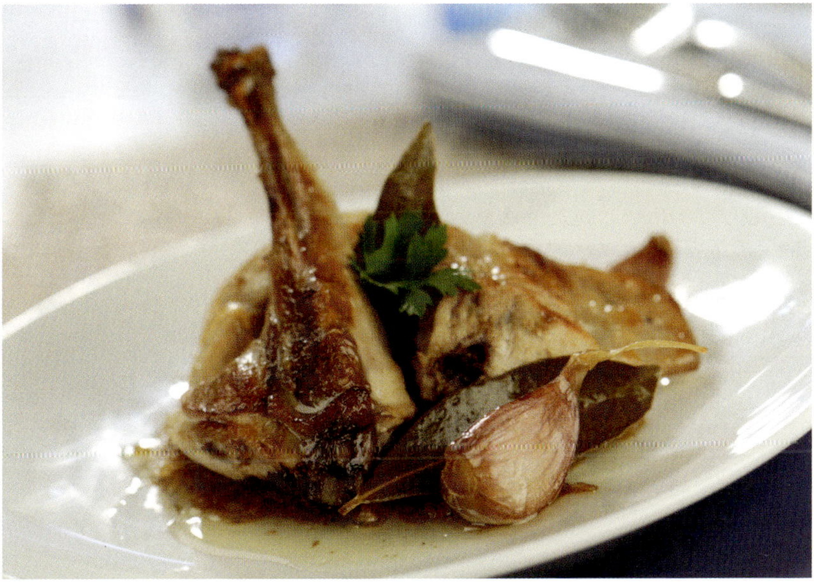

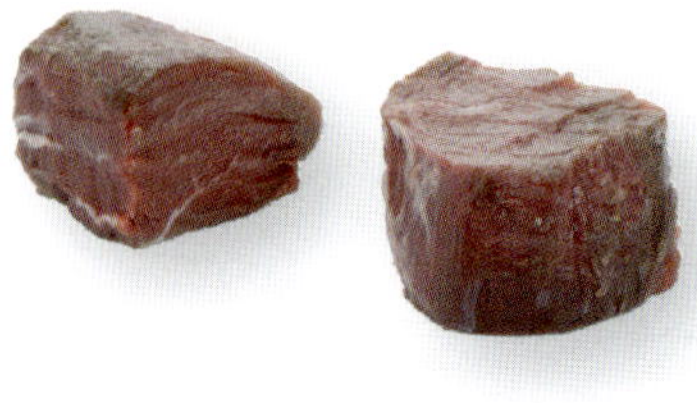

Solomillo de buey

Es la pieza más tierna, refinada y sabrosa, pero también la más buscada y, por lo tanto, la más cara del buey. De su filete se extraen el *chateaubriand* y el turnedó. También es perfecto para asar, según el animal y la ganadería.

Características nutricionales
Es muy rico en proteínas (20 g por 100 g) y su contenido en materia grasa puede oscilar entre el 5 y el 15% (en general, alrededor del 10%), lo que implica unas 180 calorías por 100 g.

Función en la dieta Dukan
Se trata de una pieza excelente que merece ser reservada para ocasiones especiales. Existe un extenso recetario en la cocina internacional para prepararla.

Aplicaciones culinarias en la dieta Dukan
Lo más típico es pasarlo por la sartén, o asarlo en el horno. En fase de consolidación o de estabilización, el *strogonoff* es muy recomendable. Se encuentran turnedós en tiendas de congelados.

Fase
ataque
PP

Lágrimas de tigre

Elaboración: 5 m **Cocción:** 6 m **Marinada:** 5 h **Para 2 personas**

Ingredientes
2 piezas de solomillo de buey de unos 150 g • cilantro y cebollino frescos • 3 cucharadas de salsa de ostras • 1 cucharada de salsa de soja • 1 cucharada de coñac • 1 diente de ajo troceado • 1 cucharadita de pimienta en grano

Ingredientes para la salsa
2 cucharadas de zumo de lima • 1 cucharadita de salsa de pescado • 1/2 cucharadita de edulcorante líquido

Elaboración
Prepara la marinada mezclando la salsa de ostras, la de soja, el coñac, el ajo y la pimienta triturada. Cúbrelo con film transparente y deja que los filetes se empapen de esta marinada durante un mínimo de 5 horas. Dale la vuelta a la carne pasadas 2,5 horas. Prepara la salsa mezclando el zumo de limón, la salsa de pescado y el edulcorante líquido. Antes de servir, cuece los filetes en una parrilla, preferiblemente de hierro. Deja la carne al punto. Corta enseguida la carne en láminas muy finas, rocíalas con la salsa y esparce el cilantro y la cebolleta por encima. Sírvela inmediatamente.

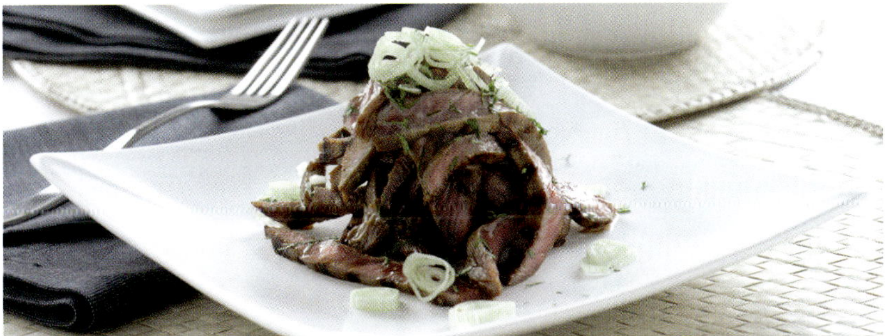

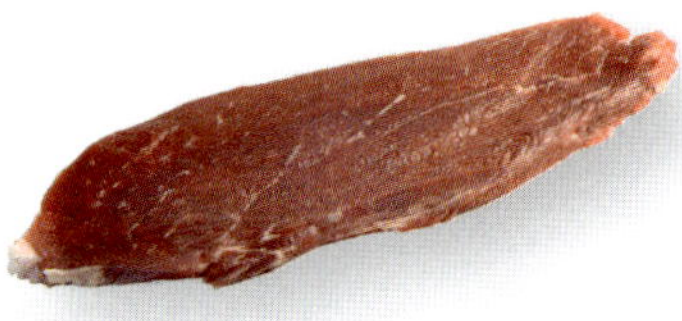

Filete de ternera

Esta pieza extremadamente magra, pero muy tierna, requiere una preparación para darle sabor y para que no resulte insípida. Si se cuece a fuego demasiado fuerte, puede endurecerse.

Características nutricionales
Extremadamente magro (2,5 g de lípidos por 100 g) y rico en proteínas (31 g), es igualmente rico en vitamina B12.

Función en la dieta Dukan
Alternado con el escalope de pavo, el filete de ternera permite variar y además proporciona proteínas de calidad excelente. Se puede escoger entre los trozos sacados de las tres tapas: la tapilla es la más tierna con una carne muy fina, la babilla, igual de tierna (el filete sale más pequeño), y la tapa y la contratapa, de donde se saca el escalope, es una carne más gruesa y menos tierna.

Aplicaciones culinarias en la dieta Dukan
Una manera sencilla prepararlo es cocer el escalope a fuego suave con una salsa hecha con ajo, cebolla picada y tomate triturado con hierbas aromáticas. Recalentar en el horno. Otra preparación recomendable es dorar el escalope en la sartén con finas hierbas. También se puede rebozar con una salsa hecha con una yema de huevo, salvado de avena y nata desnatada.

Filete de ternera a la milanesa Dukan

Fase ataque PP

Elaboración: 5 m **Cocción:** 6 m **Para 2 personas**

Ingredientes

2 filetes de ternera muy finos • 2 huevos • 2 cucharadas de salvado de avena • 1 chorro de zumo de limón • perejil • sal y pimienta

Elaboración

En un plato, bate los huevos, sazona con sal y pimienta, y empapa los filetes con esta preparación. Vierte el salvado de avena en un plato y luego pasa cada escalope por el salvado. Repite el proceso rápidamente mojándolos en el huevo y luego en el salvado para obtener una capa espesa de rebozado. Engrasa una sartén con papel de cocina untado con 3 gotas de aceite. Calienta la sartén, coloca los filetes y dóralos 3 minutos por cada lado. Sazónalos con un chorrito de limón y sírvelos con perejil y unas rodajas de limón.

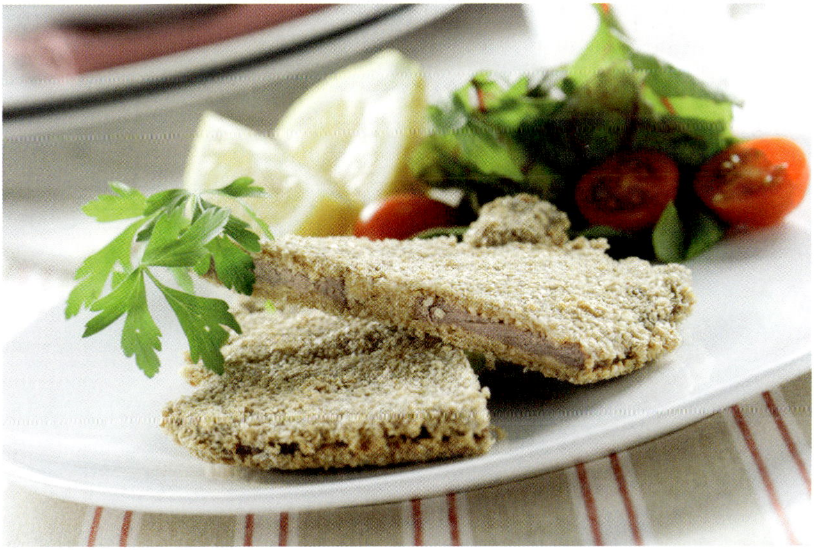

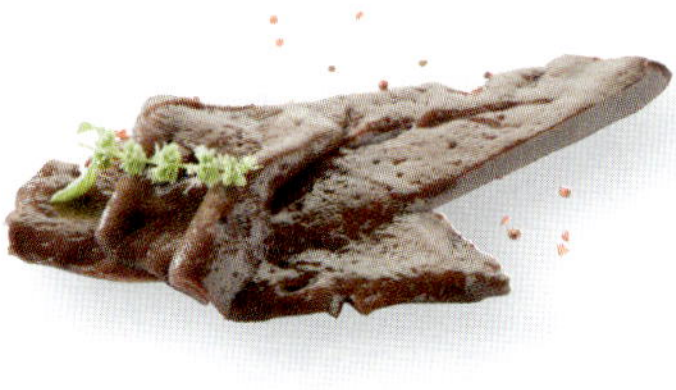

Hígado de ternera

Magro, sabroso, tierno, lleno de vitaminas de todo tipo, tiene por único inconveniente su contenido extremadamente alto en colesterol y, al ser un menudillo, puede producir aversión.

Características nutricionales

Muy rico en proteínas (24 g), aporta también muchas vitaminas, como PP, B12, A y mucho hierro.

Función en la dieta Dukan

Por su gran riqueza nutritiva, se recomienda un consumo semanal, salvo si se tienen problemas de colesterol o de gota.

Aplicaciones culinarias en la dieta Dukan

El hígado de ternera se prepara en lonchas pasadas por la sartén. Hay que cocerlo a fuego muy suave, ya que a fuego vivo se retrae y endurece.
Solo se debe echar sal después de cocerlo. Se puede preparar a la veneciana, en la sartén con cebolla y vinagre.

Hígado de ternera a la vinagreta de frambuesa

Fase ataque PP

Elaboración: 3 m **Cocción:** 12 m **Para 2 personas**

Ingredientes

2 lonchas de hígado de ternera • 1 cebolla pequeña cortada en rodajas finas • 1 chalota picada • 2 cucharadas de vinagre de frambuesa • 2 cucharaditas de tomillo • 1 hoja de laurel • sal y pimienta

Elaboración

En una sartén antiadherente, sofríe las rodajas de cebolla y la chalota a fuego suave. Una vez estén doradas, resérvalas. Cuece las lonchas de hígado en la sartén durante 4 minutos por cada lado. Salpimiéntalas y resérvalas tapadas para mantenerlas calientes. Vuelve a calentar la preparación de cebolla y chalota, y añade el vinagre de frambuesa, el tomillo y el laurel. Déjalo calentar durante 2 minutos, remuévelo y añade el hígado para volver a calentarlo con toda la preparación. Sírvelo inmediatamente.

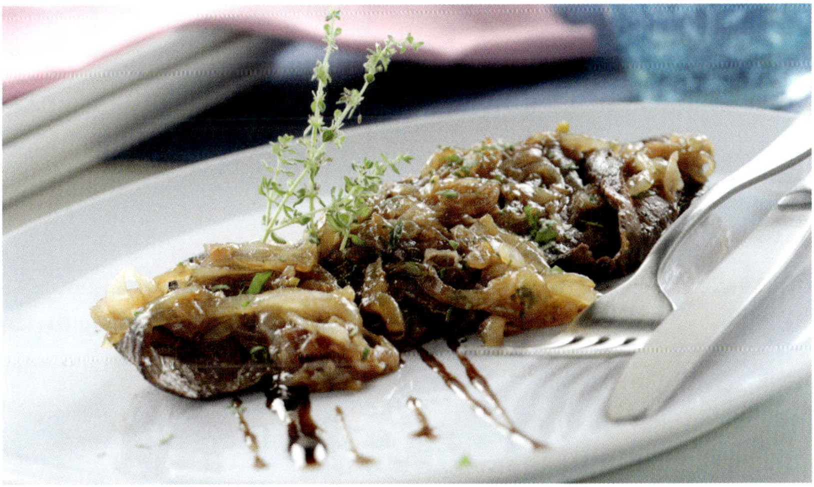

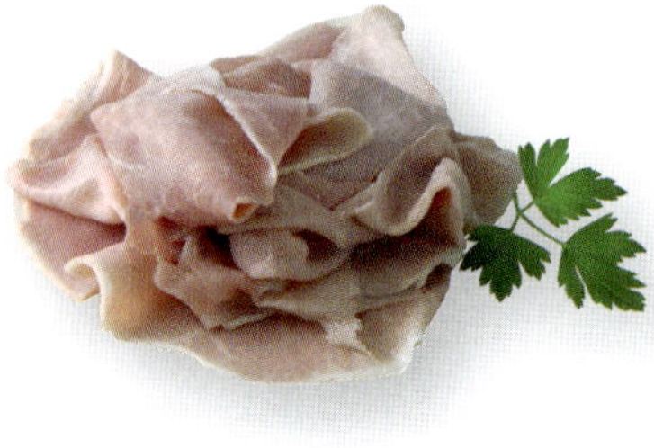

Jamón de York sin grasa ni corteza

Este tipo de jamón *light* constituye una auténtica revolución entre los productos de las grandes distribuidoras. Es sabroso, tierno y lo suministran grandes marcas que tienen los recursos necesarios para garantizar una producción segura. Bien embalado en una bandeja, resulta fácil de transportar y puede consumirse en cualquier sitio, sin olor ni molestia alguna.

Características nutricionales

En cuanto a su aporte nutricional, se trata de un alimento poco calórico (120 calorías por 100 g), muy rico en proteínas (20 g por 100 g) y con solo 4 g de lípidos por 100 g.

Función en la dieta Dukan

Es, junto con los jamones de aves de corral, un alimento que tiene una de las mejores fichas técnicas de los alimentos Dukan. Resulta extremadamente provechoso y es de consumo habitual por su facilidad de uso en la cocina, ya que es barato y todos los que no disponen de un comedor en el trabajo, no tienen tiempo o no se pueden permitir ir a diario a un restaurante, pueden comerlo al instante.

Aplicaciones culinarias en la dieta Dukan

Según la experiencia de las personas que lo consumen, parece que este tipo de jamón no cansa si uno sabe cómo alternarlo con otros jamones, como el de pollo o de pavo. La mayoría de las veces se consume tal cual, especialmente en los horarios de comidas. Pero también puede formar parte de elaboraciones como la tortilla, y muy especialmente la tortilla de claras con un montoncito de jamón picado fino. También puede gratinarse con endibias asadas, usarse en un suflé de jamón o en la pizza Dukan de salvado de avena.

Endibias con jamón y besamel Dukan

Fase crucero PV

Elaboración: 10 m **Horno:** 15 m **Para 2 personas**

Ingredientes

4 endibias • 4 lonchas de jamón sin grasa y sin corteza • besamel Dukan (véase receta) • gruyere light *rallado • sal y pimienta*

Elaboración

Dispón un poco de besamel Dukan en la fuente para gratinar y enrolla cada endibia con 1 loncha de jamón. Coloca los rollos de endibia en la fuente y vierte el resto de la besamel Dukan por encima. Espolvorea el queso por encima (opcional) y gratínalo en el horno durante 15 minutos.

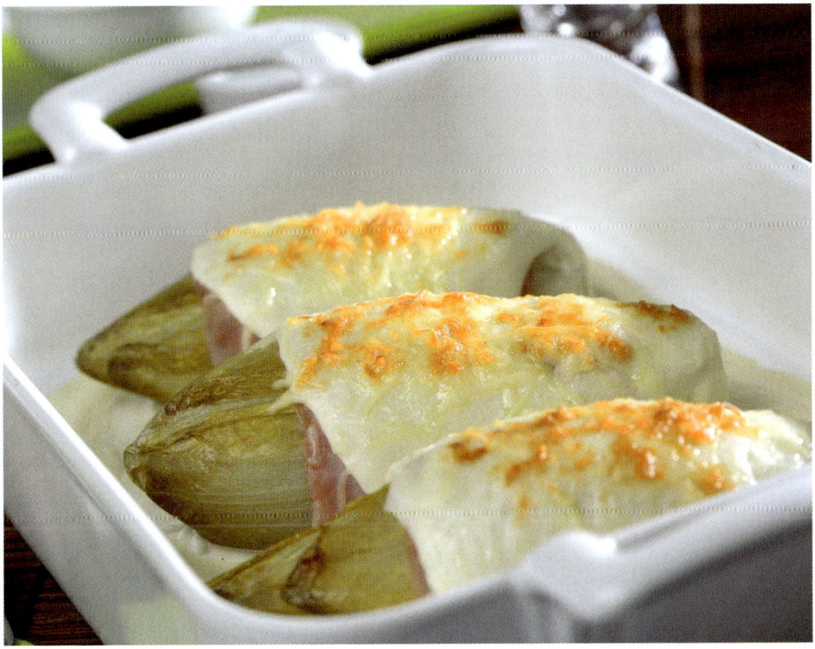

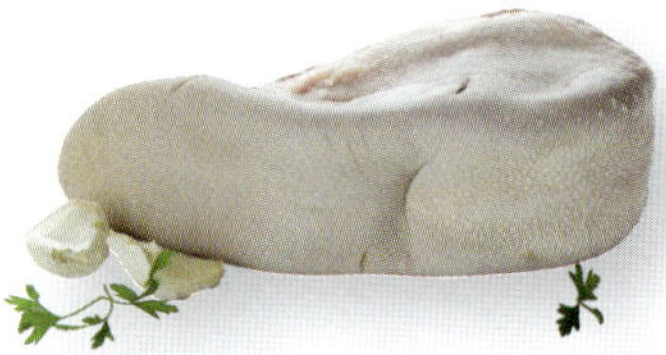

Lengua

La lengua es un despojo de consumo relativamente habitual. Se trata del único alimento de su clase que se puede conservar. La lengua no deja a nadie indiferente: a unos les encanta y a otros les provoca repulsión.

Características nutricionales

Con un buen contenido en proteínas (17 g por 100 g) y relativamente pobre en lípidos (10 g por 100 g), es una pieza relativamente magra. Es el despojo de carne que menos colesterol contiene, pero también menos hierro.

Función en la dieta Dukan

La lengua de buey permite diversificar el consumo de despojos y carne. No obstante, conviene siempre que las personas con riesgo cardiovascular la consuman con moderación. Consuma solo la parte anterior de la lengua de buey y evite la posterior, demasiado grasa.

Aplicaciones culinarias en la dieta Dukan

Suele cocinarse con salsa picante, con salsa de tomate o en cocido.

Lengua de buey con salsa picante

Fase ataque PP

Elaboración: 15 m **Cocción:** 2,5 h **Para 2 personas**

Ingredientes

1 lengua de buey • 2 pastillas de caldo sin grasa • 1 cucharada de maicena • 4 cucharadas y 1 vaso de vinagre blanco • 1 lata pequeña de concentrado de tomate • 1 pizca de harissa *• 10 pepinillos cortados en finas láminas*

Elaboración

Enjuaga la lengua de buey con agua fría y déjala en remojo en un cuenco durante 15 minutos con el vaso de vinagre blanco y agua fría. Introduce la lengua en una cacerola y cúbrela con agua, añade las 2 pastillas de caldo y cuécelo durante 2,5 horas desde que empiece a hervir, removiendo de vez en cuando. Cuando la lengua esté hecha, retírala del caldo y quítale la piel, que se despegará con facilidad. Córtala en lonchas uniformes y colócalas en una fuente de servir. Añade un poco de caldo para que no se sequen. Prepara una salsa con 1 cucharada de maicena y 1 primer vaso del caldo previamente colado. Una vez esté bien mezclado, añade un segundo vaso y luego otros tres vasos más de caldo. Caliéntalo a fuego medio hasta que la salsa esté espesa sin dejar de remover. Agrega el concentrado de tomate, las cucharadas de vinagre blanco, la harissa *y los pepinillos cortados en finas láminas. Sírvelo inmediatamente.*

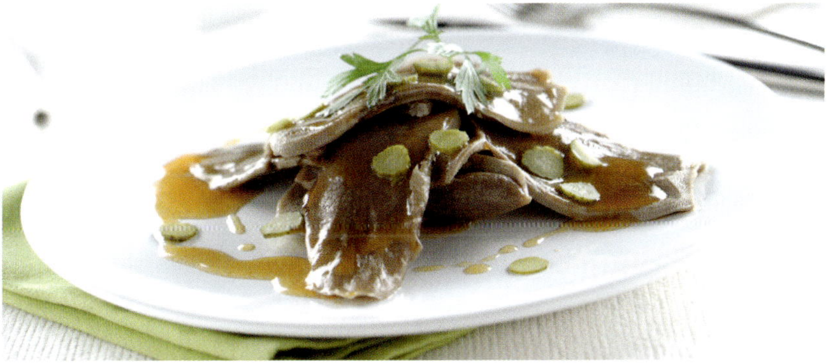

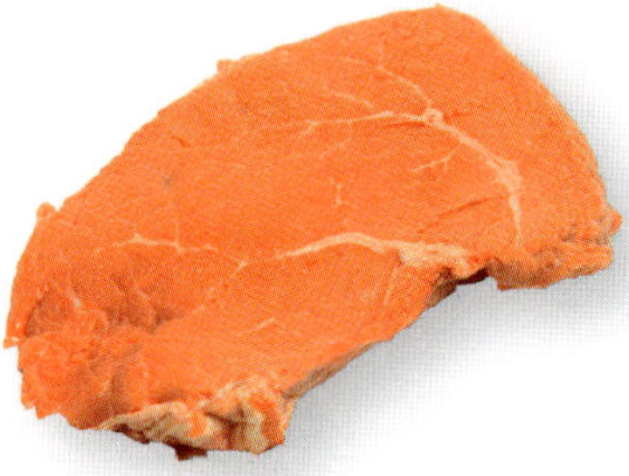

Filete de tapilla

Esta pieza de carne está entre las más recomendadas de mi dieta. Tierna, magra y sabrosa, esta pieza sacada del buey tiene que asarse a la parrilla. Es una parte magra, un trozo con fibras musculares que puede cortarse de la tapilla o de otra parte de la cadera del buey o la ternera.

Características nutricionales

Este filete es uno de los cortes más magros del animal y uno de los mejores: contiene entre 4 y 5 g de lípidos por 100 g; y es rico en proteínas, hierro y cinc. Compite brillantemente con las hamburguesas con 5% de materia grasa.

Función en la dieta Dukan

El filete de tapilla tiene un papel importante en mi dieta. A menudo, el carnicero separa el filete (corte casi igual de tierno que el solomillo) de la parte central del lomo, menos tierna, más dura y algo más magra.

Aplicaciones culinarias en la dieta Dukan

Habitualmente, se prepara en lonchas para asar o en dados grandes para pinchos. Se vende congelado: calcular unas 6 o 7 horas de descongelación en la nevera.

Filete a la provenzal

Fase crucero PV

Elaboración: 30 m **Cocción:** 30 m **Para 2 personas**

Ingredientes

300 g de filete de tapilla de buey • 2 berenjenas pequeñas • 1/2 pimiento rojo cortado en trocitos • 1 cebolla en láminas • 2 tomates pera • 3 dientes de ajo laminados • 1/2 cucharadita de paprika dulce • 1/2 cucharada de orégano • sal y pimienta • perejil

Elaboración

Lava y seca las berenjenas sin quitarles el pedúnculo. Córtalas en lonchas a lo largo, como un abanico. Espolvorea cada loncha con sal y déjalas escurrir unos 20 minutos. Sofríe con agua el pimiento, el ajo y la cebolla durante 5 minutos. Añade los tomates cortados en dados, la paprika y el orégano, y déjalo cocer a fuego suave otros 5 minutos. Salpimiéntalo, mézclalo y resérvalo. Corta la carne en filetes finos. Enjuaga las berenjenas y disponlas en una fuente refractaria. Hornéalas 10 minutos a 210 °C, dándoles la vuelta con cuidado varias veces. Retira la fuente del horno y echa por encima de cada lámina de berenjena una cucharada de la preparación de tomate y coloca un filete de lomo. Vuelve a introducir la fuente en el horno y cuece durante 20 minutos. Sírvelo enseguida acompañado de perejil fresco.

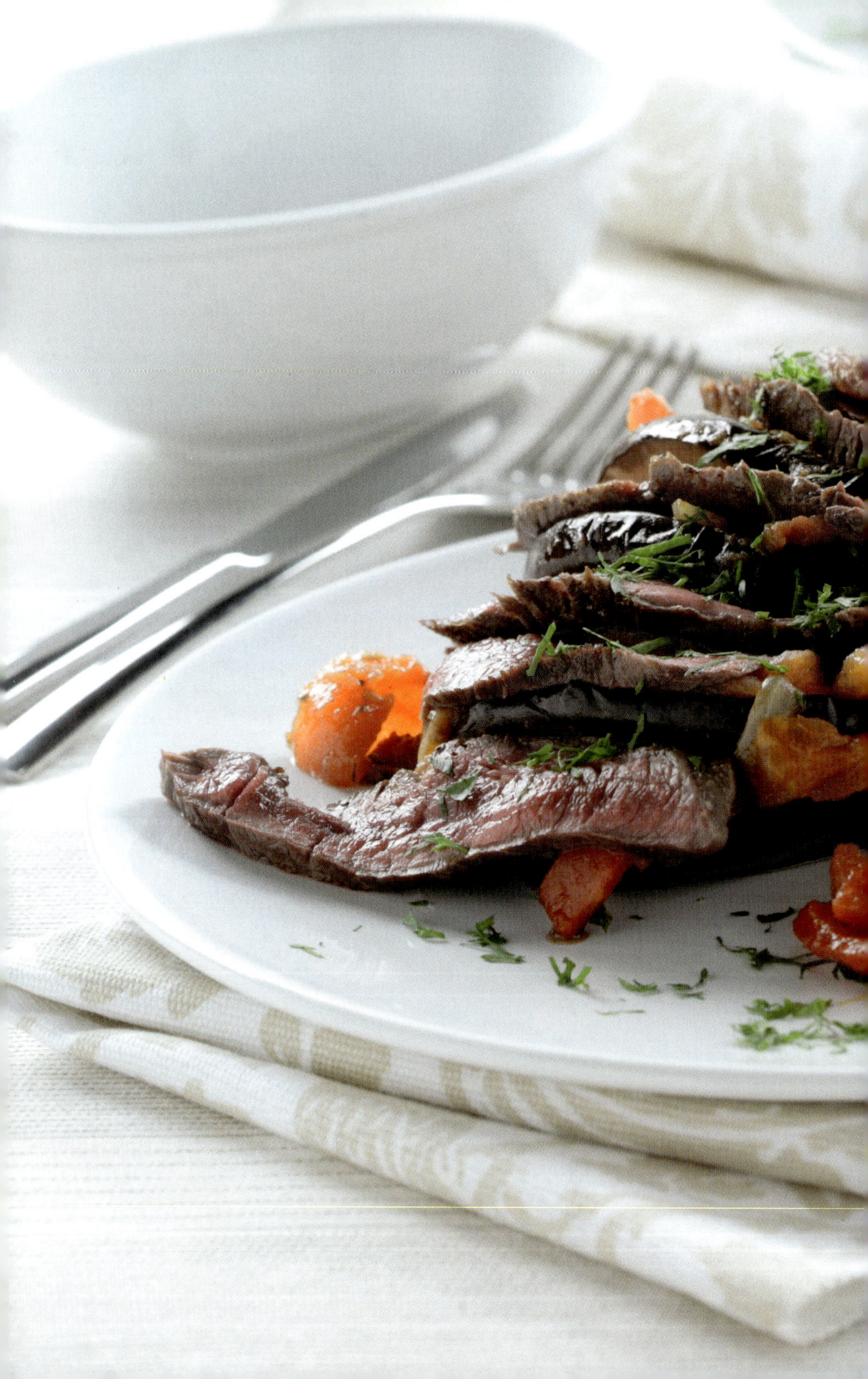

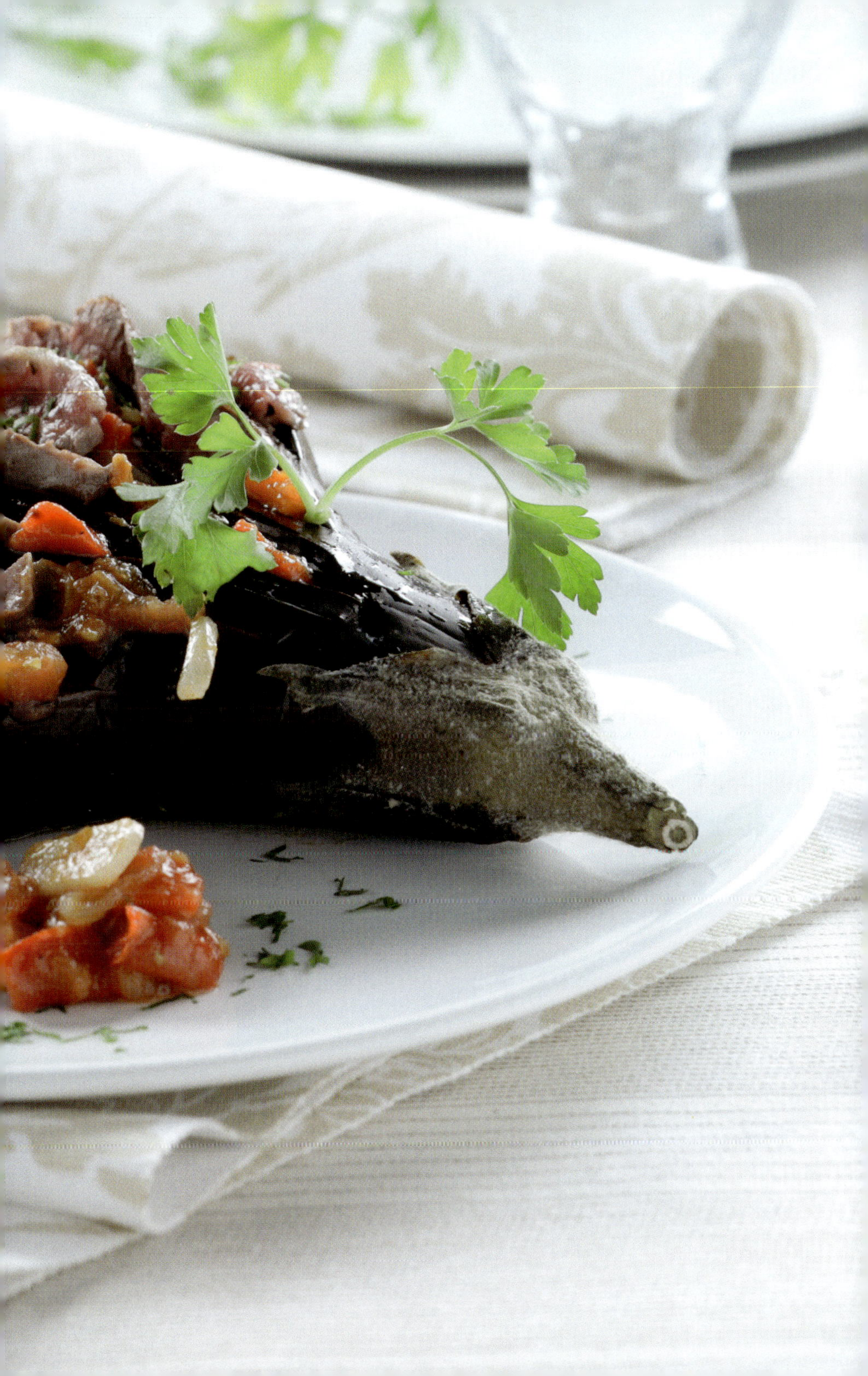

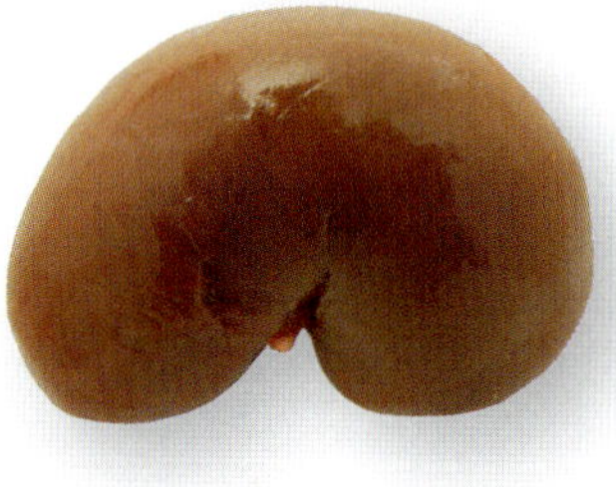

Riñón de ternera

Los riñones de ternera son despojos extremadamente finos y delicados.

Características nutricionales
El riñón de ternera es rico en proteínas (17 g) y tiene mucho hierro y vitamina B12. Por desgracia, también tiene un contenido muy elevado en colesterol y ácido úrico, por lo que hay que descartarlo en casos de riesgo cardiovascular o gota con exceso de ácido úrico.

Función en la dieta Dukan
Hay un vínculo directo entre la edad del animal y la delicadeza y ternura de la pieza, por lo que el riñón de ternera es el más buscado. Escoge un riñón de color más claro, casi crema, lo que indica que la ternera se ha alimentado casi exclusivamente con leche. Cuanto más rojo, tendrá un sabor más fuerte y resultará menos agradable.

Aplicaciones culinarias en la dieta Dukan
Hay que consumirlo asado o pasarlo por la sartén con sal, tomillo y una cucharadita de aceite untada con papel de cocina, o en pinchos acompañados con tomates salteados y un puñado de canónigos.

Riñones con tomate y salvado Dukan

Fase crucero PV

Elaboración: 3 m **Cocción:** de 12 a 15 m **Para 2 personas**

Ingredientes

200 g de riñón de ternera • 4 tomates pelados • 1 cucharada de salvado de trigo • 1 cucharada de salvado de avena • sal y pimienta

Elaboración

Saltea los riñones en una sartén antiadherente hasta que adquieran color. Añade los tomates pelados y troceados, un poco de sal, pimienta y agua; en caso necesario, y déjalo reducir. Al final de la cocción, vuelve a añadir un poco de agua y de salvado para espesar la salsa. Sirve bien caliente.

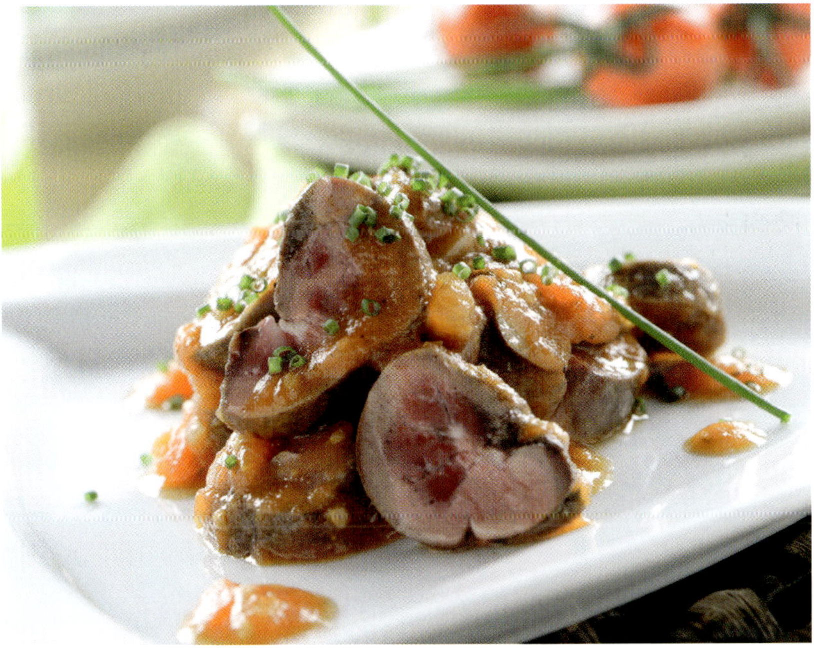

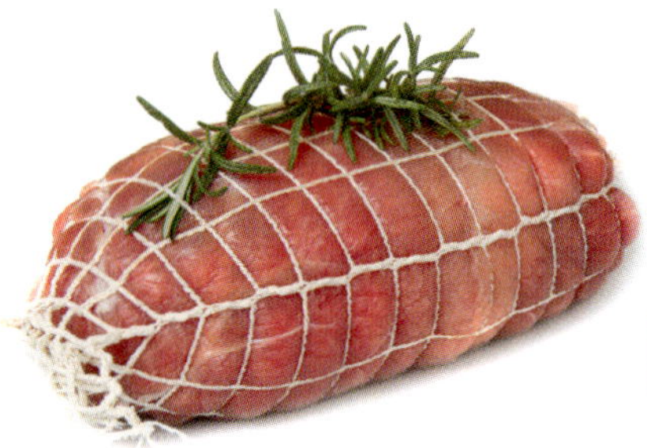

Rosbif

Esta pieza tierna de buey se vende deshuesada y atada. El mejor rosbif se extrae del filete o del contrafilete, pero también puede hacerse con babilla. Para la fondue de carne, se requiere rosbif sacado de la cadera.

Características nutricionales

En cuanto a su aporte nutricional, la calidad varía mucho según la pieza de origen, pero la naturaleza de sus proteínas siempre resulta excepcional, al igual que su contenido en hierro y vitamina B12.

Función en la dieta Dukan

El rosbif resulta muy interesante para mi dieta, ya que puede consumirse cocido en su jugo recién sacado del horno y también puede comerse durante los días siguientes en lonchas frías, en un plato de fiambres con mostaza. Fácil de llevar, es una carne sabrosa que se puede alternar con el jamón desgrasado.

Aplicaciones culinarias en la dieta Dukan

La receta clásica consiste en hornearlo, pero también hay muchas elaboraciones en la olla a presión y una gran variedad de guarniciones con las que combina muy bien, como coles de Bruselas, tomates a la provenzal y cebolla.

Fase ataque PP

Rosbif al horno

Elaboración: 10 m **Cocción:** de 20 a 30 m **Para 4-6 personas**

Ingredientes

1 rosbif de 1 kg • 4 o 5 dientes de ajo • sal y pimienta

Elaboración

Precalienta el horno a 260 °C. Pela los dientes de ajo y corta uno de ellos en finas láminas. Con un cuchillo puntiagudo, pincha el rosbif por distintos sitios e introduce una lámina de ajo en cada corte. Reserva los ajos en la grasera. Coloca el rosbif en la bandeja del horno e introdúcela en el horno precalentado con la grasera. Déjalo asar durante unos 7 u 8 minutos y luego reduce la temperatura a 220 °C. Déjalo cocer unos 20 o 25 minutos para obtener un asado poco hecho, y otros 4 minutos más para un asado al punto. Salpimienta al final de la cocción. Apaga el horno y deja reposar el asado durante 6 u 8 minutos con la puerta entreabierta. Saca el rosbif del horno y retira el cordel. Córtalo en lonchas y disponlas en una fuente para servir caliente. Retira la grasera. Añade 1 vaso de agua para que el jugo de la cocción se suelte. Calienta esta salsa con los dientes de ajo sobre una fuente de calor directo. Añade el jugo de cortar la carne y viértelo todo en una salsera. Presenta el rosbif cortado en lonchas con su salsa al ajo.

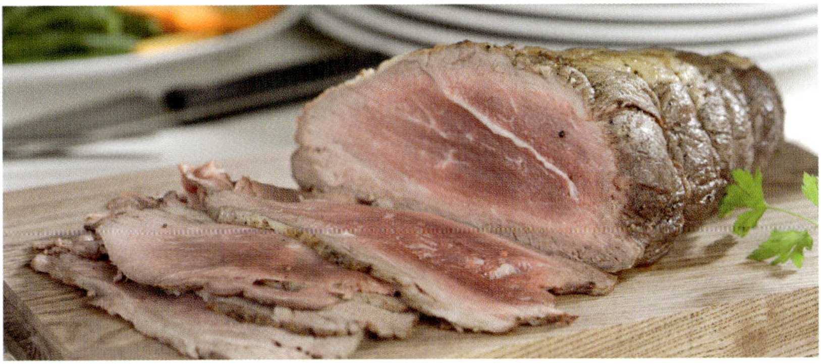

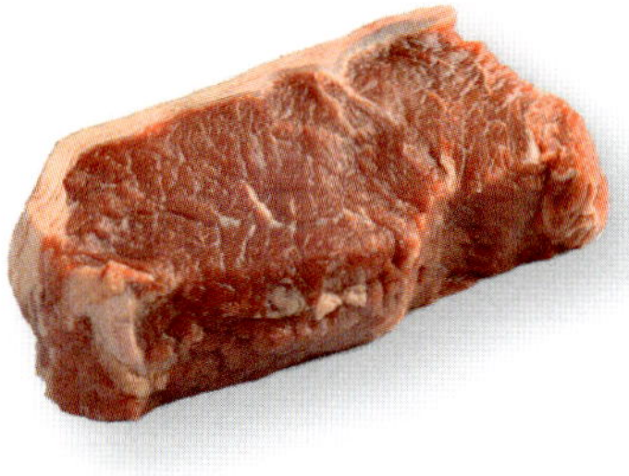

Lomo bajo o liso de buey

Esta pieza del buey está situada encima del filete, por lo que se suele llamar falso filete o contrafilete. Esta pieza de solomillo, ligeramente entreverada, es algo más grasa que el filete y un poco menos tierna.

Características nutricionales

Muy rico en proteínas (20 g por 100 g), es una buena fuente de hierro (3 mg por 100 g) y de vitaminas del grupo B. Una vez asimilado, un bistec de 100 g proporciona tanto hierro como 2 kg de espinacas.

Función en la dieta Dukan

Se trata de una pieza para los amantes incondicionales de la carne. Un buen filete puede pesar hasta 400 g. Para combatir un ataque de ansiedad recomiendo el "filete a caballo" que consisite en una porción de carne con dos huevos a la plancha encima.

Aplicaciones culinarias en la dieta Dukan

Este corte se presta a todo tipo de preparaciones: asado en el horno o a la parrilla. Como todas las carnes rojas, hay que vigilar la cocción y asar lo más rápidamente posible a fuego fuerte o en el horno muy caliente; de esa manera, se formará una costra impermeable para que se conserven los jugos de la carne. La sal debe echarse a media cocción para que no se escapen los jugos ni la sangre.

Churrasco de buey marinado y asado

Fase ataque PP

Elaboración: 20 m **Cocción:** 4 m **Marinada:** 5 h **Para 2 personas**

Ingredientes

1 filete de 500 g • 300 ml de vinagre balsámico • 1 cucharadita de mostaza • 1 diente de ajo • 10 g de jengibre fresco • 1/2 cucharadita de 4 especias • 1 manojo pequeño de hierbas • 1/2 cucharadita de pimienta en grano • perifollo • sal

Elaboración

Maja el ajo y el jengibre pelado en un mortero. Añade el vinagre, el manojo de hierbas, las especias, la mostaza, la sal y la pimienta triturada. Corta el filete en 2 e introduce ambos trozos en esta marinada. Cúbrelo con film transparente y déjalo marinar unas 5 horas dándole la vuelta a la carne pasadas 2,5 horas. Para la cocción, escurre la carne y sécala rápidamente con papel de cocina. Reserva la mitad de la marinada colándola y reduciéndola a fuego suave en una sartén. Calienta una parrilla antiadherente y coloca los trozos del filete. Dóralos durante 3-4 minutos por cada lado y después déjalos reposar durante 5 minutos sobre papel de aluminio. Mientras, para terminar la salsa, calienta la marinada. Pruébala para rectificar de sazón. Sirve inmediatamente la carne con la salsa. Por último, añade un poco de perifollo troceado.

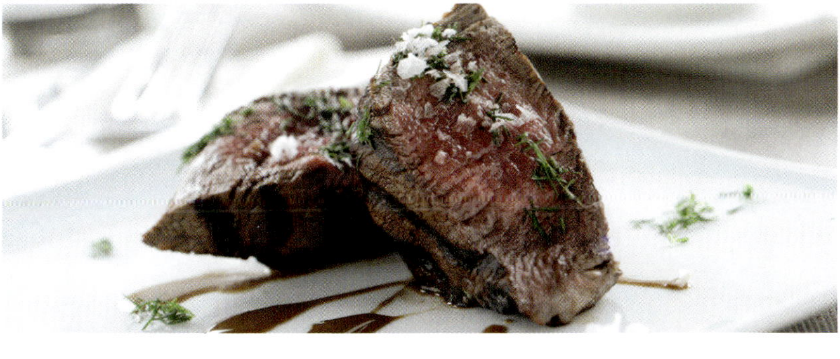

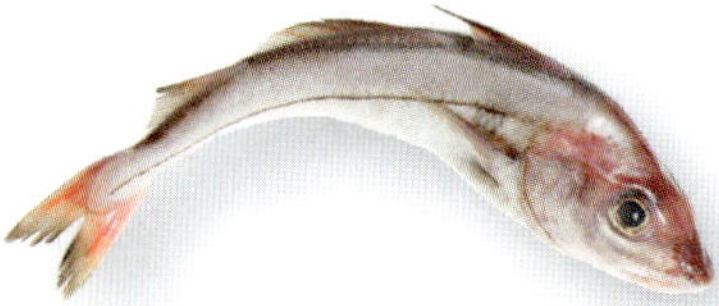

Abadejo

Se trata de un pescado blanco de gran consumo, especialmente en las grandes cadenas de distribución donde se procesa para convertirlo en platos precocinados básicos, como los bastoncitos congelados naturales o rebozados. El abadejo ahumado es un manjar legendario. Fresco, tiene un precio asequible para todos los bolsillos y aguanta bien la congelación.

Características nutricionales

En cuanto a su aporte nutricional, es el pescado menos graso que conocemos (0,3 g de lípidos por 100 g) y es extremadamente pobre en calorías. Ahumado, llega hasta las 101 calorías por cada 100 g, lo que sigue siendo poco. Si se reboza, se dispara hasta las 187 calorías y los 9,2 g de lípidos por 100 g, a los que se añaden además unos 3,1 g de azúcares.

Función en la dieta Dukan

Este pescado se consideró durante mucho tiempo como el "pariente pobre" de la pescadería. Sin embargo, resulta una opción muy barata y con multitud de beneficios. Por ejemplo, los bastoncitos congelados pueden facilitar la cena, incluso los bastoncitos rebozados Dukan. El abadejo ahumado es un excelente alimento para cuidar la línea; se seca para ahumarlo, con lo que obtiene otro sabor y una consistencia distinta.

Aplicaciones culinarias en la dieta Dukan

Como el lomo de bacalao fresco, el abadejo fresco se cocina en la sartén sobre un lecho de cebolla previamente picada y dorada. La receta Dukan es: rebozar con salvado de avena después de sumergirlo en huevo batido. Hay que tener en cuenta que el horno no le sienta nada bien, ya que su carne es muy delicada y se deshace. El abadejo ahumado se convierte en una delicia si se deja a remojo en leche toda una noche, y luego se pasa por la sartén con un poco de nata líquida desnatada. También se puede cortar en trocitos para ensaladas. Por último, no puede faltar en el chucrut del mar, acompañado generalmente con salmón y algún otro pescado blanco.

Abadejo marinado al limón verde

Fase ataque PP

Elaboración: 20 m **En frigorífico:** 1 h **Para 4 personas**

Ingredientes
600 g de abadejo • 3 limones verdes • 300 ml de leche desnatada • 1 cucharada de salsa de soja • 1 ramillete de cebolleta

Elaboración
Escalfa el abadejo durante 3 minutos en una mezcla de leche y agua hirviendo. Retíralo y déjalo enfriar. Prepara la marinada con el zumo de los limones verdes y la salsa de soja. Cuando el pescado esté frío, retira la piel y despega la carne para que quede en filetes. Introduce los filetes en la marinada, mézclalo y déjalo en el frigorífico durante al menos 1 hora. Decóralo con cebolleta cortada y sírvelo inmediatamente.

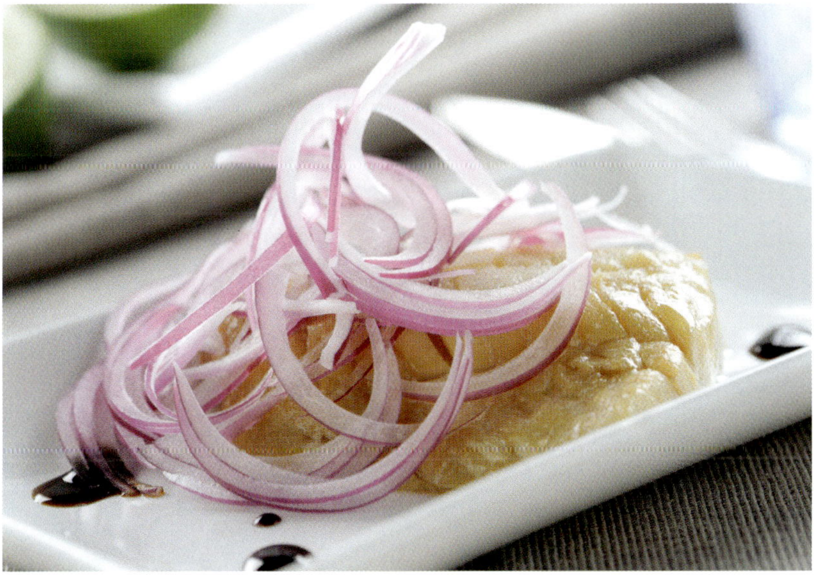

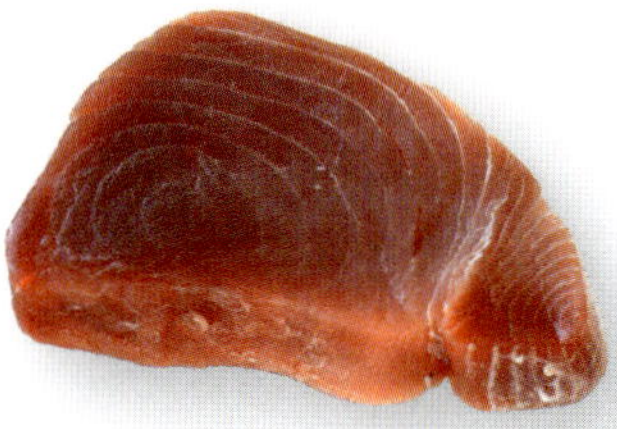

Atún fresco, atún en lata

El atún es un alimento hijo de la modernidad y de la globalización. El alto consumo de atún en todo el mundo se debe principalmente a las flotas de pesca sofisticadas, al tamaño del pescado, a la gran aceptación de los consumidores, a sus propiedades alimenticias y, sobre todo, a su disponibilidad en latas con distintas presentaciones.

Características nutricionales

En cuanto a su aporte nutricional, es el pescado más proteico (26,6 g por 100 g); es mucho menos graso de lo que se suele considerar (1,7 g por 100 g en lata y 6 g para el atún fresco), y mucho menos calórico que el clásico bistec (150 calorías por 100 g). Además, es igual de rico en hierro que la carne roja y tiene un contenido excepcional en vitaminas PP, que contribuyen al buen funcionamiento del sistema nervioso y a la producción de energía.

Función en la dieta Dukan

En mi dieta, el atún es un alimento básico. También es el más saciante y el que tiene la carne más firme; además se presta a muchísimas recetas. Enlatado al natural, es el alimento marino que más usan mis pacientes y los seguidores de mi dieta, junto con el surimi.

Aplicaciones culinarias en la dieta Dukan

La preparación estrella es el bistec de atún asado. Procura no cocerlo demasiado para que no se seque y pierda ese jugo tan sabroso. También puede prepararse al horno o en papillote, aunque pierda así buena parte de sus propiedades gustativas. Una de las mejores recetas es tartar o carpaccio de atún fresco. Al estilo de Tahití, en cubitos marinados en lima, resulta tierno y sabroso. ¡Ojo! Al contrario que los demás pescados, el atún en mal estado no cambia de olor, sabor, ni consistencia, por lo se requiere consumirlo con garantía de frescura. Si existe la menor duda, hay que cocerlo para eliminar cualquier peligro.

Fase ataque PP

Pastel de atún

Elaboración: 8 m **Horno:** 40 m **Para 2 personas**

Ingredientes
2 huevos • 250g de queso fresco batido al 0% • 1 lata de atún al natural • 1 cucharadita de curry • 4 cucharadas de leche desnatada • sal y pimienta

Elaboración
En un molde para pastel, mezcla todos los ingredientes hasta obtener una preparación homogénea. Hornéalo a 240 °C durante 30 minutos, y después otros 10 minutos adicionales a 180 °C. El pastel de atún debe quedar dorado.

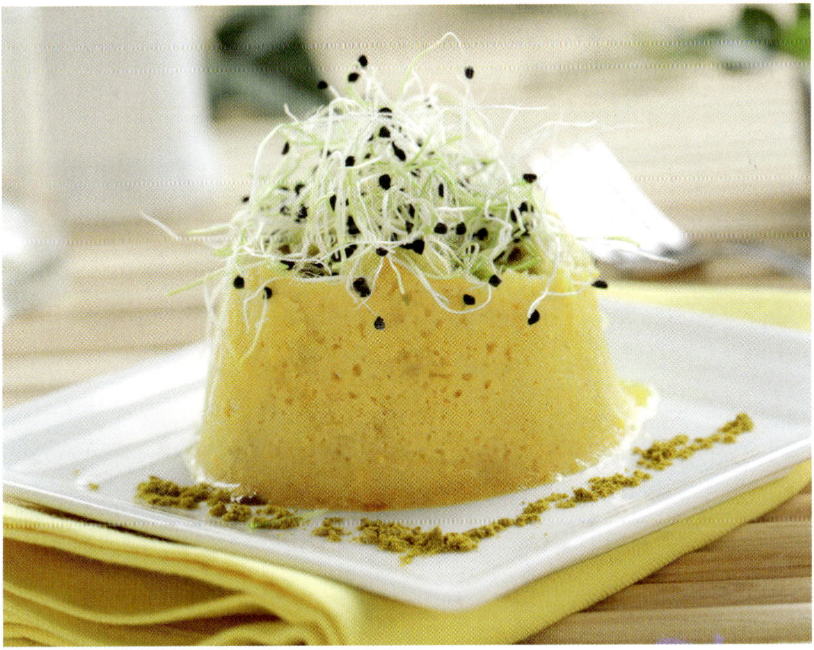

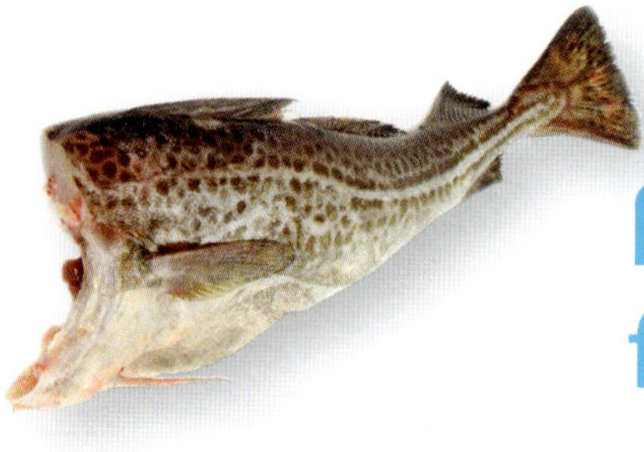

Bacalao fresco

El bacalao fresco tiene las mismas características que el abadejo: pescado blanco sin grasa y, al mismo tiempo, con un sabor excepcional. Su carne presenta una consistencia muy atractiva, pues se deshoja bajo la presión del tenedor.

Características nutricionales

Se trata de uno de los pescados menos grasos (0,7 g de lípidos por 100 g), con menos calorías (75 calorías por 100 g) y de los más digestivos, ya que contiene pocas fibras conjuntivas de digestión lenta. Además, proporciona tantas proteínas como la carne de buey y está muy bien provisto de vitaminas B y yodo.

Función en la dieta Dukan

Junto con el lenguado, el bacalao es uno de los pescados blancos preferidos por los consumidores, la única carne blanca que ha podido resistir a la invasión del salmón. Por ello, es esencial en mi dieta. Tiene un único inconveniente: todos los bolsillos no se pueden permitir un lomo de bacalao fresco.

Aplicaciones culinarias en la dieta Dukan

Su delicada carne se presta maravillosamente a una rápida cocción en la sartén sobre un lecho de cebolla dorada. Evita el vino blanco, cuyo aroma encubre el sabor fino y sutil del pescado. También se puede comprar bacalao salado, mucho más firme aún por el efecto de la sal. Tarda unas 48 horas en desalarse en agua fría. Luego, se pasa por la sartén, por la plancha o se hornea con tomates y pimientos. También se puede preparar a la barbacoa en pinchos. Por último, se puede desmigar para cocinarlo en brandada. Las huevas de bacalao se pueden preparar en la sartén, aunque a menudo se las quedan en la pescadería porque con ellas elaboran un paté. Así pues, recuerda pedir siempre las huevas de bacalao frescas, que te pertenecen.

Terrina de bacalao con salmón ahumado y vieiras

Fase ataque PP

Elaboración: 15 m **Horno:** 30 m **Para 3-4 personas**

Ingredientes

500 g de bacalao fresco • 2 lonchas grandes de salmón ahumado • 3 vieiras • 1 huevo • 150 ml de nata 0% • 1/2 cebolla pequeña • 1 manojo de cebolleta fresca • pimienta • 1/2 cucharadita de semillas de hinojo • 1 hinojo

Elaboración

Mezcla el bacalao con la cebolla y la cebolleta, y pícalo bien fino. Disponlo en una ensaladera. Añade el huevo, la nata ligera y las semillas de hinojo y mézclalo con las manos. Separa una parte de la preparación, que servirá para cubrir el fondo de un molde para pastel. Corta las vieiras en dados e intégralas al resto de la preparación. Cubre el molde con papel sulfurizado. Extiende un poco del relleno que no tiene vieiras en la base del molde y reserva el resto para finalizar la terrina. Extiende en la superficie de trabajo las lonchas de salmón, dispón un poco de relleno con vieiras encima y enróllalas para cerrarlas. Coloca estos rollos de salmón encima de la preparación de la base de la terrina y cúbrelos por encima y por los lados con el relleno restante. Cierra el papel sulfurizado por los lados y cuécelo al baño maría en el horno a 160 °C durante 30 minutos. Déjalo enfriar y sírvelo frío.

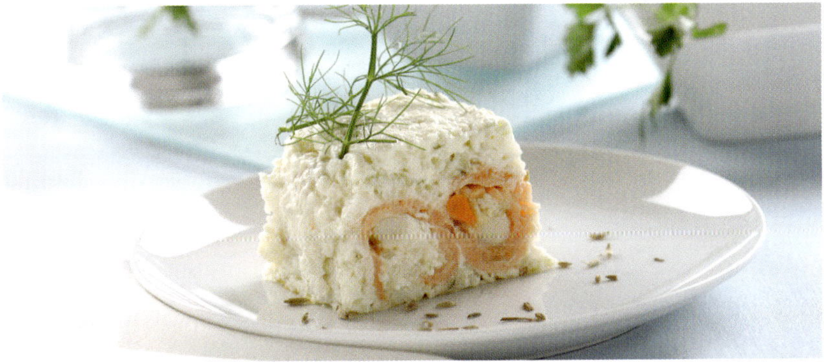

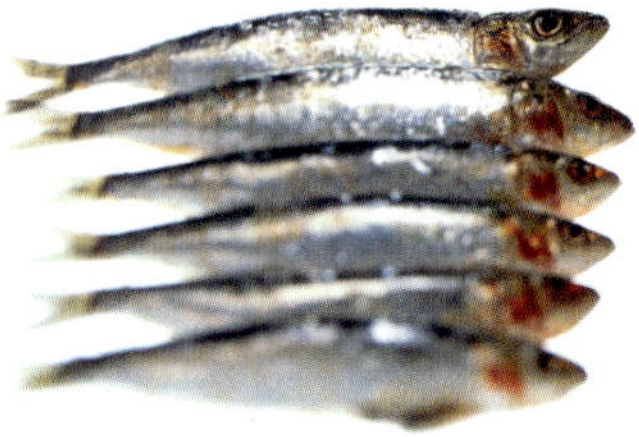

Boquerón

Se trata de un pescado marino de valor graso medio pero muy rico en ácidos grasos insaturados, beneficiosos para el corazón y los vasos sanguíneos.

Características nutricionales

Su valor nutricional es de 160 calorías por 100 g, 0,9 mg de hierro y 2,60 mg de vitamina PP. Cuando se prepara en conserva con sal y aceite se le llama anchoa y esta resulta demasiado salada para dietas bajas en sal. Sin embargo, al natural, el boquerón, junto con el atún, es famoso por su contenido en vitamina A, que actúa como antioxidante y que cada vez más se considera protectora ante el infarto.

Función en la dieta Dukan

Si te gusta el pescado crudo, los boquerones en vinagre, constituyen un pequeño regalo. No olvides congelarlos durante un par de días para prevenir el anisakis.

Aplicaciones culinarias en la dieta Dukan

Prepara ricos boquerones a la Dukan dejándolos macerar en una preparación con agua, vinagre, ajo, perejil y sal. ¡Están deliciosos!

Lasaña de boquerones con menestra

Elaboración: 20 m **Cocción:** 17 m **Para 4 personas**

Ingredientes
500 g de boquerones • 3 puerros • 2 zanahorias • 2 berenjenas • 2 tomates • 2 hojas de laurel

Elaboración
Limpia los boquerones y extráeles las espinas, dejándolos abiertos, como si fueran libritos. Precalienta el horno a 180 °C. Pela y corta las verduras en tiras o cuadraditos. Pónlas en un bol para microondas, con un centímetro de agua. Cubre el bol con papel film y haz unos pequeños agujeritos con la punta de un cuchillo. Programa 5 minutos a máxima potencia. Saca el bol del microondas, levanta el plástico con cuidado de no quemarte y remueve. Cubre de nuevo con el papel film y cuézelo 5 minutos más. Repite la operación hasta que queden blandas. Pon los boquerones en una fuente para el horno, con algo del caldo de las verduras, durante 10 minutos. Pon un boquerón en el fondo del plato, encima una cucharada de verduras y así hasta tres boquerones. Gratina 2 minutos antes de servir.

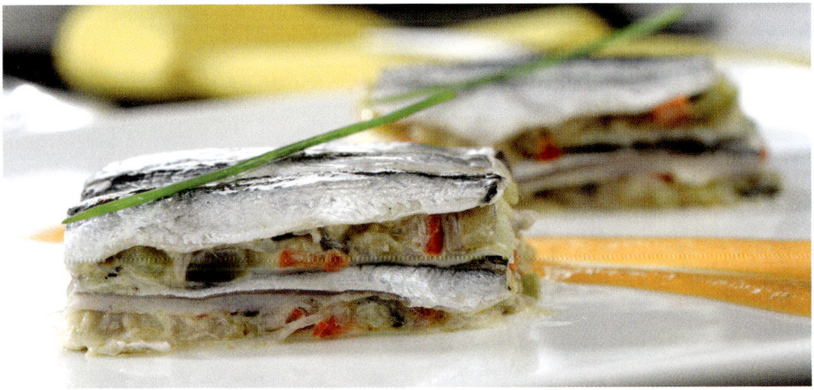

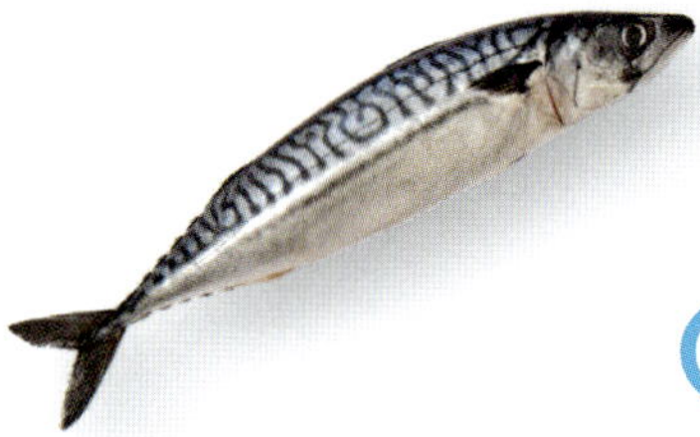

Caballa

La caballa es un pescado azul, graso, muy saludable para el corazón y rico en omega 3. Es barato y se encuentra con facilidad durante todo el año. También se vende en lata, en escabeche y con tomate. Gracias a sus grasas, de muy buena calidad, la caballa es uno de los pescados más saludables, tanto para el corazón y el sistema nervioso central como contra el estrés.

Características nutricionales
La caballa tiene una concentración de grasas de 17,8 g por 100 g, es muy rico en proteínas de calidad, sin ser mucho más calórico que la carne de buey corriente: 128 calorías por 100 g de caballa fresca.

Función en la dieta Dukan
En mi dieta, la caballa se consume más en lata que cocinada. En escabeche, puede comerse como tapa, de pie y rápido. Graso y saciante, este pescado gusta o se descarta, y no deja a nadie indiferente.

Aplicaciones culinarias en la dieta Dukan
Para los amantes de la caballa, la mejor manera de prepararla es asarla con limón o salsa de soja. Si está grasa, puede hornearse fácilmente rellenándola con hierbas aromáticas, sin más. La congelación le sienta bien: resulta más tierna.

Filetes de caballa asados a la flor de sal

Fase ataque PP

Elaboración: 10 m **Cocción:** 5 m **Para 4 personas**

Ingredientes
4 caballas pequeñas • salsa de soja • flor de sal

Elaboración
Pide a tu pescadero que corte la caballa en filetes. Realiza una incisión a cada lado de la línea de espinas sin atravesar la piel para que puedas retirar con suavidad las espinas. Luego realiza una incisión en cruz sobre la piel del filete. Calienta una sartén antiadherente para dorar los filetes, empezando por el lado de la piel. Pasados 2 o 3 minutos, cuando la piel esté crujiente, gira los filetes por el lado de la carne y déjalos 1 minuto más. Sazona con la flor de sal y añade un chorrito de salsa de soja.

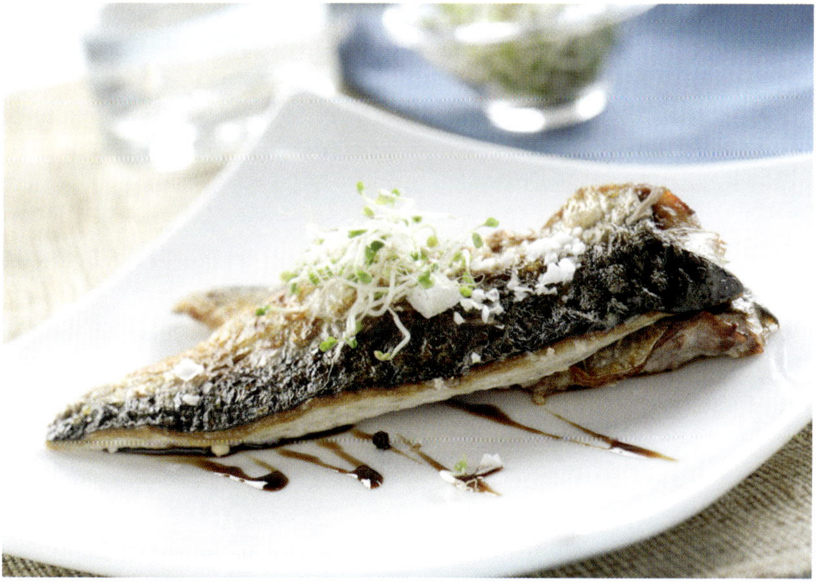

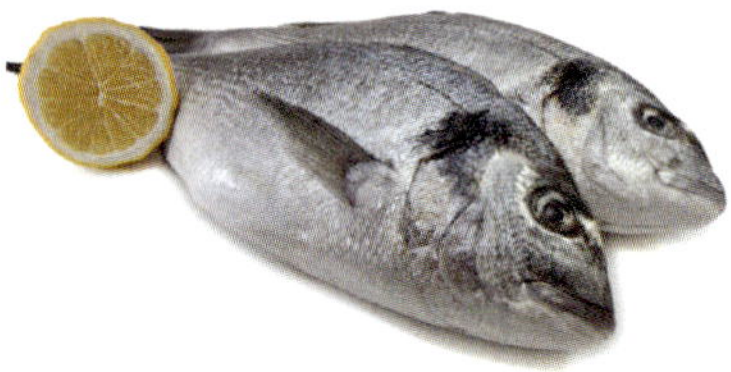

Dorada

Se suele llamar dorada a tres especies distintas de peces marinos: la propia dorada, el pagel y la chopa. Los tres comparten características nutricionales y pueden prepararse de la misma manera.

Características nutricionales
La dorada es uno de los mejores pescados para cuidar la línea.
Es rico en proteínas (17 g por 100 g), fósforo, calcio y hierro, y pobre en grasas (2 g por 100 g) y calorías (77 por 100 g).

Función en la dieta Dukan
Su carne blanca y fina constituye un alimento consistente, saciante y agradable. Resulta muy provechoso en mi dieta, ya que gusta a la mayoría. Con un precio relativamente alto y unas excelentes propiedades organolépticas, la dorada debe aprovecharse estratégicamente en la fase de proteínas puras. Sin embargo, como todos los pescados de carne blanca, sacia menos que la carne. Congelada, pierde calidad gustativa pero conserva sus propiedades alimenticias.

Aplicaciones culinarias en la dieta Dukan
Tiene una consistencia muy firme, un sabor ligero y sutil a yodo, y su consumo es sinónimo de fiesta. Se cocina en filetes o al horno, rellena de hierbas (las más grandes) o a la plancha (las más pequeñas), engrasada con un papel de cocina empapado con unas pocas gotas de aceite.
También es un pescado ideal para elaborar el sashimi japonés.

Fase
ataque
PP

Dorada a la sal roja

Elaboración: 15 m **Horno:** 30 m **Para 4 personas**

Ingredientes

1 dorada de 1 kg o 2 doradas de 400 g • 1 kg de sal gruesa • 2 cucharadas de concentrado de tomate • tomillo fresco • 2 claras de huevo

Elaboración

Pide a tu pescadero que limpie la dorada para cocinarla a la sal. Precalienta el horno a 210 °C y prepara la bandeja del horno cubriéndola con papel de aluminio. Coloca la sal en el recipiente de la batidora junto con el concentrado de tomate, el tomillo y las claras de huevo, y mézclalo a velocidad alta hasta que la sal sea roja. Extiende una capa de sal encima del papel de aluminio. Dispón la dorada encima y cúbrela completamente con sal. Hornéala durante 30 minutos y después déjala reposar 5 minutos fuera del horno antes de romper la corteza de sal para poder despegar el pescado. Sírvelo con la ayuda de una cuchara para evitar que la carne se mezcle con la sal.

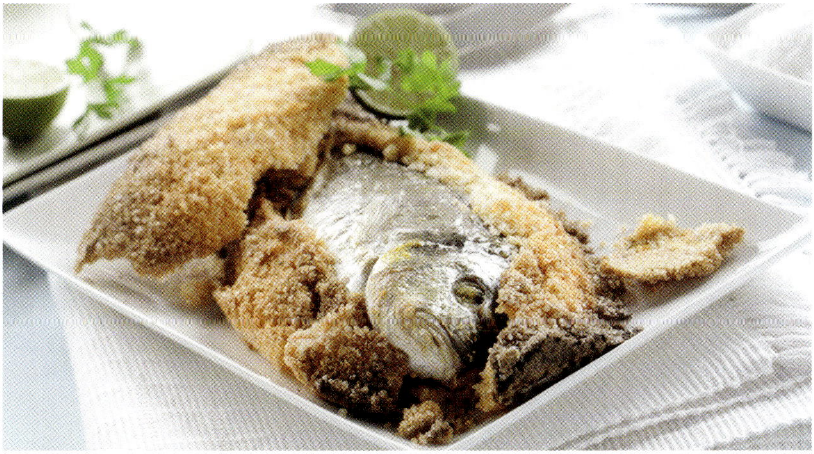

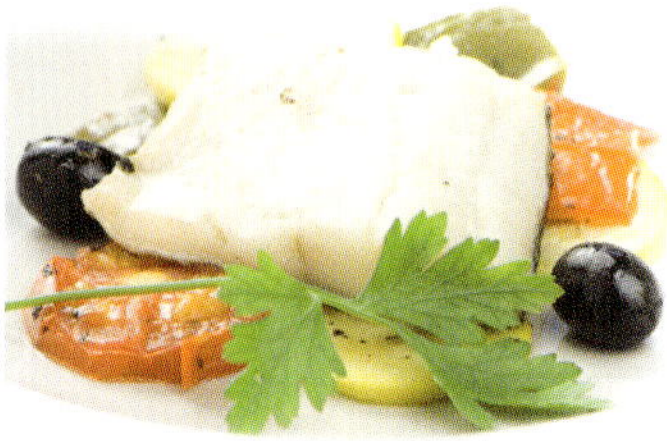

Fletán fresco, fletán ahumado

Este original pescado tiene tantos seguidores como detractores y su precio es relativamente caro. Para los primeros, su carne tierna da la sensación de ser de un pescado graso, cuando solo es medio graso. A menudo, el fletán se encuentra en rodajas blancas, frescas o congeladas, que contienen muy pocas espinas. La congelación no perjudica ni su consistencia ni su sabor. También es muy apreciado ahumado.

Características nutricionales

Algo más calórico que la mayoría de los pescados blancos (96 calorías por 100 g para el fletán al vapor, y 185 calorías para el ahumado), es igual de proteico (18 g por 100 g) y un poco más graso (12 g). En cambio, aporta mucho omega 3, vitamina D y selenio.

Función en la dieta Dukan

Por ser un pescado semigraso forma parte de manera muy positiva en mi dieta, que no deja mucho lugar a las grasas, aparte de las marinas del pescado graso y medio graso.

Aplicaciones culinarias en la dieta Dukan

El interés de su carne radica mucho más en su textura que en su sabor, y por ello hay que cocinarlo con hierbas o especias. La sartén (untada con papel de cocina + 3 gotas de aceite) es el modo de elaboración que mejor se adapta al fletán. Para acompañarlo, la mejor verdura es el calabacín al dente y las espinacas con nata. Prueba a darte un gusto cocinando filetes de fletán con mejillones, chalotas en láminas y un manojo de hierbas.

Fase
ataque
PP

Fletán al curry

Elaboración: 20 m **Cocción:** 15 m **Para 4 personas**

Ingredientes

4 filetes de fletán • 3 chalotas • 4 cucharadas de nata 3 % • 4 cucharadas de queso fresco 0 % • 1 cucharada de curry • sal y pimienta

Elaboración

Pela las chalotas y córtalas en láminas. Sofríelas en una sartén antiadherente con 2 cucharadas de agua. Mezcla en un cuenco la nata, el queso fresco y el curry. Cuando las chalotas empiecen a ablandarse, añade los filetes de fletán junto con la preparación de la nata, el queso fresco y el curry. Salpimienta y déjalos unos 15 minutos a fuego medio. Sírvelo inmediatamente.

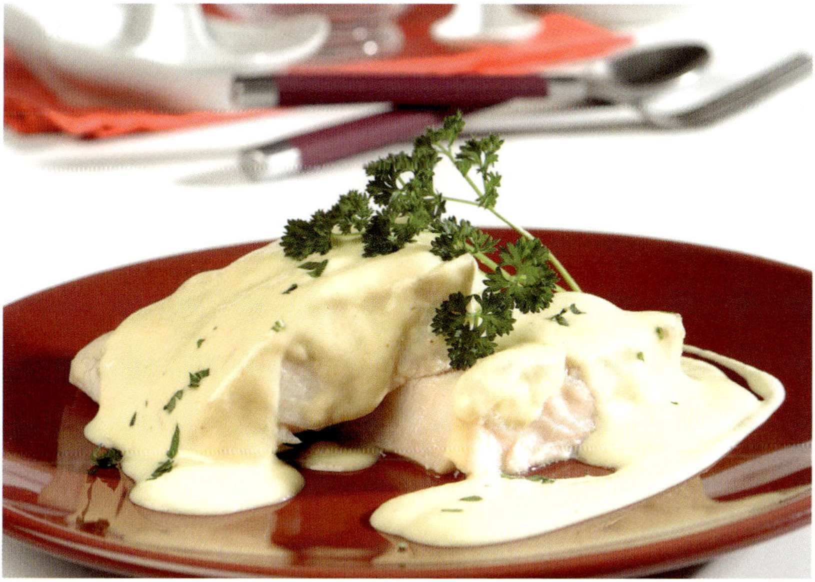

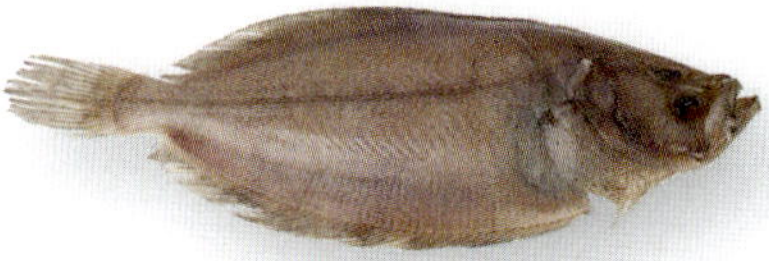

Gallo

Este pescado es muy poco graso y poco calórico, pero posee una carne delicada que se deshace y no ofrece resistencia al morderlo. Tres de sus ventajas son: un coste asequible, una gran capacidad saciante, debida a un contenido muy elevado de proteínas de calidad excelente, y un sabor a yodo muy marcado, que aprecian muchos y que conviene a quienes tienen baja la función tiroidea.

Características nutricionales

En cuanto a su aporte nutricional, es un pescado con poca grasa (1 g de lípidos por 100 g), rico en proteínas (18 g por 100 g) e hipocalórico (73 calorías por 100 g), con un contenido alto en yodo.

Función en la dieta Dukan

En mi dieta solo se recomienda el gallo a los amantes de este pescado, pues es difícil que si no te gusta te sientas motivado a degustarlo. Les entiendo, ya que hay mucho donde escoger entre los pescados, y el motor de cada dieta es poder obtener el máximo placer dentro del esquema alimenticio autorizado.

Aplicaciones culinarias en la dieta Dukan

Un gallo suele equivaler a una ración. Se cocina en la sartén, tras el clásico papel de cocina + 3 gotas de aceite. Debe ponerse brevemente a fuego vivo para que conserve toda la firmeza que se pueda en su interior, teniendo en cuenta que la piel se endurecerá por el calor intenso de la sartén.

Fase ataque PP

Filetes de gallo con vieiras

Elaboración: 15 m **Horno:** 25 m **Para 4 personas**

Ingredientes
4 filetes de gallo • 16 vieiras • 2 cucharadas de nata 3% • 1 cucharadita de maicena • el zumo de 3 limones • cebolleta • sal y pimienta

Elaboración
Corta cada filete por la mitad, a lo largo. Coloca una vieira encima de cada filete y enróllalos. Sujétalos con la ayuda de palillos y colócalos en una fuente refractaria. Reparte las vieiras restantes alrededor de los filetes enrollados. Añade el zumo de 1 limón y salpimienta al gusto. Hornéalos a 200 °C durante 20 minutos. Mientras, exprime los otros 2 limones y calienta el zumo a fuego suave. Diluye la maicena en 2 cucharadas de agua. Cuando el zumo de limón empiece a hervir, incorpora la nata y mézclalo bien. No apagues todavía el fuego y añade la maicena diluida, sin dejar de remover, pues la salsa espesará. Salpimienta ligeramente. Dispón la salsa en platos con el pescado encima y espolvoréalos con la cebolleta. Sirve inmediatamente.

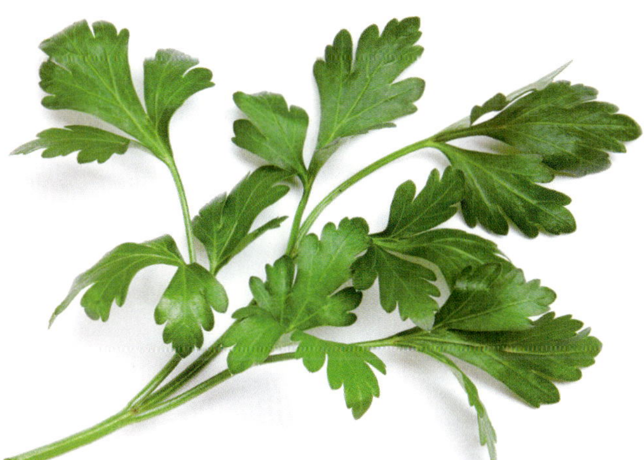

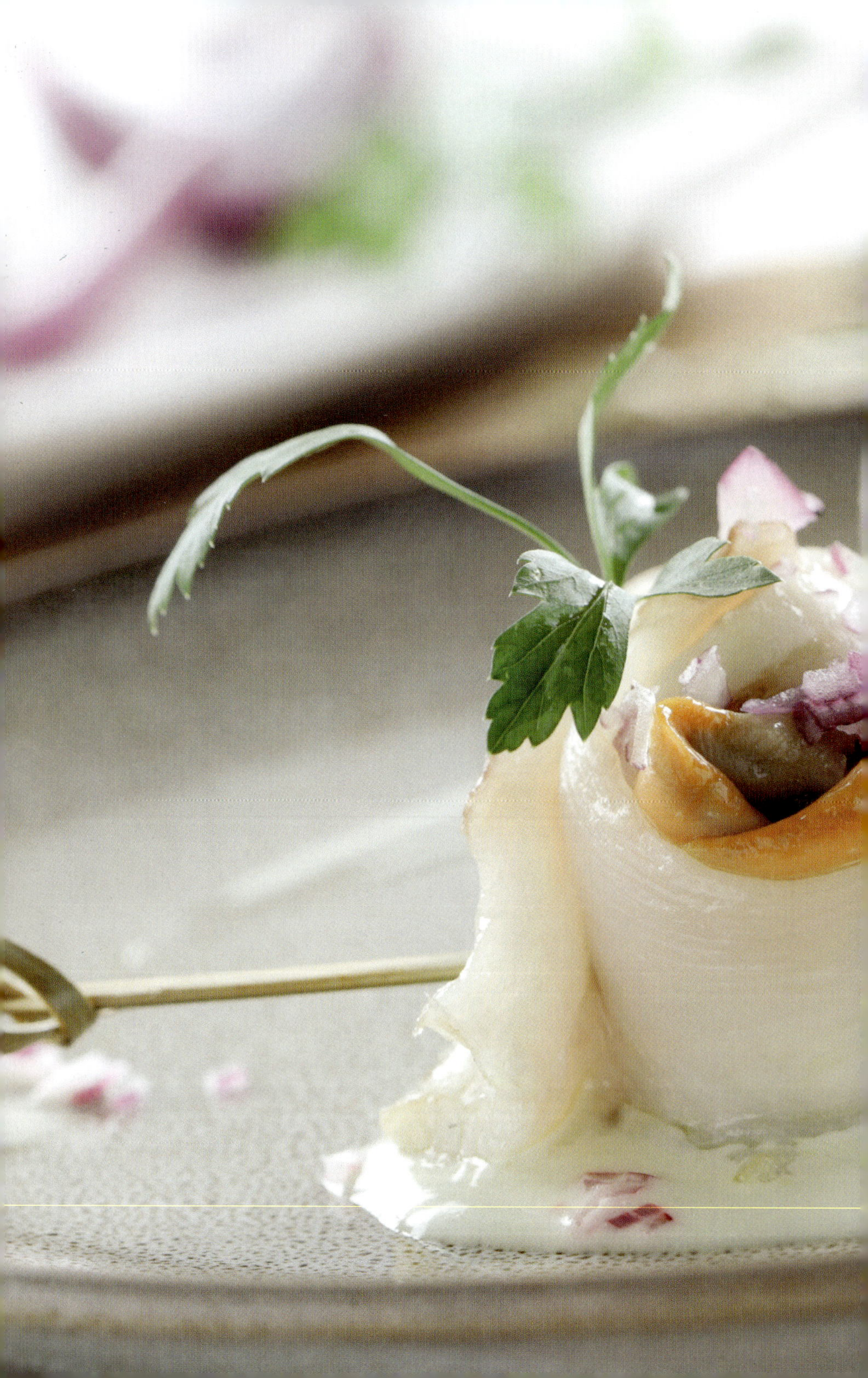

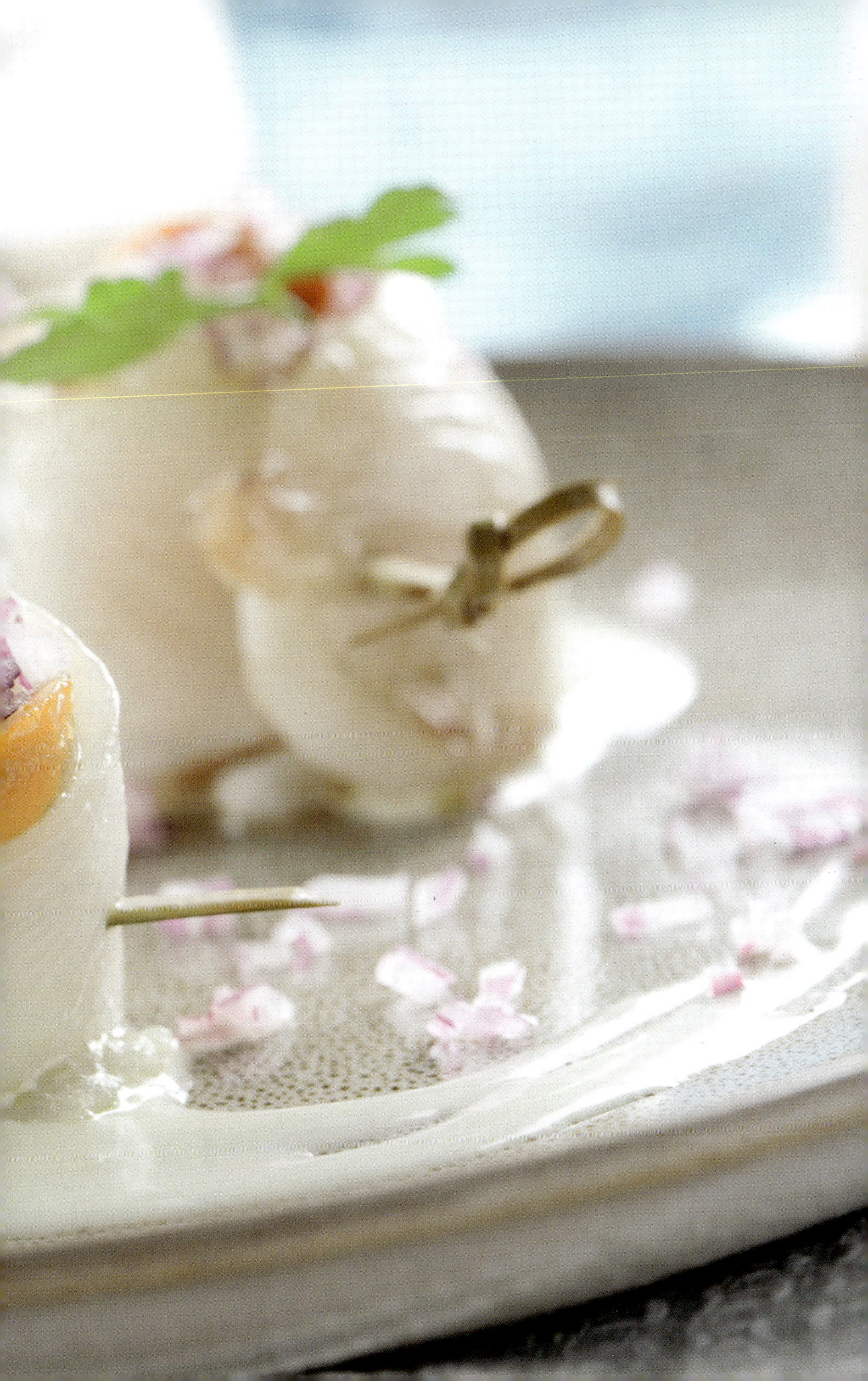

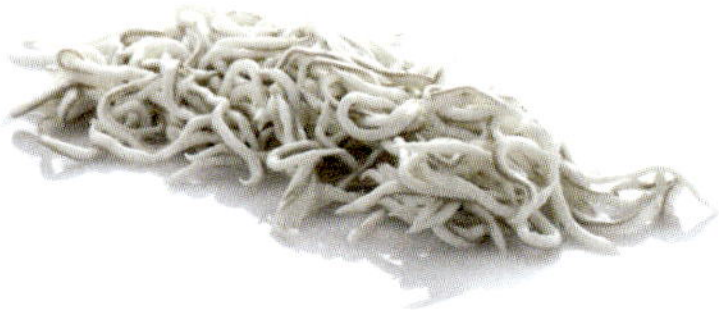

Gulas

Las gulas son un alimento típicamente español. Se trata de un sucedáneo de las angulas, el equivalente del surimi para el cangrejo. Dado que las angulas son un plato muy caro y poco común, los productores han tenido la idea original de recrear a estos pequeños animales con carne de pescado de calidad media: bacalao fresco de Escocia, chicharro, etc.

Características nutricionales

En cuanto a su aporte nutricional, las gulas son muy parecidas al surimi. Son un alimento de calidad, limpio y sano. Como muchos otros alimentos, han sido objeto de rumores infundados. En mi opinión, las gulas y el surimi son productos extremadamente provechosos para quien intenta adelgazar. Proporcionan alrededor de 113 calorías y 4,5 g de lípidos por cada 100 g.

Función en la dieta Dukan

En mi dieta, las gulas ofrecen muchas ventajas. Son fáciles de transportar, no huelen, listas para usar, baratas y tienen un sabor sencillo y fácil de aceptar; llenan y sacian; son magras y pueden consumirse de muchas maneras. Es frecuente encontrar tapas de gulas, pero desgraciadamente casi siempre se preparan con aceite de oliva.

Aplicaciones culinarias en la dieta Dukan

Las gulas se venden ya cocidas y, por lo tanto, pueden consumirse nada más sacarlas de su envase. Suelen prepararse en ensalada. También se usan a menudo para acompañar el pescado y el marisco. No obstante, la mayoría de las veces se consumen como tapa. También existen recetas sencillas como las gulas al ajillo, en "all i pebre" o la clásica dorada al horno con gulas y limón.

Fase ataque PP

Gulas con gambas y guindilla

Elaboración: 10 m **Cocción:** 10 m **Para 4 personas**

Ingredientes
500 g de gulas • 250 g de gambas • 1 guindilla

Elaboración
Saltea las gambas en una sartén, con una cucharada sopera de agua, hasta que estén bien cocidas. Pélalas y resérvalas. Dispón en la misma sartén las gulas junto con unos trocitos de guindilla. Saltéalo durante un par de minutos y añade las gambas. Déjalo un par de minutos más al fuego, removiéndolo bien, y sírvelo.

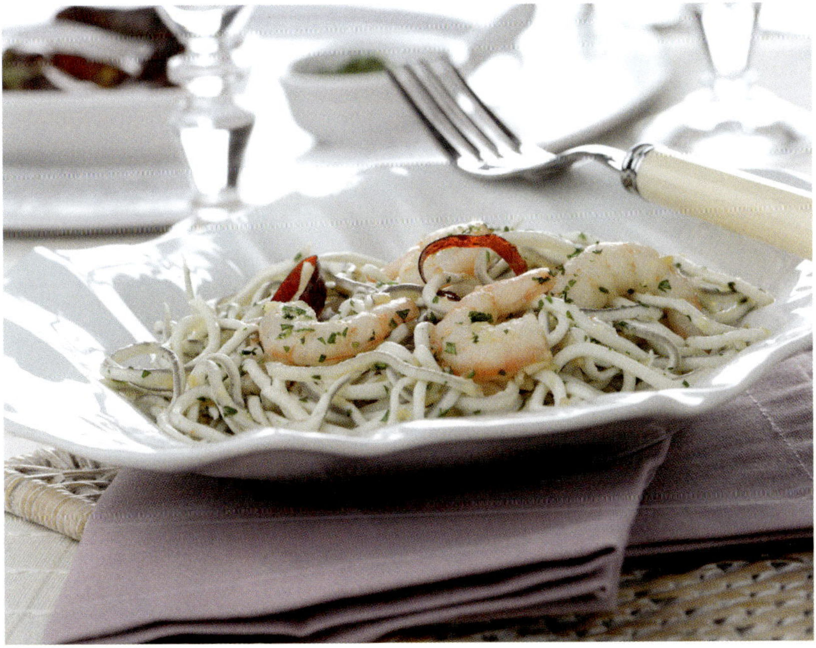

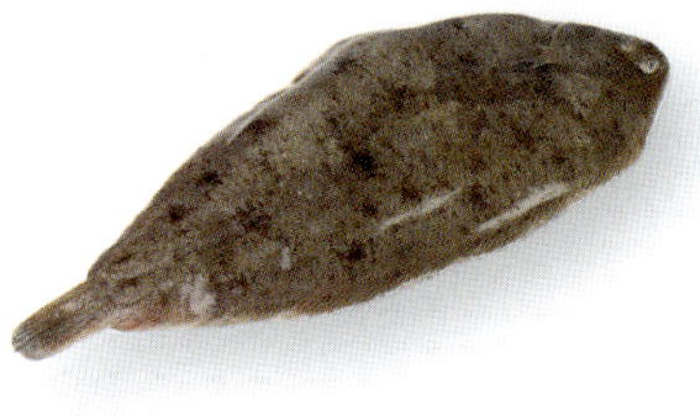

Lenguado

Emblema de la carne fina, blanca y delicada, el lenguado de calidad es, para muchos consumidores, el rey de los pescados. En mi opinión, es el pescado que mejor acepta la gente a la que no le gusta el pescado. Los niños aprenden a apreciar esta carne blanca, firme, de sabor poco agresivo y, sobre todo, sin espinas. Este gusto se mantiene de por vida.

Características nutricionales

Posiblemente sea el pescado menos graso (0,5 g de lípidos por 100 g), es uno de los mejor provistos en cuanto a proteínas y, por si fuera poco, resulta hipocalórico (70 calorías por 100 g).

Función en la dieta Dukan

En mi dieta, el lenguado ocupa un lugar destacado. Es el pescado típico de las comidas de negocios, uno de los pocos que los chefs aceptan asar sin más. Se trata de un pescado de lujo, ya que su precio es bastante alto, con lo que el consumidor consigue una satisfacción simbólica añadida.

Aplicaciones culinarias en la dieta Dukan

Hay que recomendar el consumo de lenguado a todos aquellos que sienten aprensión de tocar, cocinar o consumir pescado. Hay que prepararlo de manera muy simple, ya que con cualquier añadido puede perder su sutileza, que es su principal valor. Ásalo en la parrilla o en la sartén, con zumo de limón. Puede servirse con cangrejos de río y sopa de marisco para acentuar su finura y delicadeza. Se encuentra en filetes en tiendas de congelados.

Papillotes de filetes de lenguado y camarones

Fase ataque PP

Elaboración: 20 m **Cocción:** 20 m **Para 4 personas**

Ingredientes

8 filetes de lenguado • 120 g de camarones • 8 cucharadas de queso fresco 0 % • 2 cucharadas de nata 3 % • 2 limones • 2 ramas de perejil • 8 briznas de cebolleta • sal y pimienta

Elaboración

Lava y corta en rodajas la cebolleta. Deshoja el perejil y corta los limones en finas rodajas. Dispón el queso fresco en un cazo y añade la nata ligera. Salpimienta. Incorpora la cebolleta cortada y caliéntalo a fuego muy suave para que no llegue a hervir. Corta 4 cuadrados grandes de papel vegetal. Enrolla los filetes de lenguado y sujétalos con palillos. Coloca una rodaja de limón en el centro de cada rollo de lenguado y luego dispón 2 rollos de lenguado en cada pieza de papel vegetal. Precalienta el horno a 180 °C. Vierte la salsa de cebolleta encima de los rollos y añade los camarones y las hojas de perejil. Cierra los papillotes y hornéalos durante 18 minutos. Sírvelos muy calientes.

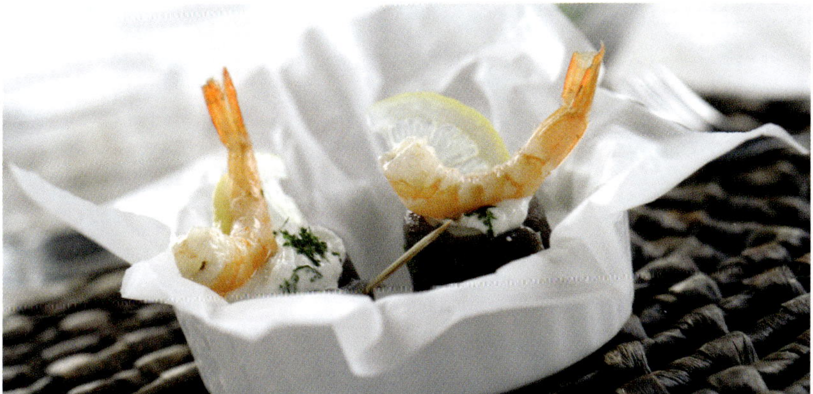

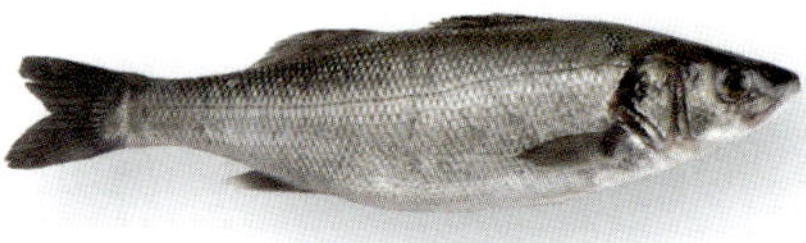

Lubina

La lubina es la reina de los pescados. Su carne blanca, nacarada y refinada, pero también relativamente escasa en grasa, lo convierte en un pescado muy buscado aunque, por desgracia, uno de los más caros del mercado.

Características nutricionales
La lubina es magra (1,8 g de lípidos por 100 g), rica en proteínas de alta calidad (18,5 g por 100 g) y poco calórica (90 calorías por 100 g).

Función en la dieta Dukan
En mi dieta, hay que considerar la lubina como un alimento de lujo, y su consumo como un acto de fe que da brillo al régimen. Por lo tanto, la reservaremos para momentos con la familia o los amigos.

Aplicaciones culinarias en la dieta Dukan
Aquellos que hagan comidas de negocios sin fijarse mucho en la cuenta no deberían vacilar a la hora de escoger lubina o rodaballo. La elaboración tiene que ser lo más sencilla posible para no traicionar su delicada carne con un ligero sabor a crustáceo. Lo mejor es hornearla entera con semillas de hinojo o eneldo, cuyo toque anisado se combina maravillosamente con el aroma a yodo de la lubina. Si es muy grande, también se puede cocinar a la sal. Reserva la sartén para los filetes.

Fase crucero PV

Lubina con hinojo

Elaboración: 20 m **Cocción:** 30 m **Para 4 personas**

Ingredientes

2 lubinas de 400 g cada una • 4 hinojos • 1 limón exprimido • 1 cucharadita de granos de hinojo o de anís molidos • sal y pimienta

Elaboración

Limpia las lubinas, prepara unas supremas y salpimienta. Precalienta el horno a 210 °C. Lava y corta en láminas el hinojo apartando los tallos verdes. Toma la mitad del hinojo cortado y rocíalo con un poco de zumo de limón. Introdúcelo entre dos porciones de pescado. Coloca las lubinas en una fuente refractaria. Rocíalas con 1/2 vaso de agua. Espolvoréalas con los granos de hinojo o anís y cúbrelas con el resto del hinojo. Cuécelas en el horno durante 30 minutos. Comprueba la cocción y rocíalas de vez en cuando con el zumo de limón. Al final de la cocción, añade los tallos verdes del hinojo. Sirve bien caliente.

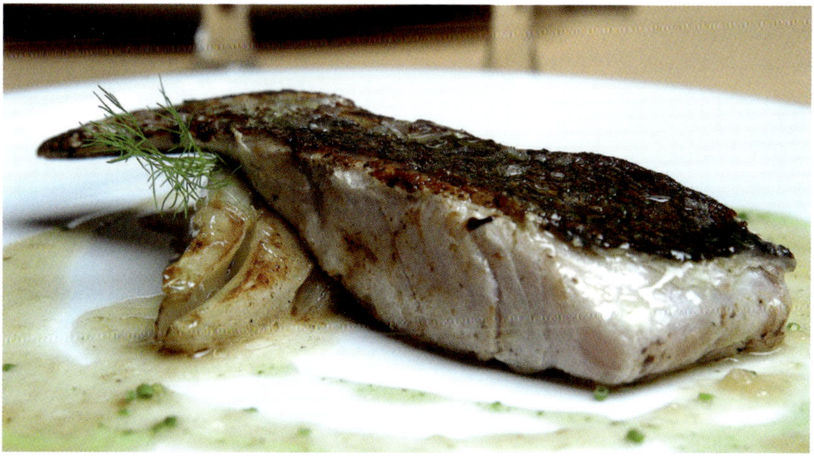

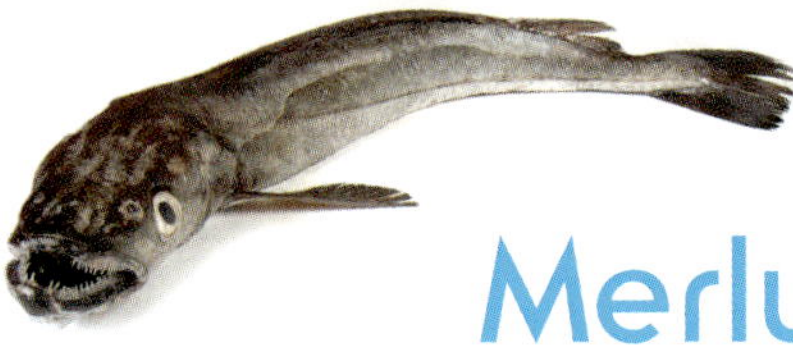

Merluza

Se trata de un pescado de carne blanca fina, aunque mucho menos firme que la del lenguado o la de la dorada. Estadísticamente, parece que los consumidores de más edad la valoran más y que los adolescentes y los adultos jóvenes no suelen acordarse de ella.

Características nutricionales
La merluza es baja en grasas (2 g de lípidos por 100 g), rica en proteínas de altísima calidad (17 g por 100 g) y, a fin de cuentas, muy poco calórico (92 calorías por 100 g).

Función en la dieta Dukan
Resulta interesante en las dietas de adultos que cuidan su salud y su línea. Aunque se suele preparar demasiadas veces en un caldo corto (con lo que pierde sus calidades gustativas). Se trata de un pescado con una de las mejores relaciones entre proteinas y calorías, por lo que se merece tener mejor fama.

Aplicaciones culinarias en la dieta Dukan
Desgraciadamente, es algo cara. Deja de lado el caldo corto y usa la sartén, que la convierte en un plato mucho más atractivo y sabroso. También puedes probar a hacerla en la olla a presión con beicon magro, cebolla, ajo, tomillo y perejil. El vino blanco es un buen complemento y no perjudica la dieta, ya que el alcohol que contiene se evapora durante la cocción.

Quiche de salvado y merluza

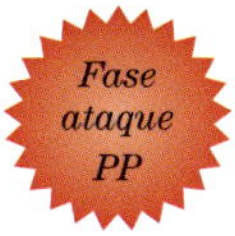

Elaboración: 10 m **Cocción:** 35 m **Para 2 personas**

Ingredientes

2 rodajas de merluza congelada • 2 huevos • 4 cucharadas de salvado de avena • 2 cucharadas de salvado de trigo • 1 cebolla • 2 cucharadas de queso fresco 0 % • 2 cucharadas de nata 3 % • 1 cucharadita de levadura química • eneldo • sal y pimienta

Elaboración

Descongela el pescado y córtalo en trocitos, igual que la cebolla. Mézclalo con los huevos, el salvado de avena y el salvado de trigo, la nata y el queso. Diluye la levadura química en un poco de agua caliente y añádela. Mézclalo todo. Si lo prefieres, puedes utilizar una batidora para conseguir una textura más fina. Incorpora la sal, la pimienta y el eneldo. Pásalo todo en un molde de tarta y hornéalo a 180 °C durante 35 minutos.

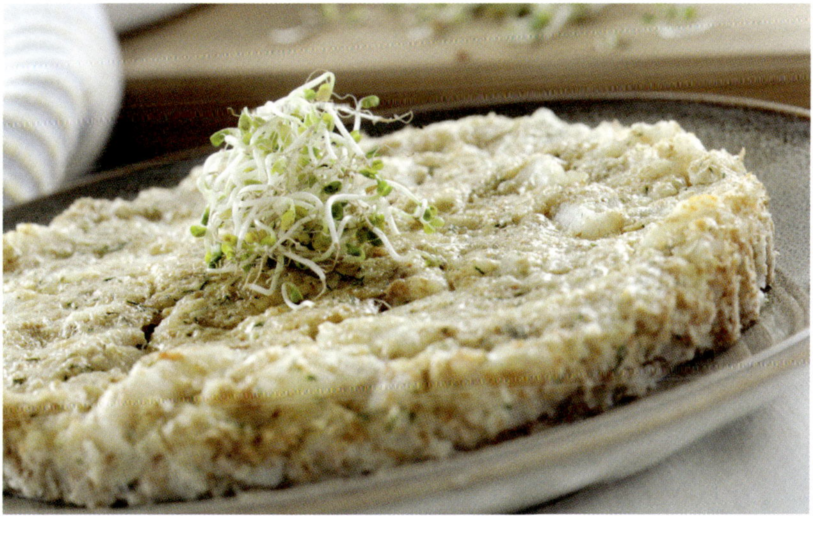

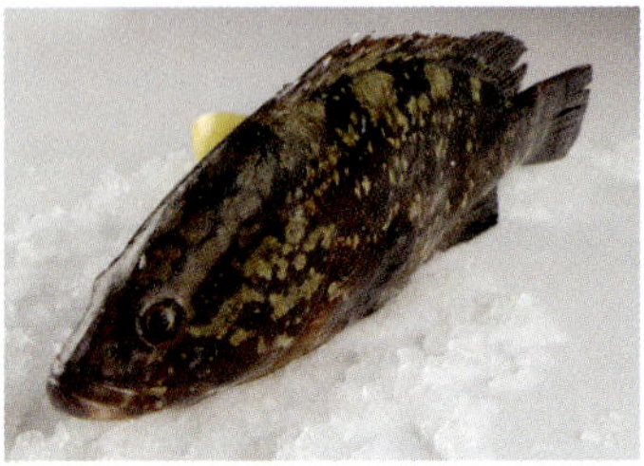

Mero

Para el pescador submarino polinesio, el mero es el rey de los peces, porque su carne es de las más consistentes y densas. Este pescado de gran tamaño engorda al envejecer, con lo que añade a la firmeza de sus músculos la untuosidad de sus grasas marinas, cardiosaludables y llenas de omega 3.

Características nutricionales

En cuanto a su aporte nutricional, el mero es extremadamente rico en proteínas valiosas (16 g por 100 g), muy poco graso (1 g por 100 g) y, a fin de cuentas, poco calórico (82 calorías por 100 g), pero rico en hierro y vitaminas B.

Función en la dieta Dukan

En mi dieta, el mero es una bendición, ya que de entre todos los pescados es el más saciante, el que tiene la carne más densa, además de una consistencia jugosa y yodada. Como todo manjar de reyes, el mero es caro, ya que su pesca es difícil y se realiza en lugares lejanos.

Aplicaciones culinarias en la dieta Dukan

La preparación ideal es pasarlo por la sartén sobre un lecho de cebolla picada, después de dejarlo marinar en limón y ajo. También se consume crudo, al estilo japonés, con salsa de soja, o al estilo de Tahití, en cubitos marinados en limón, con otros cubitos de tomate y pepino. Por último, resulta delicioso en pinchos, después de marinarlo en yogur sazonado con pimentón dulce, especias indias (garam masala), sal, pimienta y limón.

Brochetas de mero con bayas rosas y verdes

Fase crucero PV

Elaboración: 10 m **Cocción:** 32 m **Para 2 personas**

Ingredientes

2 brochetas de mero • 1 yema de huevo • 2 tomates • 2 cucharadas de nata 3 % • 2 cucharadas de queso fresco batido 0 % • 2 chalotas • 1 hoja de laurel • tomillo • bayas rosas • sal • granos de pimienta verde

Elaboración

Pela los tomates y pícalos. Corta las chalotas en láminas. Calienta una sartén antiadherente y pon los tomates, las chalotas, el tomillo, el laurel, la sal y la pimienta en grano. Cuece a fuego vivo durante 10 minutos. Añade las brochetas de mero, tapa la sartén y cuece todo unos 20 minutos. En un cazo, pon a calentar la yema de huevo, la nata ligera, el queso fresco y las bayas rosas. Remuévelo durante unos minutos y viértelo encima de las brochetas de mero. Déjalo cocer unos 2 o 3 minutos más y sírvelo.

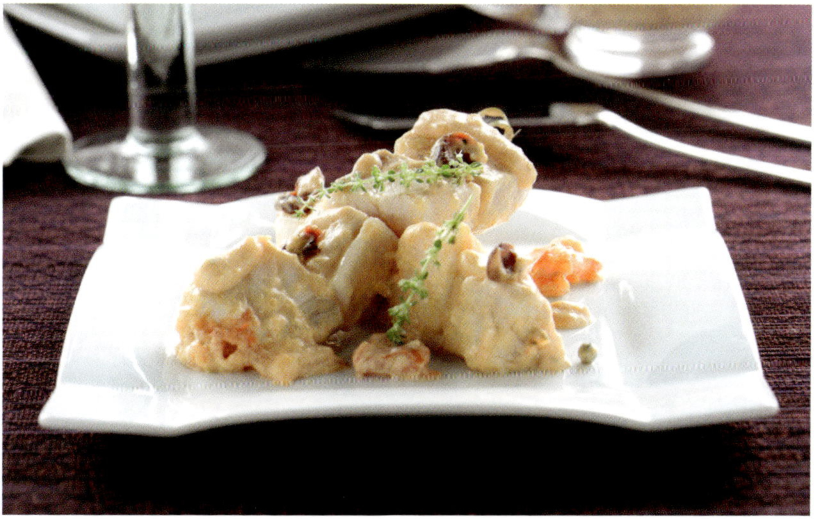

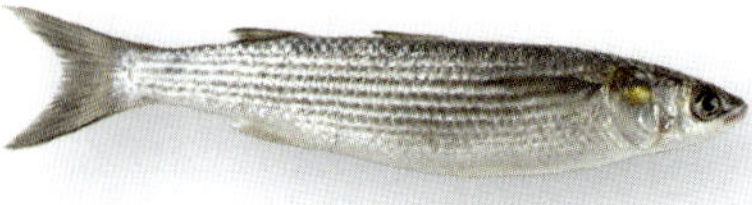

Mújol

Afilado y del color gris del acero, el mújol es un pescado muy bonito. Hocicudo, veloz y rápido, tiene una carne hermosa, blanca y firme. Existen muchísimas maneras de prepararlo, pero se conserva mal. Es uno de los pescados más baratos.

Características nutricionales

En cuanto a su aporte nutricional, es un pescado medio graso (4,9 g de lípidos por 100 g), extremadamente rico en proteínas (25 g por 100 g) y resulta menos calórico que una carne sin grasa (140 calorías por 100 g). Contiene mucho omega 3 y mucha vitamina B.

Función en la dieta Dukan

Ocupa un papel interesante en mi dieta, sobre todo cuando está bien escogido, se cocina rápidamente y se asa con las escamas, porque es bastante saciante y ligeramente untuoso en la boca.

Aplicaciones culinarias en la dieta Dukan

Sus huevas son famosas por su textura firme. Se venden secas, con una capa protectora de parafina, o envasadas al vacío. Con estas huevas también se puede elaborar tarama casero, un paté de huevas de pescado con nata descremada, salvado de avena, 3 gotas de aceite de parafina y limón, todo bien mezclado antes de consumirlo. El mújol queda mejor asado, lo que realza su carne musculosa y ligeramente grasa. Puede prepararse entero en la sartén, cocinándolo a fuego bien vivo. En cuanto a los mújoles grandes, es recomendable cortarlos en rodajas y hacerlas en la sartén. Descarta el horno, ya que su carne se ablandaría.

Fase crucero PV

Mújol a la salsa de cebolleta

Elaboración: 15 m **Cocción:** 15 m **Para 2 personas**

Ingredientes

1 mújol • 1 zanahoria • 1 puerro • 1 cebolla • 1 ramillete de hierbas • sal y pimienta • 2 cucharadas de nata 3 % • 2 cucharadas de queso fresco 0 % • 7-8 tallos de cebolleta fresca • el zumo de 1/2 limón

Elaboración

Prepara un caldo con la zanahoria, el puerro, la cebolla, el ramillete de hierbas, la sal y la pimienta con abundante agua. Mientras hierve el caldo, enjuaga bien el mújol. Cuando el caldo esté listo, introduce el pescado y hiérvelo durante 15 minutos sin tapar. Durante este tiempo, prepara la salsa. En un cazo, calienta a fuego muy suave la nata ligera, el queso fresco y la cebolleta cortada en trocitos pequeños. Salpimienta. Cuando el pescado esté hecho, retíralo del caldo y déjalo enfriar unos minutos. Quítale la piel y separa con suavidad la carne. Calienta unos minutos la salsa si es necesario y viértela encima del pescado. Sírvelo enseguida.

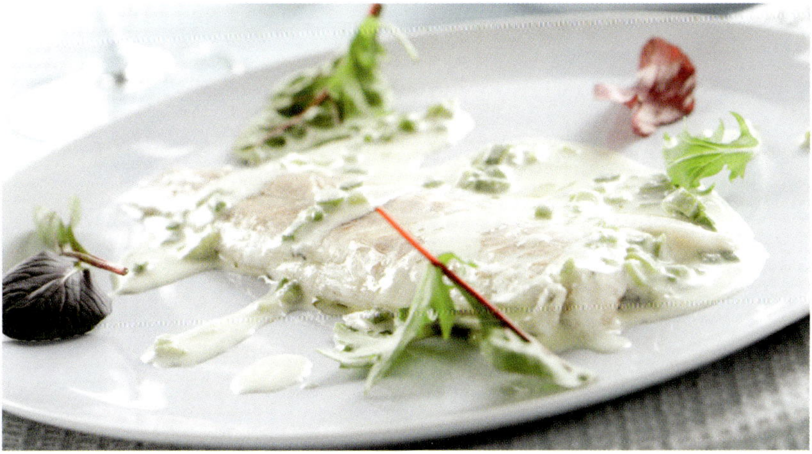

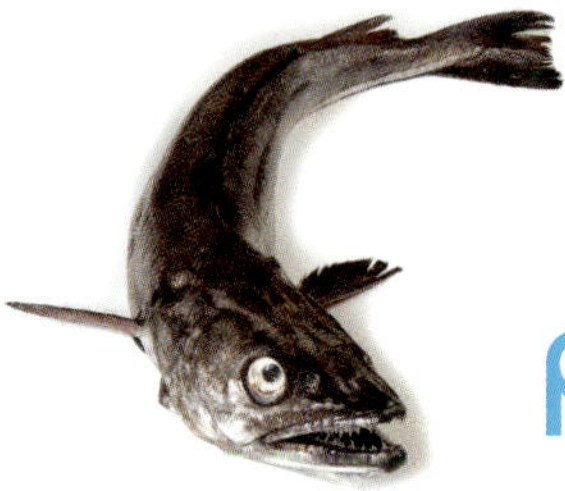

Pescadilla

La pescadilla es un pescado blanco sin grasa y de consistencia blanda, de fácil digestión y precio aceptable, pero no por ello es muy buscada.

Características nutricionales
No es grasa (0,5 g de lípidos por 100 g), es bastante proteica (15 g por 100 g) y poco calórica (70 calorías por 100 g).

Función en la dieta Dukan
En mi dieta, no es la estrella de los mares, pues requiere una preparación que realce su sabor, ya que sino resulta algo aburrida.

Aplicaciones culinarias en la dieta Dukan
Suele consumirse frita o rebozada, y resulta menos apetitosa en papillote o escalfada. Algunos la asan, a sabiendas de que se va a desmoronar. Queda mejor en una sopa de pescado o en rellenos. Forma parte de la composición de bastoncitos o migajas de pescado, que la hacen más apetecible.

Fase
ataque
PP

Pescadilla rellena

Elaboración: 15 m **Cocción:** 25 m **Para 4 personas**

Ingredientes
500 g de pescadilla • 150 g de gambas peladas • 150 g de cecina • 1 cebolla • 2 huevos

Elaboración
Limpia la pescadilla y ábrela por la mitad. Retira la espina central. Precalienta el horno a 180 °C. Saltea ligeramente las gambas en una sartén, con una cucharada de agua, añade la cecina en tiras estrechas y la cebolla picada. Bate los huevos y agrégalos. Dispón en el interior de la pescadilla el revoltillo y envuélvela con papel de aluminio, en papillote. Mete el pescado en el horno y déjalo cocer unos 15 minutos. Abre la papillote ya en la mesa, en el momento de servir.

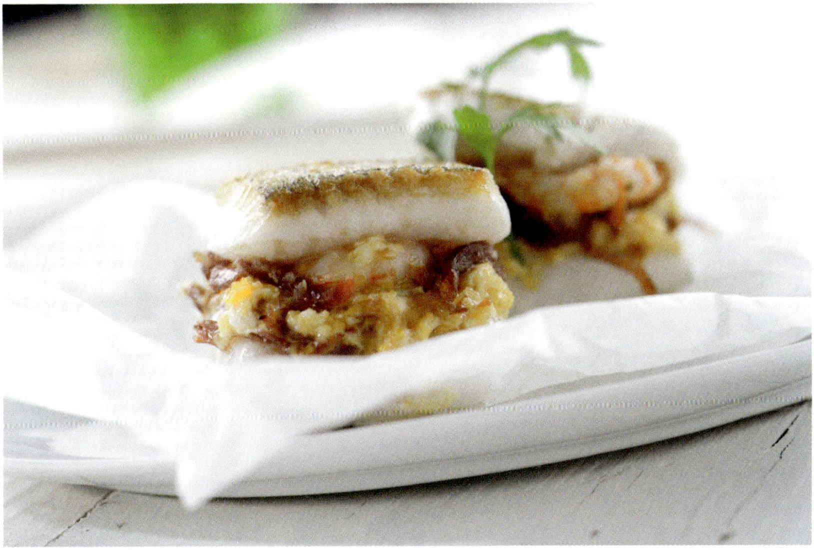

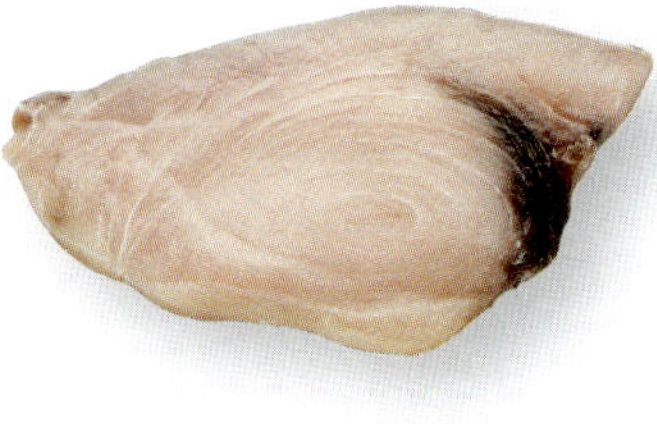

Pez espada

Es un pescado medianamente graso que se reconoce inmediatamente por la aguja del hocico, por la cola en media luna y, en algunas especies, por la aleta dorsal en forma de vela.

Características nutricionales

Es rico en proteínas (19 g por 100 g) y hierro. Con 4,5 g de lípidos por 100 g es aconsejable a las personas en riesgo cardiovascular que buscan un grasa protectora.

Función en la dieta Dukan

Con una carne fina y compacta ofrece un apreciable efecto saciante. Ocupa un lugar de honor en la dieta Dukan, ya que su carne es mucho menos seca que el atún y menos grasa que el salmón.

Aplicaciones culinarias en la dieta Dukan

La mejor manera de cocinarlo es la más sencilla: pasar los filetes por la sartén a fuego suave. Recomendable en brochetas, con gambas y vieiras y también en carpaccio marinado con zumo de lima.

Filete de pez espada con la crema de calabaza

Fase crucero PV

Elaboración: 30 m **Cocción:** 35 m **Para 4 personas**

Ingredientes

600 g de filetes de pez espada • 1 calabaza pequeña • 1 ramita de tomillo • 1 hoja de laurel • 1 pizca de nuez moscada • 3 dientes de ajo • 4 cucharadas de queso fresco 0 % • 300 ml de nata 3 % • sal y pimienta

Elaboración

Corta los filetes de pez espada en filetes más finos. Salpimiéntalos y resérvalos en el frigorífico. Abre la calabaza, pélala y retira las pepitas. Córtala en pequeños cubos y sumérgelos en una gran cacerola de agua hirviendo con sal. Añade el laurel. Déjalo hervir durante 20 minutos. Mientras, pela y lamina el ajo, y dóralo en una sartén durante 5 minutos junto con la nata. Escurre la calabaza y tritúrala con la batidora junto con la nata y el ajo. Incorpora la nuez moscada y el queso fresco, y resérvalo caliente. En una sartén antiadherente, cuece rápidamente los filetes de emperador. Cubre el fondo de cada plato con la crema de calabaza y coloca los filetes de pez espada encima. Sírvelo enseguida.

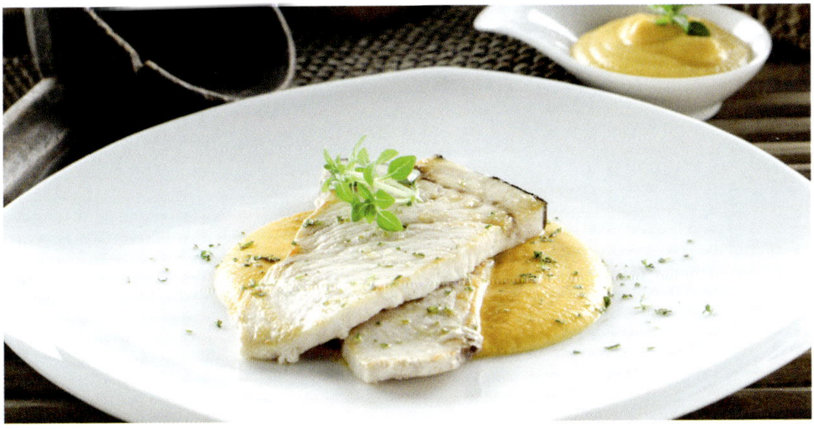

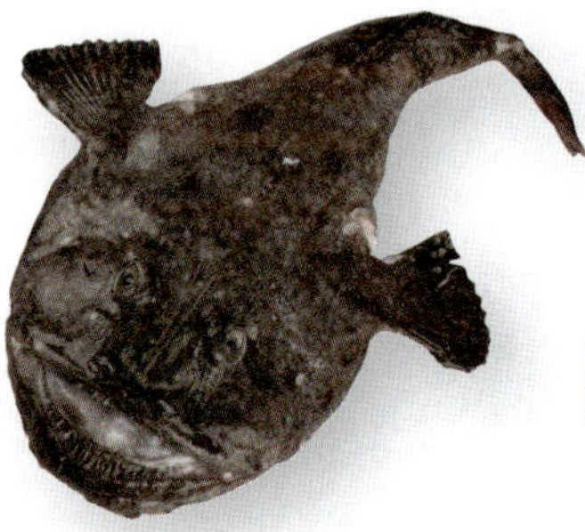

Rape

De carne muy blanca, magra, compacta y saciante, este pescado no tiene espina alguna. Es un plato de lujo y caro. Su sabor ligeramente dulce recuerda al del bogavante o al de la almeja. Las mejillas de rape tienen una calidad similar a las vieiras o la langosta.

Características nutricionales
Es uno de los pescados marinos más magros (0,7g de lípidos por 100 g), menos calóricos (68 calorías por 100 g), y ofrece bastantes proteínas de gran valor (15 g por 100 g).

Función en la dieta Dukan
Tiene un interés de primer nivel en mi plan. Pongo el rape en la categoría de los pescados-carnes junto con el mero, el atún y el pez espada, ya que todos tienen una consistencia igual de firme y resistente que la carne. Esa textura les da una destacada capacidad saciante.

Aplicaciones culinarias en la dieta Dukan
Puede cocinarse de muchísimas maneras: en la sartén con zumo de limón y una cucharada de zumo de naranja; en el horno o en papillote con leche de coco (que se elimina después de la cocción), para piezas más grandes; y también se puede preparar en pinchos.

Fase
ataque
PP

Flan de rape

Elaboración: 10 m **Cocción:** 1 h y 15 m **Para 4 personas**

Ingredientes

1,5 kg de rape • 4 huevos • 250 ml de leche desnatada • 4 cucharadas de nata 3 % • sal y pimienta

Elaboración

Hierve el rape durante 15 minutos y a continuación separa la carne del pescado en filetes. Prepara el flan salado mezclando los huevos, la leche y la nata, y sazónalo. Coloca los filetes de rape en un molde para pastel y vierte la preparación de flan encima. Hornéalo a 200 °C durante 1 hora. Enfríalo en el frigorífico durante 24 horas y sírvelo con una mayonesa Dukan o con una salsa de tomate ligera hecha en casa.

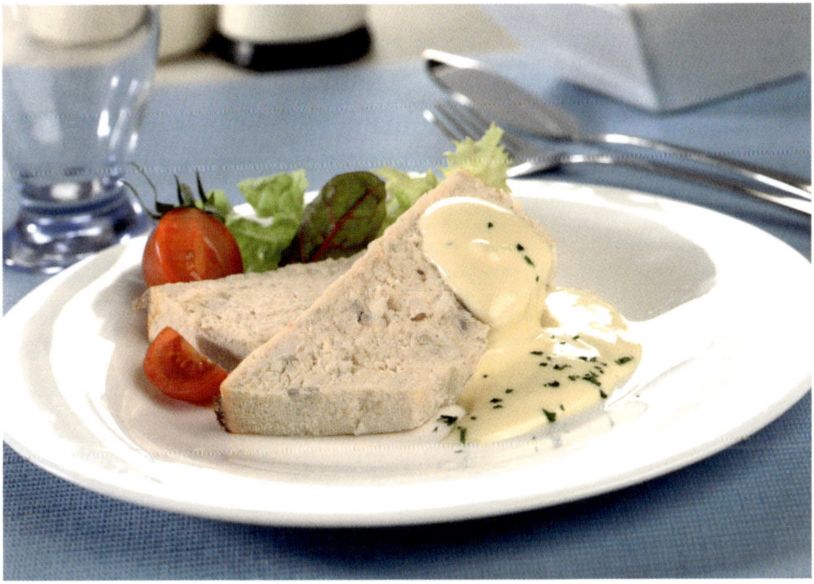

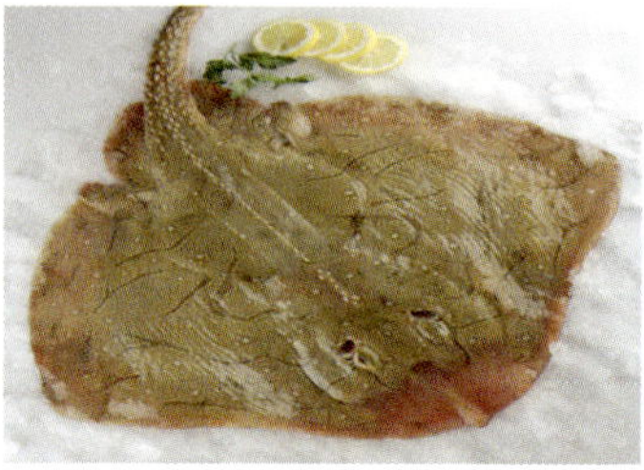

Raya

Este pescado impresiona por el grosor de sus filetes, su esqueleto cartilaginoso sin espinas óseas y su textura crujiente a lo ancho y fibrosa a lo largo. La musculatura que se extiende en ambas caras proporciona dos filetes de distinto grosor, siendo más apreciado el superior.

Características nutricionales
Es un pescado de escasa grasa (1 g de lípidos por 100 g), hiperproteico (22 g por 100 g) y con solo 89 calorías por cada 100 g.

Función en la dieta Dukan
En mi dieta, la raya es un pescado de sumo interés, por su carne densa, saciante, llena de proteínas y poquísima grasa. Desgraciadamente, la raya no deja a nadie indiferente: o gusta mucho o nada, esto es debido a su ligero sabor amoniacado, que se elimina lavándola con mucha agua.

Aplicaciones culinarias en la dieta Dukan
Una receta clásica es escalfarla antes de cubrirla con un poco de mantequilla previamente dorada en la sartén. En mi dieta, la mantequilla se sustituye dándole aceite de nuez con un pincel, antes de añadir limón y alcaparras para conservar el sabor de la nuez, pero no las calorías.

Aleta de raya a las finas hierbas con alcaparras

Fase ataque PP

Elaboración: 25 m **Cocción:** 5 m **Para 2 personas**

Ingredientes

1 aleta de raya • 1/2 vaso de vinagre • 1 buen ramillete de finas hierbas variadas (cebolleta, perejil, estragón, etc.) sal y pimienta

Ingredientes para la salsa

1 limón (1/2 para el zumo y 1/2 para la guarnición) • 1 cucharada de finas hierbas picadas • 1 cucharada de alcaparras • sal y pimienta

Elaboración

Lava la aleta de raya con abundante agua. Colócala en la cesta de la olla a presión cubierta por un lecho de hierbas aromáticas. Salpimienta. Añade un poco de hierbas encima del pescado. Vierte 2 vasos de agua avinagrada dentro de la olla a presión. Coloca la cesta en posición elevada. Cierra la olla a presión. Cuece 5 minutos. Cuando la raya esté hecha, retira la piel y las hierbas. Separa la parte superior de la espina y colócala en un plato caliente. Procede del mismo modo con la parte inferior. Sirve el pescado bien caliente sazonado con sal y pimienta, el zumo de limón, finas hierbas y alcaparras.

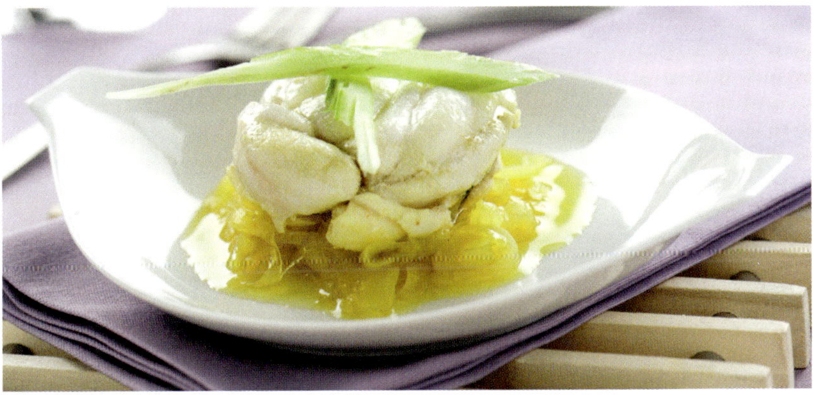

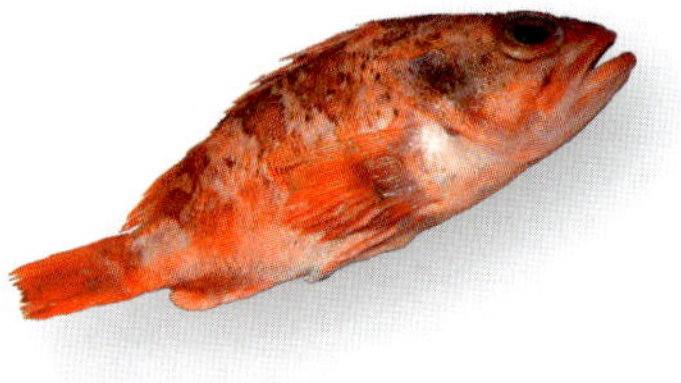

Rescaza (escórpora o cabracho)

Se trata de un pescado cuya gran cabeza tiene muchas espinas y que posee una carne blanca y firme. Suele ser un ingrediente muy apreciado para las sopas de pescado, aunque también se puede consumir en filetes.

Características nutricionales

Sus características nutricionales son similares a las de otros pescados blancos. Posee 91 calorías por 100 g y 1,7 g de grasa, además de 19 g de proteínas.

Función en la dieta Dukan

Podríamos decir que tiene una función similar al rodaballo, pero con un precio más asequible, sin llegar ser barato.

Aplicaciones culinarias en la dieta Dukan

Como todos los pescados de roca, su consistencia es firme y es ideal para ser cocinado a la plancha, en sopa y también en marinados con vinagre o zumo de limón, así como en pasteles o flanes.

Pastel de rescaza con mayonesa Dukan

Fase ataque PP

Elaboración: 35 m **Cocción:** 25 m **Para 4 personas**

Ingredientes
800 g de rescaza sin piel ni espinas • 3 huevos • 6 cucharadas de queso 0% • pimienta blanca recién molida • sal

Elaboración
Cuece el pescado al vapor y desmígalo. Precalienta el horno a 170 °C. En el vaso de la batidora, mezcla todos los ingredientes hasta homogeneizarla. Coloca la mezcla en un molde dentro del horno. Cuécela durante 25 minutos. Sirve el pastel caliente con mayonesa Dukan.

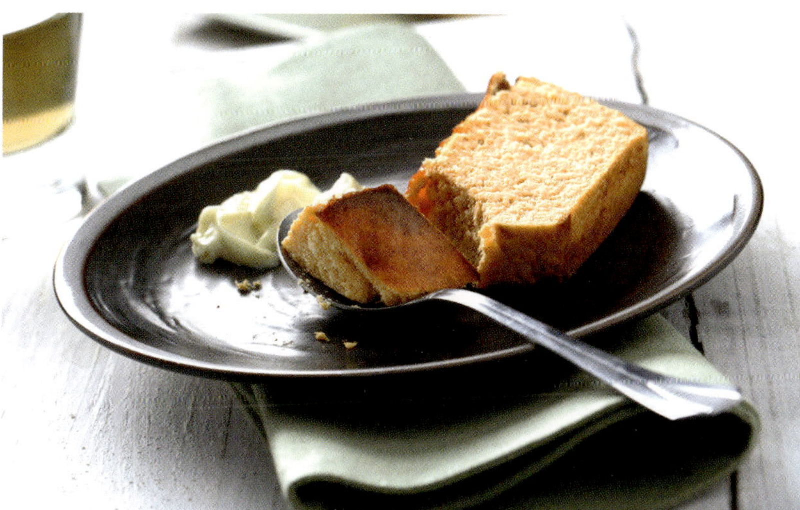

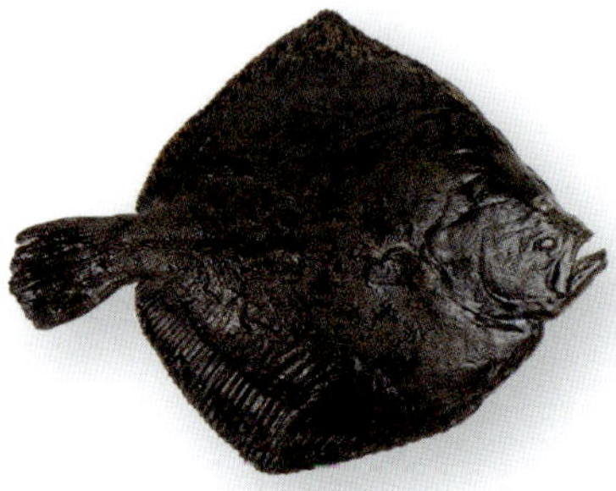

Rodaballo

Raro, fino y caro, el rodaballo es el pescado de los grandes restaurantes elegantes. Pero también es un pescado cuyo filete grueso supone una recompensa para quien está a régimen, pues deja un recuerdo imborrable.

Características nutricionales

En cuanto a su aporte nutricional, hay que olvidarse de las calorías (116 por 100 g), proteínas y lípidos. ¡Hay que darse un festín sin escatimar!

Función en la dieta Dukan

En mi dieta, el rodaballo resulta demasiado lujoso para incluirlo de manera cotidiana. Es una lástima, porque es tan delicioso como escaso en grasas.

Aplicaciones culinarias en la dieta Dukan

Puedes plantearte una meta: prepararte un bonito trozo escalfado u horneado cuando estés a medio camino y hayas alcanzado el Peso Justo (si te gusta el pescado, por supuesto). Hay que optimizar su elaboración y acompañarlo con mariscos, cigalas o sopa de marisco. Pero sobre todo, procura no cocerlo demasiado: ¡el fracaso sería estrepitoso!

Fase
ataque
PP

Rodaballo a la vainilla

Elaboración: 15 m **Cocción:** 10 m **Para 4 personas**

Ingredientes
4 filetes de rodaballo • 1 vaina de vainilla • 2 cucharaditas de salsa de soja • el zumo de 1/2 limón • 4 cucharaditas de tomillo • 4 cucharadas de nata 3 % • 1 cucharada de cebolleta picada • sal y pimienta

Elaboración
Vierte la nata en un pequeño cazo y añade los granos de vainilla del interior de la vaina, el tomillo, 1 cucharadita de salsa de soja y el zumo de limón. Deja reposar la mezcla. Cuece el pescado en una sartén antiadherente previamente calentada con 1 cucharadita de salsa de soja y 1 cucharada de agua. Salpimienta y cuece durante 8 o 10 minutos dándoles la vuelta a los trozos para obtener un ligero color dorado. Calienta a fuego suave la mezcla para la salsa y sirve el pescado con la salsa templada.

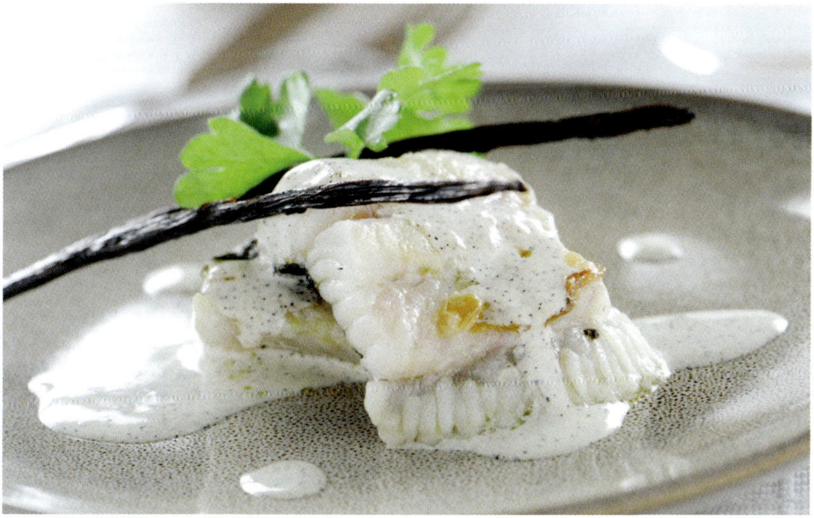

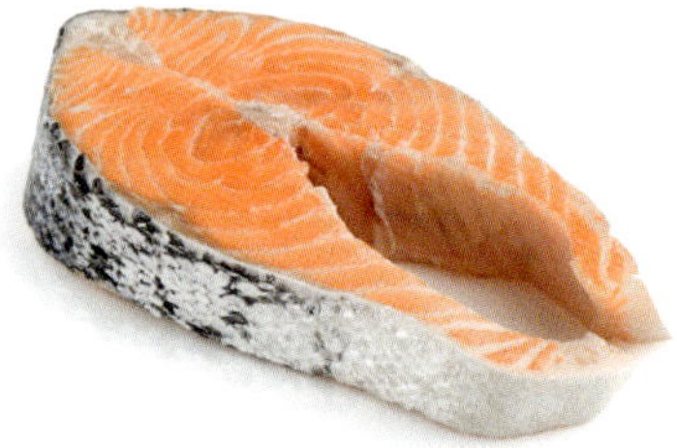

Salmón fresco, salmón ahumado

En 20 años, el salmón pasó de ser considerado un alimento de lujo a ser el pescado más vendido en todo el mundo. Ello se debió a que su rendimiento en piscifactoría fue superior al de cualquier otro pez, con lo que ahora se vende durante todo el año. En la práctica, cuánto más graso es el salmón, más se valora, es decir que los trozos más buscados están en la parte superior, lejos de la cola.

Características nutricionales

En cuanto a su aporte nutricional, es un pescado graso, pero con grasas medicinales, ya que estas limpian las arterias ensuciadas por la grasa del entrecot de buey, del cordero y del cerdo. Lleno de omega 3, tiene efectos beneficiosos sobre el sueño y la resistencia al estrés, lo que debe favorecerse en un régimen adelgazante. Por último, solo proporciona unas 200 calorías por cada 100 g cuando es fresco, y unas 250 cuando es ahumado, es decir unas 80 calorías por loncha. ¿Por qué privarse?

Función en la dieta Dukan

En mi dieta, el salmón es una de las piezas centrales. Para mí, es el número uno de los pescados. ¿Por qué? Porque sigue teniendo un toque festivo, es graso, untuoso en la boca y luce un bonito color rosado, es saciante, relativamente barato y se congela con facilidad sin perder sabor ni consistencia.

Aplicaciones culinarias en la dieta Dukan

En la cocina, el salmón es un comodín. Se prepara de todas las maneras: asado, en papillote, al vapor o sobre un lecho de sal gruesa. Ahumado es muy apreciado y ha conquistado todas las culturas. También tiene muchos adeptos en escabeche. Por todo ello es el primer alimento de mi régimen.

Fase crucero PV

Milhojas de pepino y salmón

Elaboración: 5 m **Para 4 personas**

Ingredientes

2 lonchas de salmón ahumado • 1 pepino • 2 quesitos de Burgos desnatados • huevas de salmón o de lumpo • sal y pimienta

Elaboración

Pela el pepino y córtalo en trozos de unos 5 u 8 cm de largo. Con la ayuda de una mandolina, o con un cuchillo muy afilado, corta cada trocito a rodajas. Corta también el salmón en láminas del tamaño del pepino. En un plato, alterna las láminas del pepino con el salmón y el queso hasta hacer 3 o 4 capas. Termina con una capa de pepino y decóralo con las huevas de salmón o de lumpo. Salpimienta al gusto y sírvelo frío.

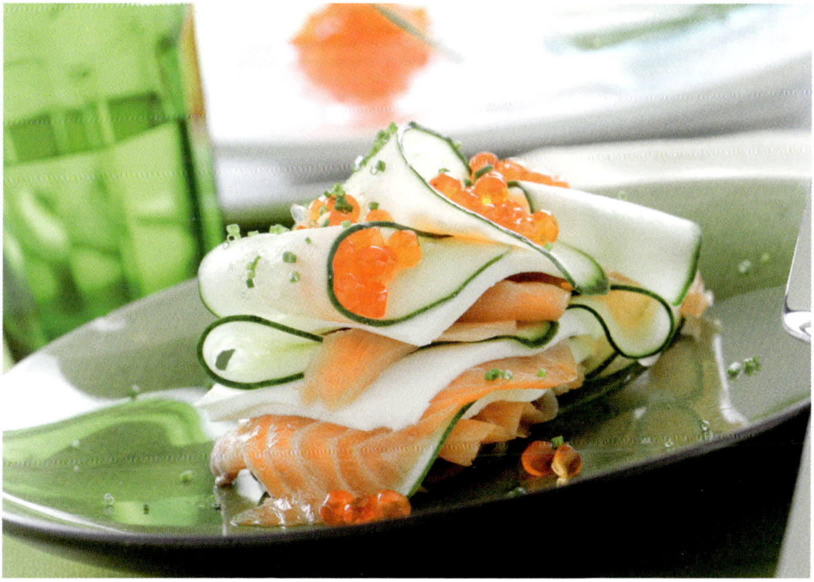

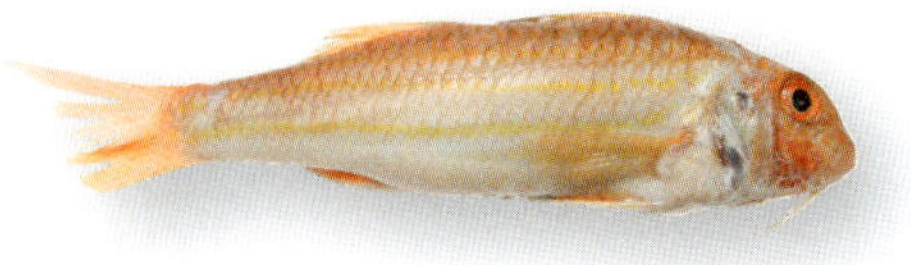

Salmonete

El salmonete no es un pescado que deje a nadie indiferente: por su carne y su aspecto tan peculiares a los que les gusta, ¡les encanta! Es un pescado medio graso con un sabor intenso, pero como tiene muchas espinas no suele ser del agrado de los niños, lo que lo convierte en un pescado para adultos.

Características nutricionales

Como todos los pescados, es rico en proteínas (20 g por 100 g), pero aporta unos 8 g de lípidos y el consiguiente omega 3, y eso con unas 130 calorías por cada 100 g.

Función en la dieta Dukan

Resulta extremadamente interesante en mi dieta para las personas que aprecian y no se cansan de este alimento, porque convierte una comida en una fiesta.

Aplicaciones culinarias en la dieta Dukan

Medio graso y muy firme, tiene un efecto de saciedad potente. Suele venderse fresco, entero o en filetes, y se encuentra en tres tamaños distintos: la cría de salmonete, de sabor muy sutil y unas espinas que pasan desapercibidas, el clásico salmonete mediano y el salmonete muy grande, que es un auténtico manjar de reyes, escaso, valioso y caro. Hay que prepararlo en función del tamaño: los pequeños y medianos en la sartén; los grandes, en el horno con hierbas aromáticas, limón y nada más. Se encuentra también en filetes congelados.

Salmonetes con anís a la provenzal

Fase ataque PP

Elaboración: 5 m **Cocción:** 20 m **Para 2 personas**

Ingredientes

4 salmonetes grandes • 4 gambas • anís en grano, laurel y tomillo • 1 cucharadita de anís • sal y pimienta

Elaboración

Coloca los salmonetes y las gambas dentro de un papillote de papel vegetal. Aromatízalos con las especias y el anís. Salpimienta y cierra el papillote. Hornéalo durante 15 o 20 minutos a 210 °C. Sirve enseguida.

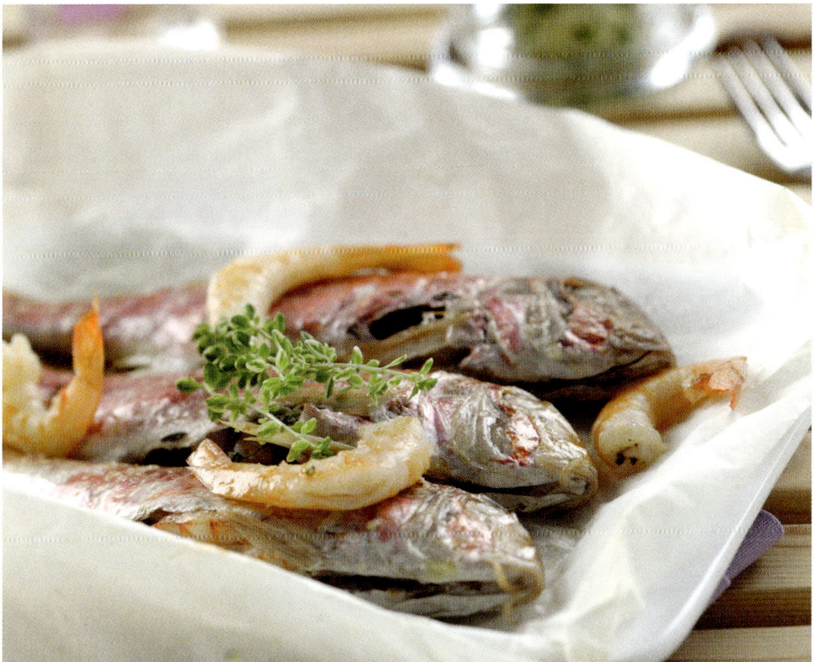

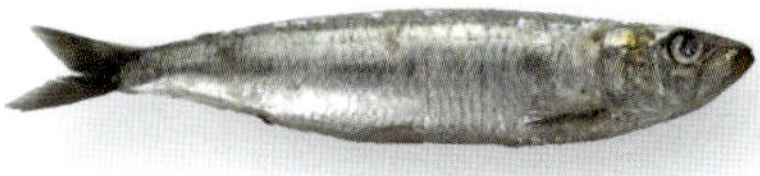

Sardina

La sardina es un pescado pequeño y graso, de los más saludables del mundo, incluso en dietas contra el sobrepeso. Puede cocinarse de muchas maneras y las que se venden enlatadas pueden ser exquisitas, a poco que uno se tome el tiempo de escogerlas bien.

Características nutricionales
En cuanto a su aporte nutricional, la sardina contiene unas grasas de calidad excepcional (poliinsaturadas), muy ricas en omega 3. Su contenido oscila entre el 3 y el 17% según las temporadas, aunque se suele situar en el 9%, es decir, menos que un bistec de la carnicería (12%).

Función en la dieta Dukan
La sardina es un buen proveedor de calcio, sobre todo las enlatadas, por lo que resultan muy provechosas para mujeres en edad de menopausia y con sobrepeso. En mi dieta, está considerada como uno de los mejores alimentos por su capacidad saciante, su aporte de materia grasa de gran calidad, su bajo coste y su disponibilidad en latas con distintas recetas (tomate, limón, escabechada, en aceite, y también al natural, lo que suele desconocerse).

Aplicaciones culinarias en la dieta Dukan
La sardina se tiene que asar, a ser posible en la barbacoa o en la sartén, sin añadir aceite. Los que no soporten el olor pueden cocinarla en papillote con limón y cilantro. Para comerla cruda, resulta muy interesante marinada poniendo una capa de sardina encima de otra de ajo, perejil y limón. Cuando se elaboran artesanalmente y se enlatan a mano, después de haberlas destripado y quitado las escamas y las espinas, las sardinas en aceite de oliva virgen es un producto de una calidad tan alta que puede consumirse años después de la fecha de fabricación indicada en la lata. Se permite su consumo, siempre que las desengrase previamente con papel de cocina.

Fase crucero PV

Sardinas a la calabresa

Elaboración: 10 m **Cocción:** 12 m **Para 2 personas**

Ingredientes

Entre 6 y 12 sardinas frescas, según el tamaño y el apetito • 100 g de concentrado de tomate • 3 dientes de ajo picados • el zumo de 1 limón • 4 tomates cherry • 4 huevos duros de codorniz • paprika • sal y pimienta

Elaboración

En un cazo, mezcla el concentrado de tomate, el zumo de limón y el ajo picado. Cuécelo a fuego vivo durante 5 minutos. En una sartén, dora durante 2 minutos las sardinas previamente sazonadas con sal, pimienta y paprika. Gíralas a media cocción. Vierte la preparación de tomate concentrado encima de las sardinas. Añade los huevos y los tomates cortados por la mitad. Caliéntalo durante 2 minutos y sírvelo enseguida.

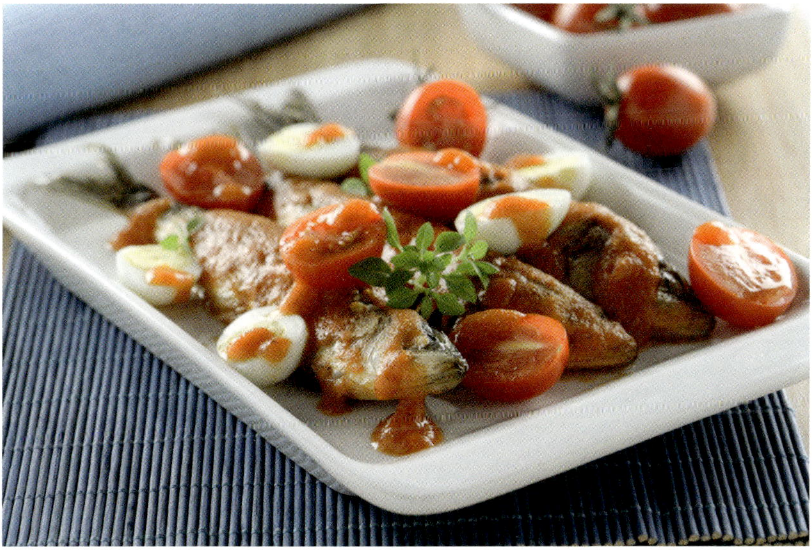

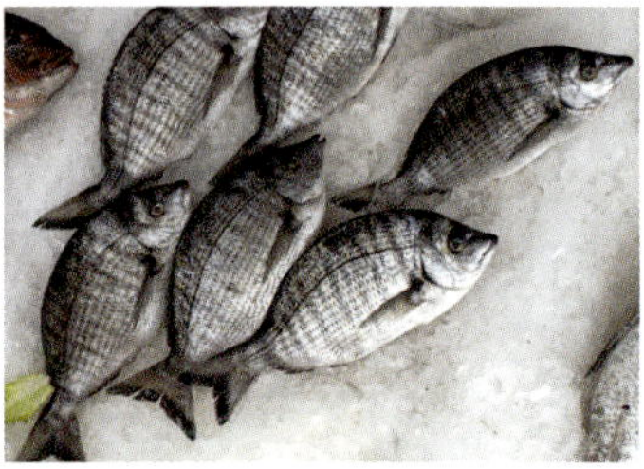

Sargo

Es un pescado de carne blanca de gran calidad y de sabor muy apreciado. Su pesca deportiva con caña está permitida en el Mediterráneo y se suele encontrar entre las rocas.

Características nutricionales

En cuanto a su aporte nutricional, el sargo es ante todo una excelente fuente de proteínas de primera calidad (17 g por 100 g). Como todos los pescados, aporta mucho fósforo, calcio y hierro. Es relativamente magro cuando es joven (entre 2 y 5 g de lípidos por 100 g), pero acumula grasa con los años, sobre todo si se trata de un sargo de piscifactoría, y resulta sabrosísimo.

Función en la dieta Dukan

En mi dieta, el sargo aporta una carne blanca y firme, un sabor denso y ligeramente yodado y una untuosidad en la boca que contribuye mucho a proporcionar saciedad. Es uno de los cinco pescados que más se aprecian y consumen en España.

Aplicaciones culinarias en la dieta Dukan

Si es pequeño, el sargo se prepara a la plancha o en una sartén previamente engrasada con papel de cocina y dos gotas de aceite. Los sargos de mayor tamaño, de más de un kilo, tienen que hornearse. El sargo se presta a muchas recetas: en tajine con hinojo y limón confitado, a la sal, en papillotte con ajo, cilantro y comino, rellenándolo con cebolla y tomate, sargo con vino blanco, a la italiana, en papillote con cebolla, jengibre picado y cilantro, etc.

Filetes de sargo con mostaza

Fase crucero PV

Elaboración: 20 m **Cocción:** 15 m **Para 2 personas**

Ingredientes
2 filetes de sargo de 200 g cada uno, sin piel ni espinas • 2 cebollas troceadas • 2 dientes de ajo picados • 50 g de queso fresco batido 0% • 1 cucharada sopera de mostaza light *• 1 cucharada sopera de zumo de limón • pimienta blanca*

Elaboración
Pon las cebollas y los ajos en un cazo con una cucharada sopera de agua, y cuécelas a fuego suave hasta que se vuelvan transparentes. Resérvalas. En un bol, mezcla el queso con la mostaza y el zumo de limón. Añade pimienta al gusto. En una fuente para horno, dispón los filetes sobre un lecho de cebollas y cúbrelo con la salsa de mostaza. Hornea durante 15 minutos y sírvelo.

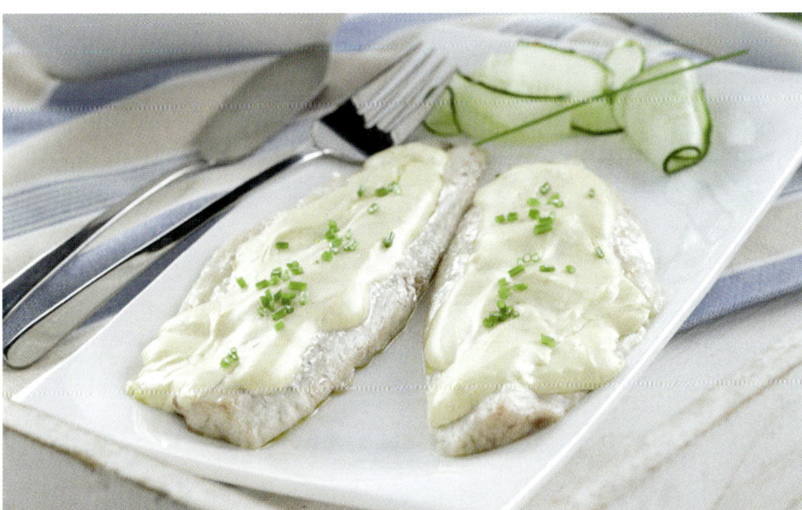

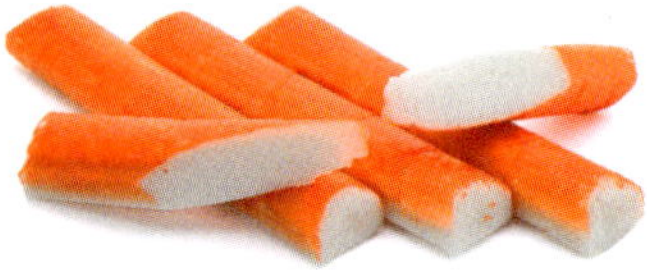

Surimi

Se trata de uno de los alimentos globalizados que ha entrado con fuerza en la lucha abierta contra el sobrepeso. Proviene de Japón, donde se elabora la base del surimi en el lugar de pesca con la carne blanca y noble del pescado desengrasado. Los japoneses también lo usan para elaborar sucedáneos de crustáceos. Aquí, se combina con un aglutinante, la fécula, aromas marinos y clara de huevo. Con ello se obtiene una masa que se cuece y luego se reduce en filamentos que acaban juntándose en bastoncitos o migas.

Características nutricionales

En cuanto a su aporte nutricional, es un alimento de calidad, limpio y sano. Fue hace unos años el blanco (como muchas otras cosas que incomodan) de rumores sin fundamento. Para mí y para la persona que intenta adelgazar, el surimi es un alimento de primer orden. Contiene 113 calorías y 4,5 g de lípidos por cada 100 g.

Función en la dieta Dukan

En mi dieta, el surimi es un ingrediente clave que ofrece casi todas las ventajas. Fácil de transportar, sin olor, listo para el consumo, barato, con un sabor sencillo pero fácil de aceptar, llena y sacia. Es escaso en grasa y se presta a múltiples usos. Por experiencia, sabemos que está entre los 45 alimentos más consumidos, sobre todo en la comida del mediodía, cuando apremia el tiempo. Resulta tan provechoso y favorable para la dieta que no le doy importancia al 6 % de glúcidos lentos que contiene, no más de los que se encuentran en la lactosa de los lácteos.

Aplicaciones culinarias en la dieta Dukan

La mayoría de las veces, el surimi se come solo en bastoncitos, o desmenuzado en ensaladas. Con algo de imaginación, se puede incorporar perfectamente en muchas recetas, como tapitas de surimi con queso de Burgos desnatado, terrina de puerros con surimi, pastel de atún con surimi, etc.

Fase
ataque
PP

Gratén de surimi

Elaboración: 8 m **Cocción:** 20 m **Para 2 personas**

Ingredientes

360 g de surimi rallado • 4 huevos • 2 yogures desnatados naturales • 4 cucharadas de queso fresco 0 % • 2 cucharaditas de agar-agar • sal y pimienta

Elaboración

Precalienta el horno a 240 °C. En una ensaladera, mezcla el surimi rallado con los huevos. Añade los yogures y el queso fresco. Salpimienta. Añade el agar-agar y mézclalo todo hasta obtener una preparación homogénea. Coloca la preparación en una fuente refractaria y hornéalo durante 20 minutos. Sácalo del horno cuando el gratén esté un poco hinchado y dorado.

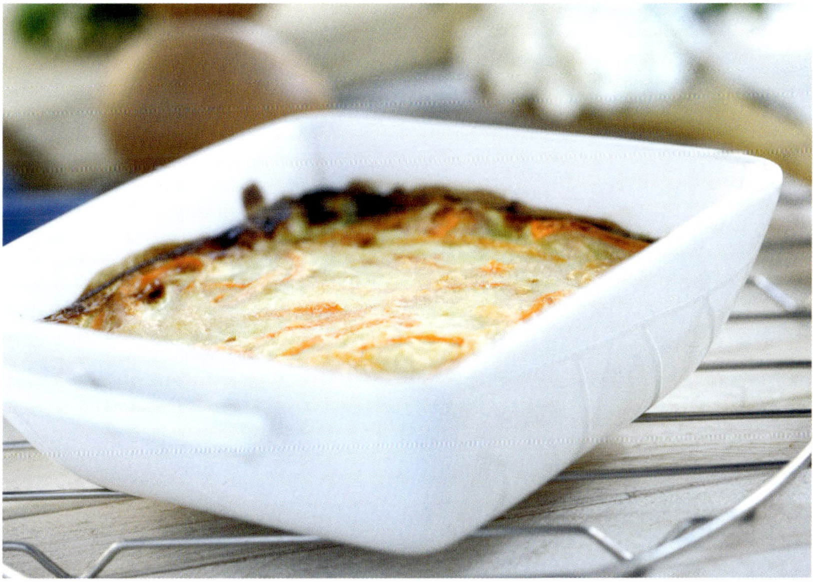

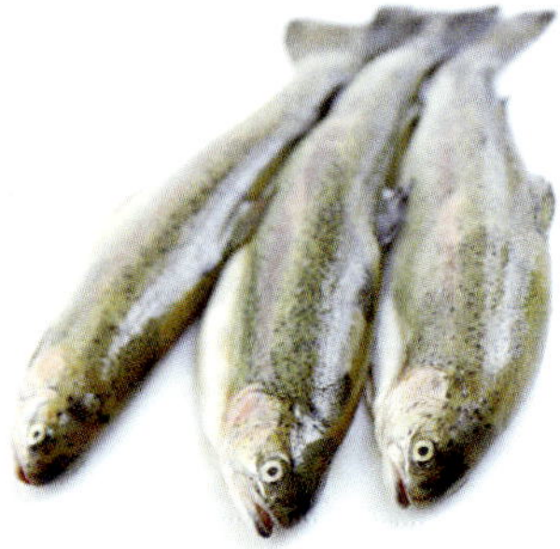

Trucha

Se trata de un subgénero de la familia del salmón. La trucha, y particularmente la de río, es un pez vivaz y voraz. Es también un pez muy limpio al que, al contrario que el mújol, que nada a sus anchas en las aguas turbias de los puertos, se deleita en aguas rápidas, claras y oxigenadas. Además, la trucha detecta y huye de la contaminación. Existen muchas variedades de truchas, como la de río, la de lago, la arcoíris o la trucha de California (el pez de cría por excelencia). La trucha asalmonada u oceánica es la trucha arcoíris que se ha aclimatado a la vida en agua de mar y que se cría en grandes parques acuáticos donde gana en vigor y se desgrasa.

Características nutricionales

Es un pescado magro de río (2,47 g de lípidos por 100 g). La trucha de cría es semigrasa si crece en agua dulce (7 g por 100 g) y más magra si la cría se efectúa en el mar (3 g por 100 g). Las grasas de la trucha, ricas en ácidos grasos poliinsaturados, proporcionan también omega 3, la flor y nata de la protección cardiovascular. Sin contar con su riqueza en vitaminas del grupo B (B1, B2, B6 y vitamina PP) y D, en la trucha arcoíris de cría.

Función en la dieta Dukan

Los candidatos a la delgadez la preferirán pochada durante 8-10 minutos en un caldo corto desgrasado, con un ramito de especias (romero, tomillo y laurel), y con un chorrito de vinagre, que conserva el sabor y las ventajas nutricionales.

Aplicaciones culinarias en la dieta Dukan

La trucha ahumada, considerada por algunos como una imitación del salmón ahumado y alabada por otros, que la encuentran menos grasa, menos salada, más yodada y menos cara, es un buen as en la manga para la persona a dieta por su fácil preparación e infinidad de composiciones decorativas.

Dúo de salmón y trucha en vaso

Fase ataque PP

Elaboración: 10 m **Cocción:** 10 m **Para 1 persona**

Ingredientes

2 trozos de salmón fresco • 1 huevo • 150 gramos de requesón desnatado • Unas gotas de limón • Un bote pequeño de huevas de lumpo rojas • Una bandeja de trucha ahumada

Elaboración

Calienta el salmón fresco en un caldo corto durante 10 minutos. Quítale la piel y las espinas, y aplasta la carne con un tenedor en un cuenco; añádele el requesón, el limón, las huevas de lumpo y el huevo, y remueve bien el conjunto. En el fondo de un vaso, dispón una loncha de trucha ahumada; luego, una capa con la mezcla, y así sucesivamente hasta llenar el vaso. Decora con hierbas aromáticas y migajas de trucha ahumada. Reserva en la nevera unas 2 horas como mínimo.

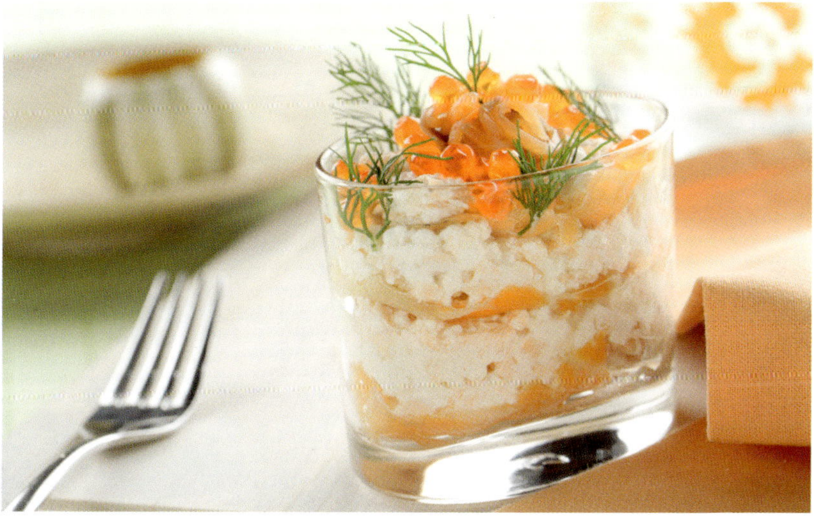

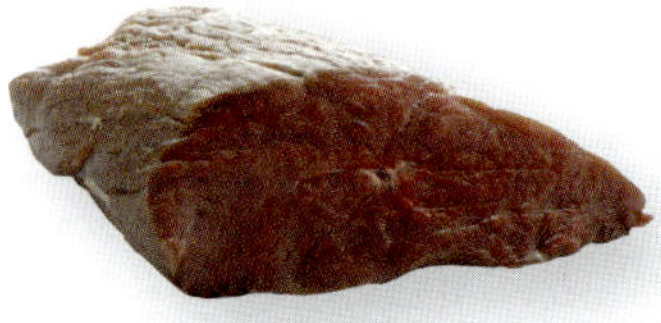

Bistec de avestruz

Esta carne exótica y original tiene ciertas resonancias festivas. Gusta a los amantes de lo insólito y lo nuevo. Además, es una carne roja sana, sabrosa y muy tierna que ofrece unas características alimenticias excelentes.

Características nutricionales

En cuanto a su aporte nutricional, contiene menos calorías, colesterol y grasa que las demás carnes. Con este pasaporte, tenía que entrar en mi lista de 100 alimentos.

Función en la dieta Dukan

En mi dieta, estoy obligado a autorizarla, e incluso recomendarla, ya que es extremadamente rica en proteínas y muy poco grasa. El único inconveniente es que resulta muy cara. Para encontrar una carne de muy buena calidad por un precio más asequible, tal vez tendrás que acudir a una tienda de congelados.

Aplicaciones culinarias en la dieta Dukan

Prueba a cocinarla con nata desnatada y una cucharadita de oporto: tus invitados se quedarán asombrados. Para los que aprecien la carne tierna y poco hecha, la preparación más clásica suele ser en la sartén. De lo contrario, se puede guisar o hacer à la parrilla.

Carpaccio de avestruz con albahaca

Fase ataque PP

Elaboración: 20 m **Para 4 personas**

Ingredientes
500 g de filetes de avestruz • 1/2 manojo de albahaca • 6 cucharadas de aceite de parafina • 1 cucharadita de aroma de aceitunas[2] • 10 hojas de albahaca • sal y pimienta

Elaboración
Corta los filetes de avestruz en lonchas muy finas. Lava y corta las hojas de albahaca. Sécalas bien. Guarda los pequeños brotes para la decoración del plato. En una batidora, mezcla la albahaca, el aceite de parafina y el aroma de aceitunas. Salpimienta y bátelo todo hasta obtener una salsa verde un poco espesa pero uniforme. Coloca en el plato las lonchas de avestruz intentando cubrir toda la superficie. Extiende con un pincel capas de salsa de albahaca encima del carpaccio. Espolvorea con un poco de pimienta molida y sal, y decora el plato con ensalada y brotes de albahaca.

[2] Disponible en www.mitiendadietadukan.com

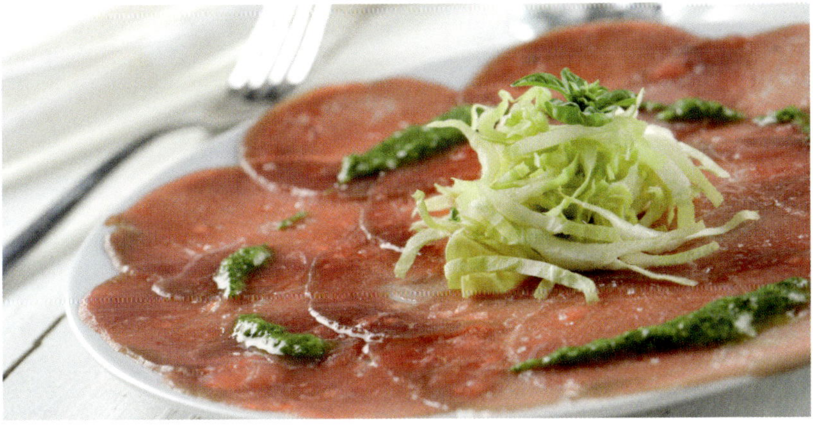

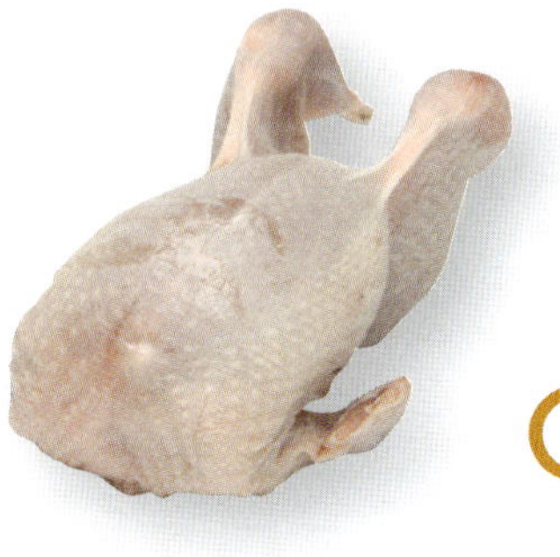

Codorniz

Poco conocida, esta ave de corral no tiene la fama que se merece, sobre todo desde que se vende con la etiqueta correspondiente como animal de granja. Rica en proteínas, poco grasa y medianamente calórica, se asocia a un consumo festivo, recuerdo de una época en la que era carne de caza. Por último, su precio resulta asequible para todos los bolsillos.

Características nutricionales
La codorniz es pariente cercana de las aves de corral y, por lo tanto, hay que quitarle la piel. Cada codorniz cocinada proporciona unas 70 calorías, es decir, un poquito más que un queso fresco batido desnatado, además de 4 g de lípidos y 12 g de proteínas.

Función en la dieta Dukan
Suelo recomendar la codorniz en mi dieta porque cuando está bien cocinada resulta sabrosa y sutil, y tiene buena consistencia. Pero sobre todo porque entra en mi categoría de alimentos lentos, junto con la alcachofa, el buey de mar, los bígaros, los mejillones, etc.: alimentos de consumo lento que generan saciedad y resultan aconsejables para los que comen deprisa.

Aplicaciones culinarias en la dieta Dukan
La receta ideal es cocinada con la olla a presión o en el horno, rellena con queso fresco batido desnatado, muchas hierbas aromáticas, una cucharadita de salvado de avena y trocitos de limón confitado. Prueba a prepararte dos codornices de este modo: ¡te sentirás llena y feliz!

Codornices rellenas con queso fresco y puré de apio nabo

Fase crucero PV

Elaboración: 10 m **Cocción:** 15 m **Para 2 personas**

Ingredientes

100 g de queso fresco 0% • 2 codornices • 200 g de puré de apio nabo • 1 ramillete de cebolleta • comino en grano • sal y pimienta

Elaboración

Deshuesa las codornices por detrás dejando los costados bien atados. Mezcla el queso con el puré de apio nabo, la cebolleta cortada en rodajas y el comino, y salpimienta. Rellena las codornices, ciérralas y colócalas en moldes individuales con los pliegues debajo. Introdúcelas en el horno a 150 °C durante 15 minutos. Sírvelas bien calientes.

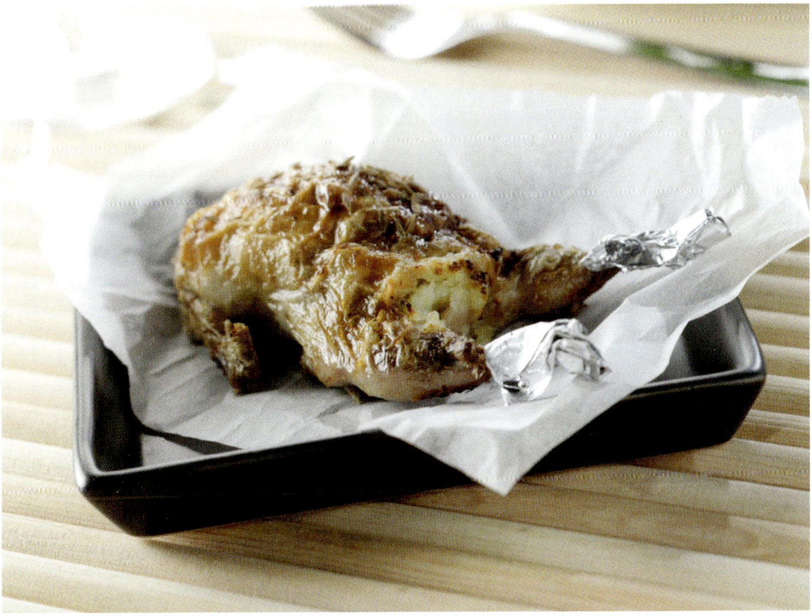

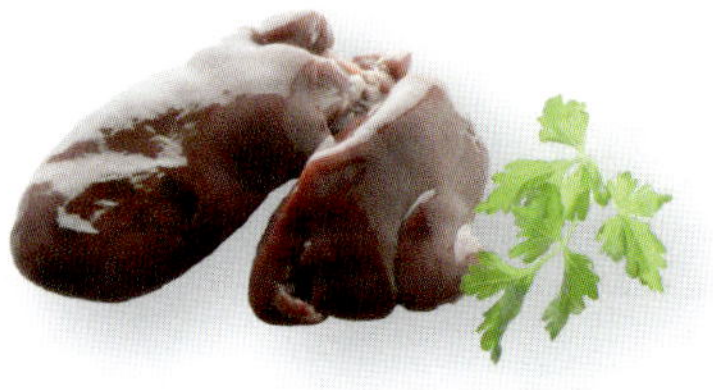

Hígado de ave de corral

Este alimento, de una calidad nutritiva muy importante, es muy apreciado por su sabor original y tiene un precio asequible a todo el mundo. Se trata sobre todo del hígado de pollo, más conocido que el hígado de conejo, con una textura y un sabor excepcionales.

Características nutricionales

En cuanto a su aporte nutricional, tiene poca grasa (5 g por 100 g), es rico en proteínas (20 g por 100 g) y muy poco calórico. Por último, el hígado de ave de corral es una potente fuente de vitaminas A y B, y más aún de hierro, con lo que tiene un efecto tonificante y estimulante muy provechoso mientras se hace la dieta.

Función en la dieta Dukan

En mi régimen, es un alimento clave, ya que se trata de uno de los 5 alimentos que más llenan y sacian. Tiene poca grasa, está lleno de proteínas y posee una reserva extraordinaria de vitaminas. Para quienes tienen la suerte de que les gusta y no tienen demasiado colesterol, deben elegir este producto antes que otros.

Aplicaciones culinarias en la dieta Dukan

Puede cocinarse de muchos modos, pero el que más gusta a los que están a régimen es pasado por la sartén y desglasado al final de la cocción con vinagre de sidra o balsámico. No hay que ser tímido a la hora de servir: nunca es demasiado. También destaca en las ensaladas, sobre todo con escarola, con la que hace una muy buena combinación. Asimismo, resulta excepcional en una terrina con cebolla confitada y realzada con hojas de laurel.

Hígados de ave a las hierbas provenzales

Fase crucero PV

Elaboración: 5 m **Cocción:** 25 m **Para 2 personas**

Ingredientes

400 g hígado de ave de corral • 1 lata pequeña de tomate triturado • 1 cucharada de vinagre balsámico • hierbas provenzales • sal y pimienta

Elaboración

En una sartén antiadherente, asa los hígados a fuego medio hasta que estén dorados. Salpimienta. Desglásalos con el vinagre balsámico. Añade el tomate triturado. Sazónalos con las hierbas provenzales y cuécelos a fuego suave durante 25 minutos. Sírvelos enseguida.

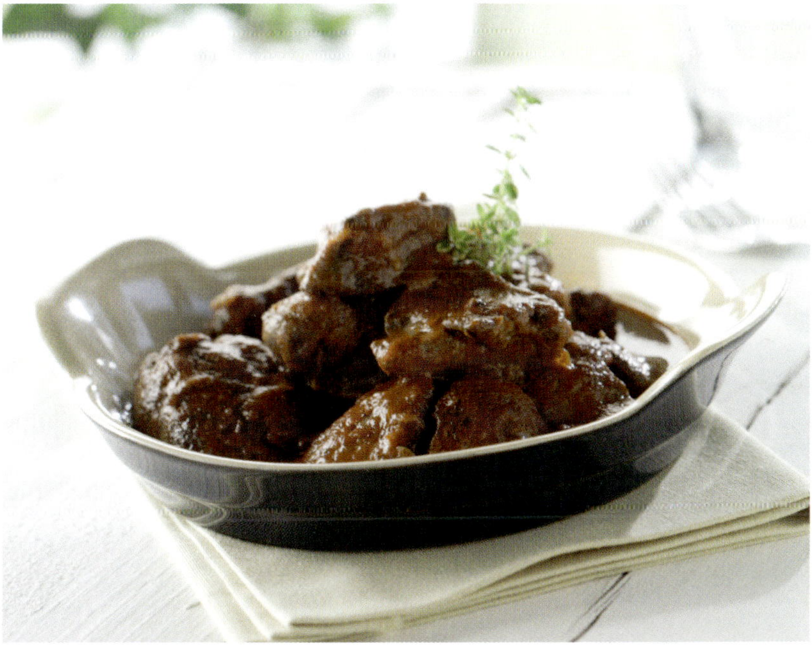

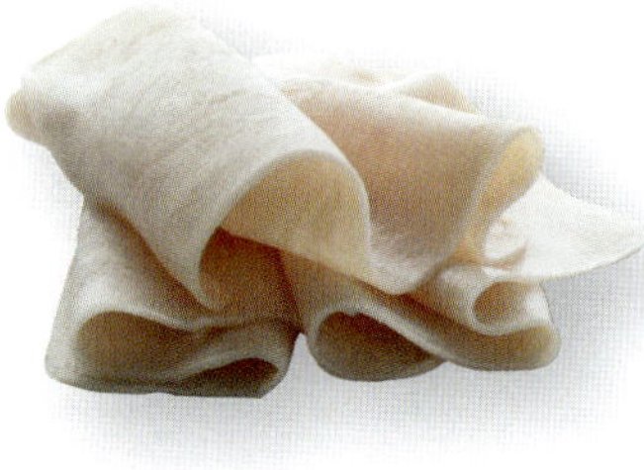

Jamón de pavo, jamón de pollo

Como el jamón de cerdo sin grasa ni corteza, estos jamones de ave de corral constituyen una auténtica revolución entre los productos de las grandes cadenas de distribución. Son sabrosos y los suministran grandes marcas que tienen los recursos necesarios para garantizar una producción segura, además de económica. Bien embalados en bandejas, resultan fáciles de transportar y pueden consumirse en cualquier sitio sin olor ni molestia alguna.

Características nutricionales

En cuanto a su aporte nutricional, se trata de unos alimentos muy poco calóricos (110 calorías por 100 g), muy ricos en proteínas (22 g por 100 g) y entre 2 y 3 g de lípidos por 100 g, con lo que son, junto con el jamón sin grasa ni corteza, uno de los productos que tienen una de las mejores fichas técnicas de los alimentos Dukan.

Función en la dieta Dukan

Resultan muy prácticos y se utilizan habitualmente debido a su facilidad de uso en la comida, ya que son baratos y quienes no disponen de un comedor en el trabajo o no tienen tiempo o no se pueden permitir ir a un restaurante a diario, pueden consumirlos en el momento. Según la experiencia de las personas que los consumen habitualmente, parece que este tipo de jamón no cansa si uno sabe cómo alternarlo con el jamón de cerdo, y también escoger distintas variedades (asados, ahumados, etc.), así como incorporarlos en sus recetas.

Aplicaciones culinarias en la dieta Dukan

La mayoría de las veces se consumen directamente, sobre todo en los horarios de comidas. Pero también pueden integrarse en elaboraciones como la tortilla, el gratinado con endibias asadas, o los bocadillos Dukan con torta de salvado de avena.

Rollitos de jamón de pavo y de pollo

Fase ataque PP

Elaboración: 5 m **Para 2 personas**

Ingredientes

2 lonchas de jamón de pavo • 2 lonchas de jamón de pollo • 4 quesitos de Burgos desnatados con ajo y finas hierbas

Elaboración

Coloca las lonchas de jamón de pavo y de pollo planas. Extiende 1 quesito de Burgos en cada loncha y luego enróllalos. Corta cada rollo en 6 trozos y disponlos en un plato. Espolvoréalos con el perejil y sírvelos enseguida.

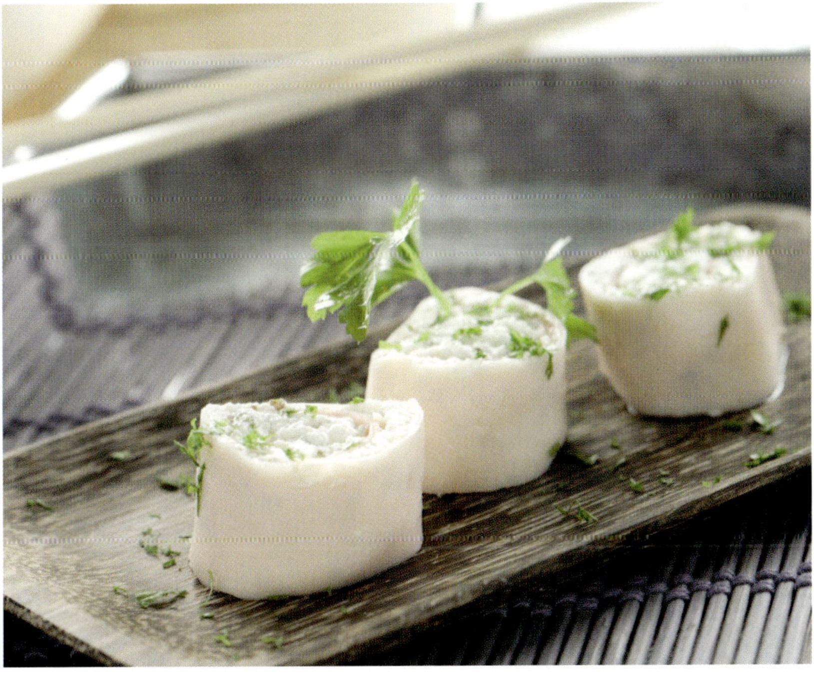

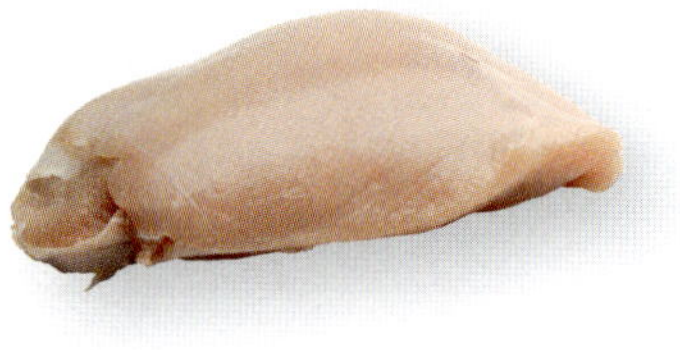

Pavo

Aunque ya se haya popularizado mucho su consumo, el pavo fue durante mucho tiempo un ave de corral selecto que se mataba para Navidad. Ahora, desde que se cría en granja, hay mucho de donde escoger: resulta muy barato y se vende en filetes asados o cocidos, escalopes, trozos variados... y el bonito pavo de granja de unos 4 o 5 kilos para las fiestas.

Características nutricionales

En cuanto a su aporte nutricional, es la menos calórica de las aves de corral (109 calorías por 100 g), tiene poca grasa y es rica en proteínas. Difícilmente se puede pedir más, ya que también es muy rico en vitaminas B, hierro y magnesio, con lo que es a la vez energizante y calmante.

Función en la dieta Dukan

En mi dieta, el pavo ocupa un lugar muy interesante, ya que es la menos grasa de las aves de corral y de todas las carnes existentes. Además, es una carne muy práctica y fácil de cocinar, poco sabrosa, pero se presta a todo tipo de preparaciones, usos y recetas. En mi opinión, la mejor manera de prepararlo es asando en el horno un muslo al que se colocan trozos de ajo en unas pequeñas incisiones, como una pierna de cordero, y del que se pueden cortar lonchas durante unos días. Es un gran momento gastronómico que favorece la sociabilidad, a un precio muy moderado.

Aplicaciones culinarias en la dieta Dukan

Los trozos de pechuga se suelen preparar de manera sencillísima. Prueba a cocinarlo con mostaza fuerte o sobre un lecho de cebolla; otra opción es el pavo relleno (de cordero, de buey, de jamón picado sin grasa ni corteza, de champiñones picaditos y hierbas aromáticas).

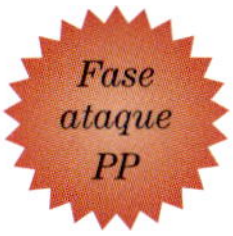

Pechuga de pavo con especias indias

Elaboración: 5 m **Cocción:** 15 m **Para 2 personas**

Ingredientes

2 pechugas de pavo • 2 cucharadas de especias indias • sal y pimienta

Elaboración

Corta las pechugas de pavo a trocitos. Ásalas en una sartén antiadherente. Cuando estén doradas, salpimiéntelas y añade una mezcla previamente preparada de agua con las especias. Déjalas cocer hasta que el agua se haya evaporado completamente. Sírvelas calientes.

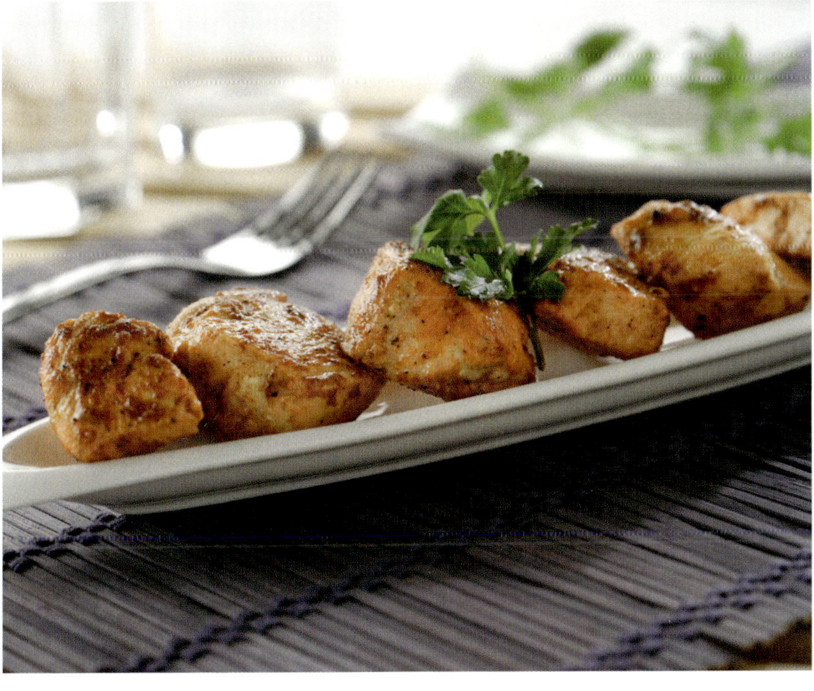

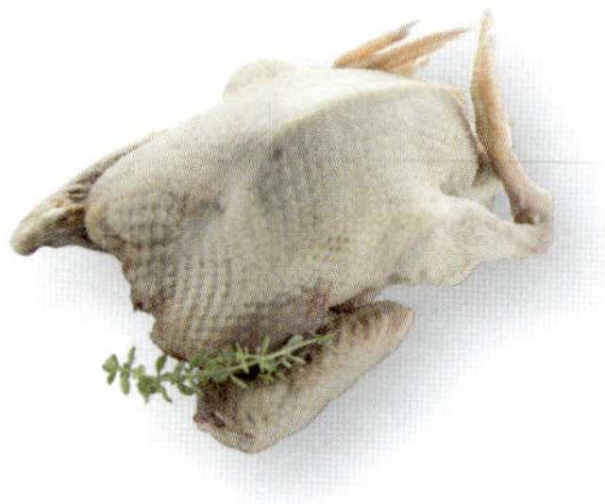

Pichón

Ave pequeña con una carne muy fina, es muy buscada por los gastrónomos. Original, sin grasa y poco calórica, sigue teniendo un toque de plato festivo, lo que explica su elevado precio.

Características nutricionales

En cuanto a su aporte nutricional, el pichón es una de las carnes con más proteínas (37 g por 100 g) y no tiene prácticamente grasa: ¡parece que haya nacido especialmente para mi dieta!

Función en la dieta Dukan

En mi régimen, el pichón es un alimento destinado a comidas de carácter festivo, lo que permite neutralizar la sensación de dieta. Además, su alto contenido en proteínas ejerce una acción muy saciante, que se suma a que hay que tomarse tiempo para ir retirando sus huesos. Por último, las palomas escapan de los horrores de la cría industrial intensiva, lo que se refleja en la calidad de la carne. Escoge siempre un pichón de entre 400 y 500 g alimentado con grano. Por último, el pichón de paloma torcaz es un manjar muy buscado, y su consumo tiene aún más marcado su toque festivo.

Aplicaciones culinarias en la dieta Dukan

Como todas las pequeñas aves, la mejor manera de cocinarlo es en la olla a presión y, dado que su carne es tierna, solo requiere una cocción corta. Prueba el pichón con limón confitado, el pichón con níscalos y el pichón relleno (ternera, buey, champiñones, chalota, sal y pimienta).

Fase ataque PP

Pichón a las especias

Elaboración: 3 h **Cocción:** 30 m **Para 2 personas**

Ingredientes

2 pichones • 2 chalotas • 1 diente de ajo • 2 clavos • 1 cucharadita de canela en polvo • 2 cucharadas de edulcorante líquido • 1 cucharada de salsa de soja • 1 cucharada de pimienta en grano • sal y pimienta

Elaboración

Pide a tu carnicero que te vacíe los pichones y que te guarde los hígados. En una cazuela de barro, mezcla la salsa de soja, el edulcorante, la canela, los clavos, los granos de pimienta triturados y las chalotas y el ajo previamente cortado en láminas. Introduce los pichones en esta marinada durante 2 horas, girándolos de vez en cuando. Retira los pichones y reserva el jugo de la marinada. Precalienta el horno a 180 °C. Salpimienta los hígados y dóralos en una sartén antiadherente a fuego medio. Pícalos y añade la mitad de la marinada. Rellena los pichones con esta preparación. Átalos y cuécelos en una olla de hierro colado en el horno durante 30 minutos, según su grosor, dándoles la vuelta a media cocción. Cuando los pichones estén al punto de cocción, retíralos y disponlos en una fuente para servir. Pon la olla al fuego para desglasarla junto con la marinada restante. Vierte este jugo en una salsera y sírvelo.

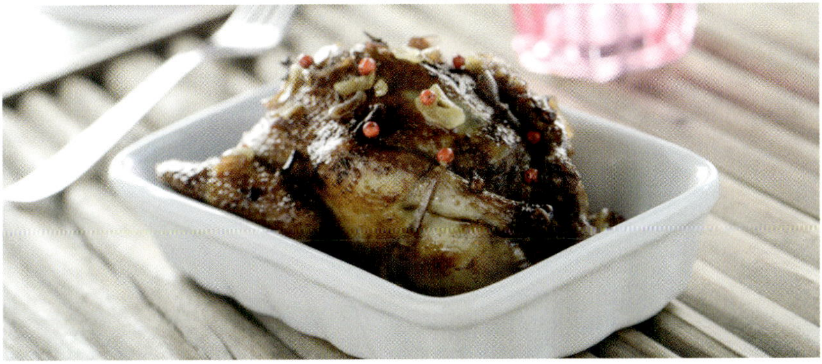

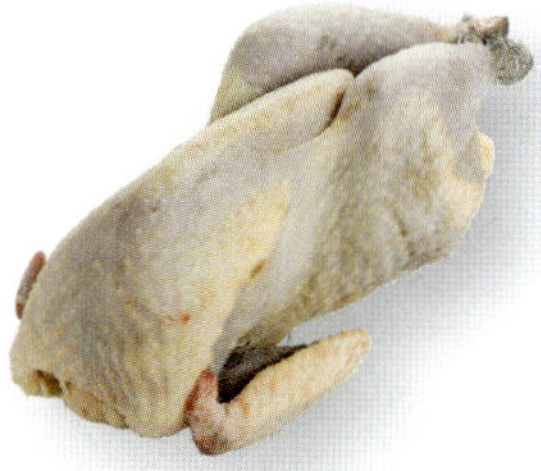

Pintada

A diferencia del pollo, la pintada no sobrevive en condiciones de cría intensiva. Por lo tanto, este animal siempre se beneficia de una buena crianza, aunque se sacrifique a los 80 días de vida.

Características nutricionales
En cuanto a su aporte nutricional, la pintada es una de las aves de corral menos grasas (5 g por 100 g), con lípidos de calidad (poliinsaturados), y es la más rica en proteínas, y eso con solo 155 calorías por cada 100 g.

Función en la dieta Dukan
En mi dieta, es un alimento de segundo plano, que tendemos a descuidar y que requiere una preparación esmerada. Así pues, no responde a las necesidades de quienes vuelven hambrientos a casa al final de la tarde.

Aplicaciones culinarias en la dieta Dukan
Hay que cocinarla en la olla a presión, porque tiene una carne demasiado seca para asarla en el horno. Por lo tanto, hay que acompañarla con todas las verduras posibles y con las más jugosas, para intentar empapar esta carne que tanto cuesta impregnar.

Fase crucero PV

Pintada con col

Elaboración: 30 m **Cocción:** 40 m **Para 6 personas**

Ingredientes

1 pintada de 1,2-1,5 kg • 1 cebolla • 6 zanahorias • 1 col grande • 4 clavos • 1 ramillete de hierbas • 1 pastilla de caldo de ave sin grasa • 400 g de tomate triturado en lata • 200 g de champiñones • 300 g de pollo en tiras • sal y pimienta

Elaboración

Pela las zanahorias y córtalas en rodajas. Pela y corta la cebolla en cuatro e introduce los clavos. En una olla, escalda la col unos 10 minutos. En una olla a presión, asa la pintada hasta que esté dorada. Añade las zanahorias, la cebolla, las tiras de pollo, los champiñones, el tomate triturado y el ramillete de hierbas. Agrega la col y cúbrela con agua. Desmenuza la pastilla de caldo, remueve lentamente y salpimienta. Tapa la olla y prolonga la cocción unos 30 minutos más desde el silbido de la olla a presión. Sirve bien caliente.

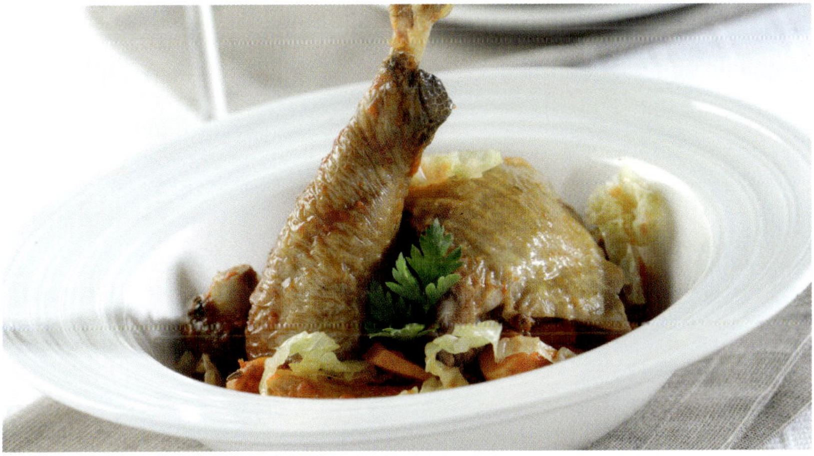

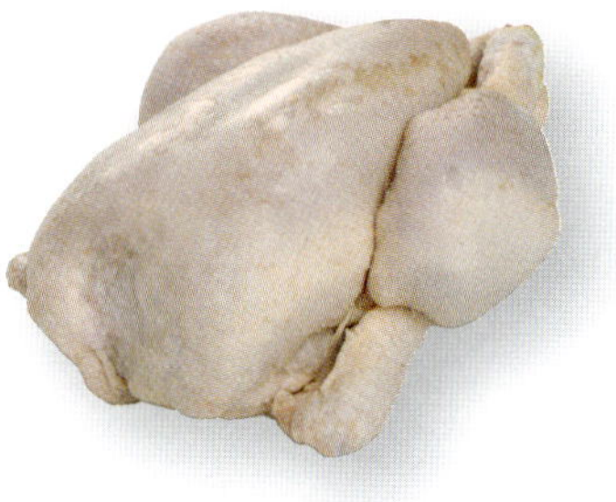

Pollo

La mayor parte de los pollos que se consumen, sobre todo quienes tienen un presupuesto limitado, son pollos de cría industrial. Son criados en granjas y alimentados con piensos animales y antibióticos para que se desarrollen más deprisa, ofrecen una carne blanda y sin consistencia, y sus huesos son flexibles. Pero siguen siendo alimentos correctos en cuanto a su aporte nutricional, saciantes y muy baratos.

Características nutricionales

En el aspecto nutricional, el pollo es un alimento relativamente graso (6 g de lípidos por 100 g), y 1,5 g menos si se le quita la piel. Es poco calórico, con unas 140 calorías por cada 100 g (sin la piel).

Función en la dieta Dukan

En mi dieta, el pollo es un alimento clave, de consumo muy común y fácil de utilizar. Los que puedan permitirse pagar un poco más por un pollo de corral o un pollo campero conseguirán una calidad excelente y un sabor superior.

Aplicaciones culinarias en la dieta Dukan

La preparación del pollo es extremadamente variada. Cada país y cultura tiene sus propias recetas. En España, se come a menudo asado en el horno y entero, con la piel y en su jugo. Cada uno le añade hierbas aromáticas al gusto, especias o relleno. ¡Acuérdate del limón! Para personas solas o de poco apetito, el pollo tomatero será una buena opción. Se hace rápidamente, tanto en el horno como partido por la mitad y extendido en una sartén o en la parrilla. Su preparación ofrece muchas posibilidades. Resulta excelente asado, dorado en el horno, a la parrilla o en la olla a presión. El resultado varía mucho según la calidad. Por 1 euro más, escoge un pollo tomatero de granja certificado: es mucho más sabroso.

Filetes de pollo a la vinagreta de sidra

Fase ataque PP

Elaboración: 5 m **Cocción:** 20 m **Para 2 personas**

Ingredientes
500 g de filetes de pollo • 10 cl de vinagre de sidra • perejil • 1/2 cucharadita de jengibre • sal y pimienta

Elaboración
Cuece los filetes de pollo en una sartén antiadherente hasta que estén dorados. Salpimiéntalos y sazónalos con el jengibre en polvo y el perejil. Desglásalos enseguida con el vinagre de sidra. Déjalos cocer durante unos 5 minutos en este jugo dándoles la vuelta de vez en cuando. Sírvelos en el plato con un poco de perejil por encima.

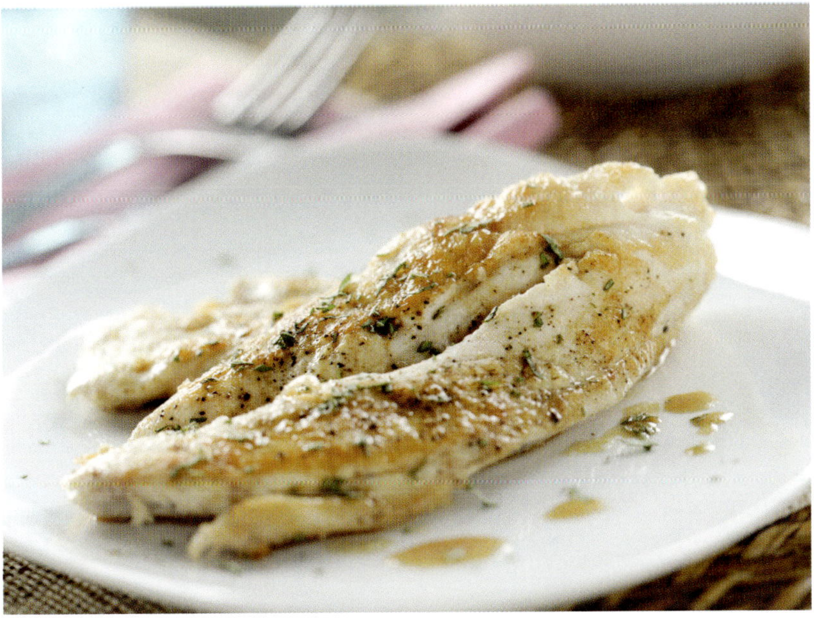

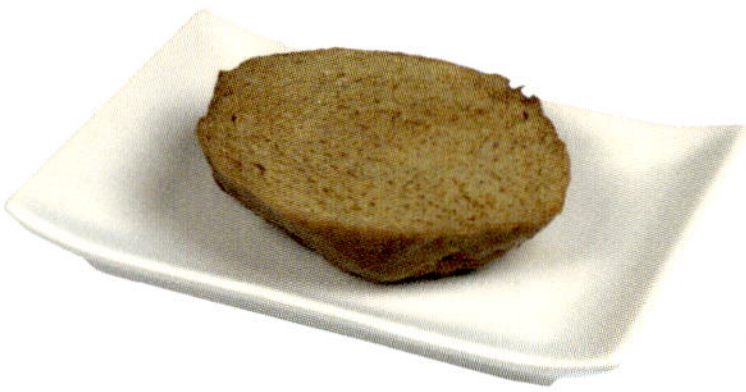

Seitán

El seitán, también llamado carne vegetal, equivale al tofu, pero se elabora a partir de proteínas de trigo en vez de soja. Su textura resistente recuerda a la de la carne y la convierte en una buena alternativa para preparar ricos estofados, pelotas, albóndigas, pinchos, guisos, etc. Se encuentra al natural o aromatizado, en tiendas de alimentos biológicos o asiáticas. Si se dispone de tiempo, se puede preparar en casa, de forma lúdica. Se lava la harina de trigo en una bolsa de tela para eliminar el almidón y no conservar más que el gluten. Si no dispones de tiempo, es preferible comprarlo preparado.

Características nutricionales

En el plano nutricional, el seitán es un alimento extremadamente rico en proteínas (25%), poco calórico (110 calorías por 100 g), que contiene muy pocos glúcidos, casi nada de grasa, y nada de colesterol ni de purinas.

Función en la dieta Dukan

El seitán comenzó su carrera en el campo bio, al servicio de los vegetarianos. Pienso que ha llegado la hora de darlo a conocer al gran público, sobre todo de ponerlo a mano de las personas que siguen mi método, en el que mis dos primeras fases dejan un amplio espacio a los alimentos ricos en proteínas y pobres en grasas.

Aplicaciones culinarias en la dieta Dukan

El seitán se conserva 3 o 4 días en la nevera (en un caldo) y meses en el congelador. Si lo cocinas, hazlo cubierto y a fuego suave sin dorarlo, para que no se endurezca. Mejor aún, pásalo por la sartén. Para conservar su consistencia y sabor, evita cortarlo en lonchas demasiado gruesas. Piensa en marinarlo en una mezcla de soja con hierbas aromáticas, especias o ajo antes de pasarlo por la sartén. Deja las lonchas embeberse de esta salsa y sírvelas con o sin verduras, según estés en días PP o PV.

Fase crucero PV

Fricadelle de seitán

Elaboración: 20 m **Cocción:** 10 m **Para 2 personas**

Ingredientes

500 g de seitán • 1 cebolla • 1 diente de ajo • 2 huevos batidos • 2 cucharadas de salvado de avena • perejil picado • 1 pastilla de caldo de ave desgrasado • 1 vaso de agua • 200 g de chucrut de lata

Elaboración

Tritura el seitán, la cebolla y el ajo. Mézclalo todo en un bol y añade los huevos, el salvado de avena y el perejil picado. Moldea unas 20-25 albóndigas con las manos. Colócalas en una cazuela y añade la pastilla de caldo disuelta en el vaso de agua. Pónlo a fuego suave durante 10 minutos. Sírvelo con el chucrut en el mismo plato.

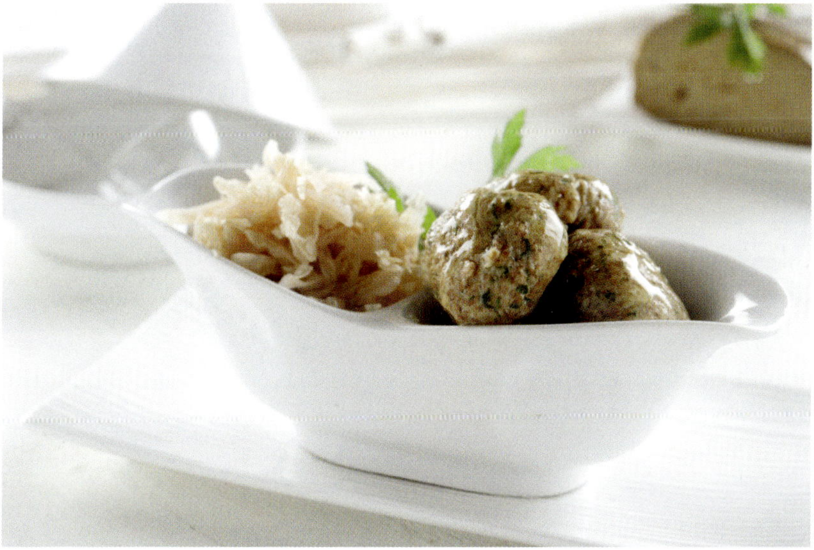

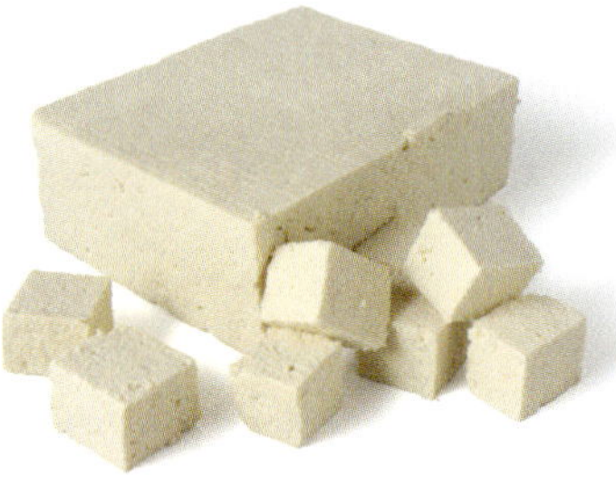

Tofu

El tofu es una cuajada de leche de soja prensada. Del mismo modo que el surimi, este producto proviene de la cocina asiática y se ha ido asentando en Occidente por sus características saludables. Aunque en España su uso todavía no está muy extendido, se comercializa en forma de bloques rectangulares y tiene una consistencia que oscila entre el flan y el queso feta.

Características nutricionales

En el aspecto nutricional, ofrece una composición similar a la de una carne magra (16 g de proteínas, 8 g de lípidos, 1 g de hidratos de carbono por 100 g), y eso con solo 142 calorías por cada 100 g. Además, es rico en hierro y magnesio, y repito una vez más que no aporta nada de colesterol.

Función en la dieta Dukan

En mi dieta, tiene un papel muy destacado. Es uno de los pocos vegetales que incluyo en los 72 alimentos proteicos básicos (los demás son de origen animal), porque contiene tantas proteínas como el pescado y la carne, y menos grasas. Las proteínas del tofu son algo menos completas que las animales: les falta un aminoácido esencial, la metionina. Para conseguirla, basta con añadir en la dieta el salvado de avena, el único cereal que se permite en mi régimen, muy rico en metionina, con lo que las proteínas del tofu adquieren el mismo valor biológico que las animales.
Una ventaja capital es que el tofu abre las puertas de mi dieta a todas las personas que no quieren consumir productos animales: carne, pescado y aves de corral. Además, al ser un vegetal, el tofu no contiene nada de colesterol, e incluso puede reducir su producción, con lo que se convierte en una apuesta muy segura para los que temen consumir demasiada carne y huevos.

Aplicaciones culinarias en la dieta Dukan
Generalmente, el tofu resulta soso, pero se trata de un producto camaleónico, un cajón de sastre: absorbe el sabor de todos los alimentos y hierbas aromáticas que lo rodean, e incluso adapta su textura en función de las recetas en las que se integra. Puede estar más o menos escurrido, se puede prensar, desmenuzar, picar, cocer al vapor, etc. Es como una esponja, cuanto más se prensa, más absorbe los sabores y aromas. Crudo, picado y sazonado es un buen complemento para ensaladas y entremeses. Diluido en leche salada con la batidora puede sustituir a la mozzarella o incorporarse en un revoltillo para que los huevos queden aún más densos y sacien más. Para cocerlo se corta en lonchas o en daditos. Se puede pasar por la sartén, hacer a la plancha o cocer a fuego lento. Para mejorarlo, prénsalo entre dos tablas con un peso grande y luego ponlo en un marinado a tu gusto.
El sabor soso del tofu se puede realzar fácilmente con salsa de soja y, si se hace cocido, con cebolla y ajo, o añadiéndolo jengibre, curry, mostaza fuerte, pimentón en polvo, y muy especialmente salsa Worcestershire.
Para los postres, cremas o salsas se comercializa el tofu sedoso, que tiene una consistencia algo más blanda y una textura más suave.

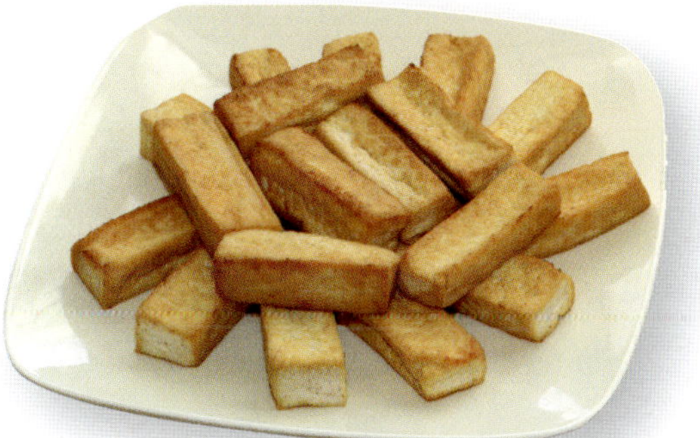

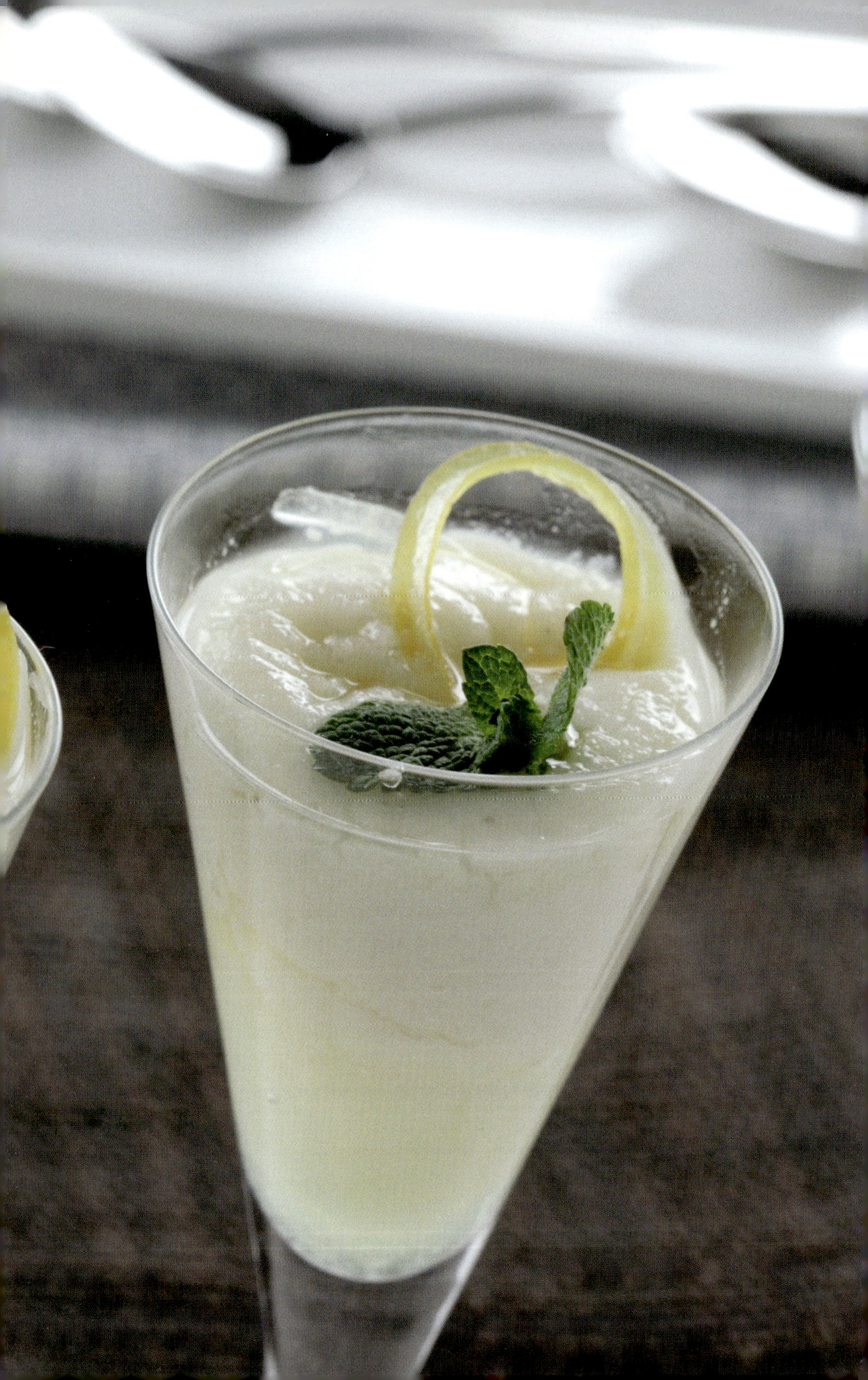

Mousse de tofu sedoso con queso fresco

Fase crucero PV

Elaboración: 30 m **En el frigorífico:** 3 h **Para 6 personas**

Ingredientes

300 g de tofu sedoso • 8 quesitos de Burgos desnatados • 500 ml de leche desnatada • 8 g de gelatina en polvo • el zumo y la piel de 1 limón • 4 cucharadas de edulcorante en polvo • 1/2 cucharadita de canela en polvo • 1 cucharadita de flor de azahar

Elaboración

Vierte en un cazo la leche, coloca entonces la piel del limón y la canela. Llévalo a ebullición y déjalo 20 minutos como si fuese una infusión. En una batidora, mezcla el tofu con el edulcorante, los quesitos, el zumo de limón y la infusión de leche con la canela y limón. Obtendrás una preparación con textura de mousse de muy buen sabor. Vierte la preparación en un cazo y caliéntalo un poco para poder incorporar la gelatina en polvo previamente diluida en un poco de agua. Mézclalo todo con la batidora. Deja que se entibie antes de verter la preparación en vasitos. Deja primero enfriar la mousse a temperatura ambiente y luego introdúcela en el frigorífico durante 3 horas. Sírvela bien fría.

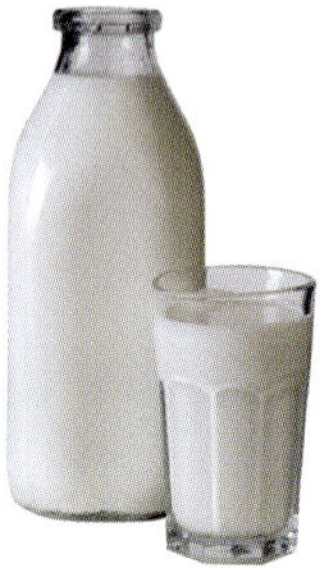

Leche desnatada

Desde que se inventó la leche desnatada se convirtió en un alimento clave de las dietas adelgazantes, y muy especialmente de la mía. Por esta razón, ocupa un lugar destacado entre mis 100 alimentos.

Características nutricionales

En el aspecto nutricional, la leche contiene muchas proteínas de gran valor biológico, glúcidos como la famosa lactosa y mucho calcio. La leche desnatada en polvo tiene muchas ventajas, siempre que se dosifique correctamente, además se conserva bien y evita despilfarrar la leche envasada, que caduca rápidamente; es más barata y se puede consumir más o menos concentrada, en función del momento, el gusto y el apetito. Para los que no rechazan la leche y no tienen intolerancia a la lactosa, es un magnífico alimento en el que se combinan bebida y alimentación. Se recomienda una cantidad diaria de 250 ml.

Función en la dieta Dukan

Muy barata y extremadamente saciante, en la dieta es como una ligadura que hace que el régimen sea más fácil de seguir, porque entra en muchísimas recetas y comidas.

Aplicaciones culinarias en la dieta Dukan

Sería muy largo pasar revista a las muchas recetas existentes, pero uno de los tentempiés (o postres) más naturales y rápidos de preparar es el flan, que puede ser de vainilla, café, canela o cacao sin grasa. Prueba con echar leche en una sopa de calabaza. Todos conocen la leche del desayuno con el té, el café, las infusiones o el chocolate sin grasa. Para los que tienen mucho apetito o suelen picar, la leche es una solución sencilla y evidente. Siempre se puede tomar leche desnatada y aromatizarla con vainilla.

Huevos con leche al pistacho

Fase ataque PP

Elaboración: 5 m **Cocción:** 30 m **En frigorífico:** 2 h **Para 6 personas**

Ingredientes

1 l de leche desnatada • 6 huevos • 2 cucharadas de aroma de pistacho[3] *• 4 cucharadas de edulcorante líquido • 1 vaina llena de semillas de cardamomo blanco • 5 gotas de colorante azul (opcional) • 2 gotas de colorante amarillo (opcional)*

Elaboración

Retira la bandeja del grill del horno y precaliéntalo a 150 °C. En un cazo, pon a hervir la leche con las semillas del cardamomo (abre la vaina y extrae las semillas) y déjalo unos 15 minutos como si fuese una infusión. Mientras, bate los huevos en una ensaladera con la ayuda de una batidora. Añade el aroma y el edulcorante y mézclalo. Agrega la infusión de leche caliente sin dejar de remover. Termina con unas gotas de colorante y remuévelo bien. Coloca los moldes en la bandeja del horno y vierte en ellos la preparación. Hornéalos a 150 °C durante 30 minutos. Déjalo enfriar a temperatura ambiente y después en el frigorífico durante 2 horas. Sirve bien fresco.

[3] Disponible en www.mitiendadietadukan.com

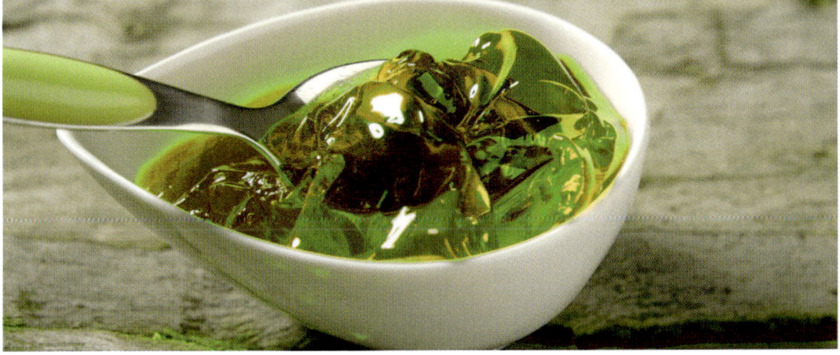

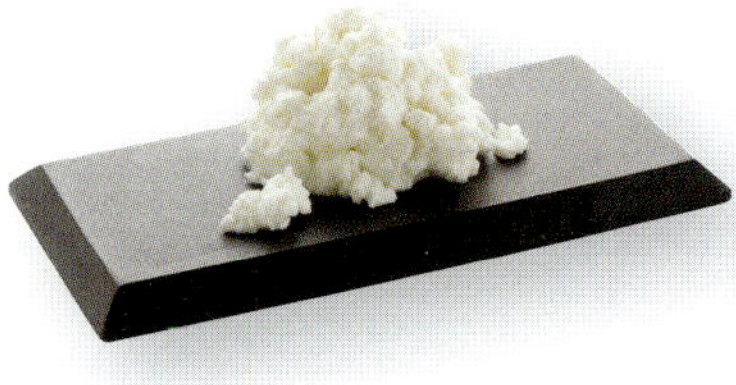

Queso fresco batido 0%

Este es uno de los alimentos que mejor nos permite sobrellevar la lucha contra el sobrepeso. Y eso vale para todos los lácteos desnatados. Sin embargo, de tener que comparar yogures y quesos frescos batidos, más allá de los gustos de cada uno, el queso fresco batido saldría ganando por muy poco, por dos sencillas razones. La primera, porque el queso fresco batido es más denso y ligeramente más saciante, y la segunda porque tiene un aporte algo mayor en proteínas y puede ser algo menos ácido.

Características nutricionales

Encontrarás las características nutricionales de estos quesos frescos batidos en el apartado de los yogures. Como los yogures, hay quesos frescos batidos desnatados naturales y con sabores, y ambos productos están permitidos a voluntad. Los que tienen frutas no están autorizados. En el aspecto alimenticio, el queso fresco batido desnatado proporciona un aporte en proteínas de gran valor biológico, con muy poca lactosa y mucho calcio. Además, es sabroso y saciante.

Función en la dieta Dukan

Como todos los lácteos desnatados, el queso fresco batido desnatado tiene un papel de primer orden en mi dieta. La competencia entre marcas es acérrima y no tengo preferencia teórica alguna, ya que cada marca tiene sus ventajas y todas compiten para ofrecer delicias con solo 60 calorías por cada 100 g.

Aplicaciones culinarias en la dieta Dukan

El queso fresco batido se consume natural, con aspartamo o incorporado en múltiples recetas.

Fase
ataque
PP

Mousse de fresa

Elaboración: 20 m **Cocción:** 10-15 m para el almíbar
En frigorífico: 4 h **Para 4 personas**

Ingredientes
400 g de queso fresco batido 0% • 3 hojas de gelatina • 2 o 3 cucharadas de edulcorante • 2 cucharaditas de aroma de fresa[4] *• 4 claras de huevo • 1 pizca de sal • 5 gotas de colorante rojo (opcional)*

Elaboración
Pon las hojas de gelatina en remojo durante 5 minutos en agua fría. Vierte el edulcorante en un cazo y añade 4 cucharadas de agua. Llévalo a ebullición y deja que hierva durante 2 minutos. Añade el aroma de fresa, las hojas de gelatina escurridas y el colorante (opcional). Mézclalo todo y retíralo del fuego. En una ensaladera, bate las claras a punto de nieve con 1 pizca de sal para que quede más firme. Incorpora el almíbar en chorritos sin dejar de remover. Agrega el queso fresco y remuévelo con suavidad. Reparte la preparación entre los vasos y resérvalos en el frigorífico durante 4 horas. Sirve bien fresco.

[4]Disponible en www.mitiendadietadukan.com

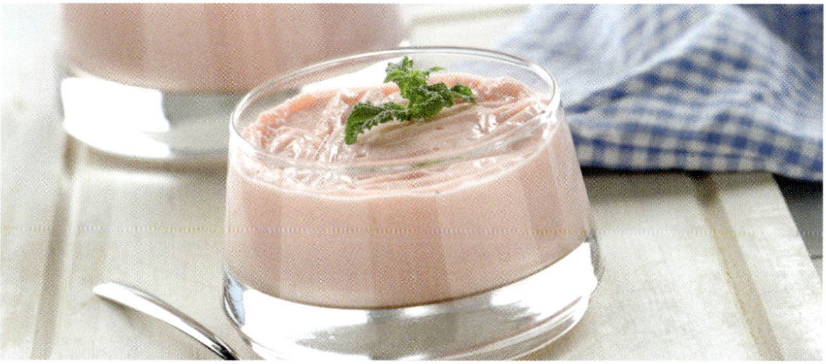

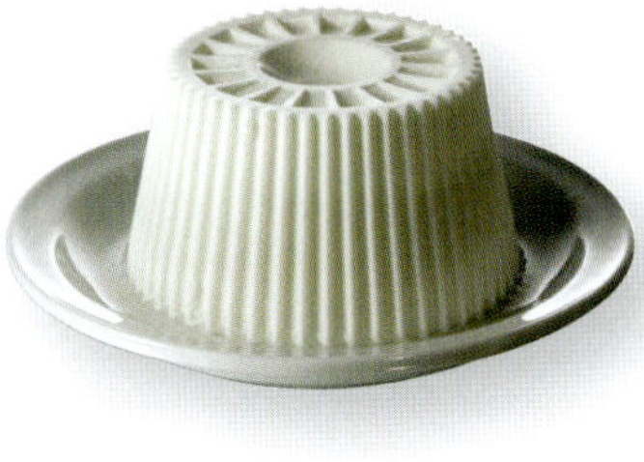

Queso fresco
(tipo Burgos 0%)

Junto con el aspartamo, los refrescos *light*, los chicles sin azúcar, el salvado de avena, el vinagre balsámico, los jamones sin grasa ni corteza, los bastoncitos de surimi, el queso fresco 0% es uno de los alimentos que mejor nos permite sobrellevar la lucha contra el sobrepeso. El queso fresco tiene sus amantes, de hecho, son aquellos que de niños apreciaban su antecesor, con mucha más materia grasa, y ahora han vuelto a descubrirlo en su versión desnatada, con muy pocas calorías, que se combina maravillosamente con la torta de avena.

Características nutricionales
En cuanto a su aporte nutricional, el queso fresco desnatado ofrece muchas proteínas, con muy pocos glúcidos y mucho calcio.

Función en la dieta Dukan
Muy saciante, sin grasa y lleno de vitaminas de primer nivel, tiene un papel destacado en mi dieta, como todos los lácteos desnatados.

Aplicaciones culinarias en la dieta Dukan
Puede comerse solo o con una torta de avena. También puede hacer las veces tanto de entrante, con tomates en lugar de mozzarella, como de postre. Existen actualmente productos desnatados para untar con ajo y finas hierbas que también se pueden consumir a voluntad.

Fase ataque PP

Taramasalata Dukan

Elaboración: 10 m **Refrigeración:** 60 m **Para 1 persona**

Ingredientes
100 g de huevas de salmón o sucedáneo de caviar rojo • 150 g de queso fresco tipo Burgos 0 % • el zumo de 1/2 limón • 1/2 cucharadita de pimentón dulce

Elaboración
Machaca los huevos de salmón (o el sucedáneo de caviar rojo) con un tenedor en un bol grande. Incorpora el queso, el zumo de limón y el pimentón. Puedes añadir una clara de huevo a punto de nieve para una consistencia más ligera. Déjalo reposar en el frigorífico al menos una hora. Sírvelo untado en una torta Dukan.

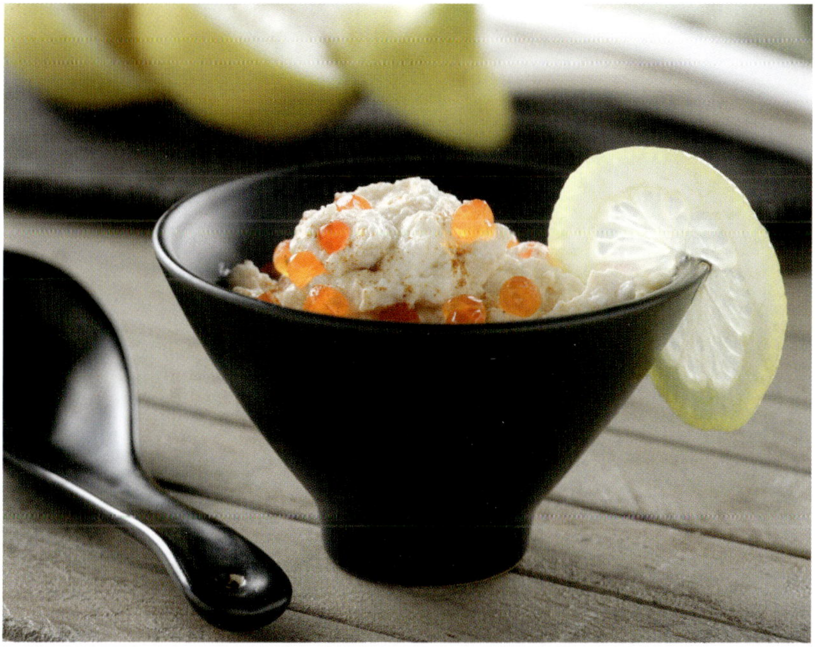

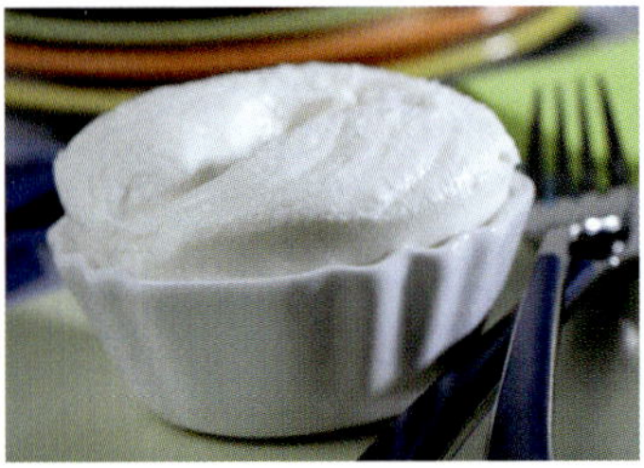

Requesón desnatado

Junto con el aspartamo, los refrescos *light*, los chicles sin azúcar, el salvado de avena, el vinagre balsámico, los jamones sin grasa ni corteza y los bastoncitos de surimi, este es uno de los alimentos de la familia de los lácteos desnatados que mejor nos permite sobrellevar la lucha contra el sobrepeso. Y eso vale para todos los lácteos desnatados. El requesón es una delicia para todos aquellos, y son muchos, a los que les encanta su sabor ligeramente agrio. Algunos hasta son incondicionales. Soy uno de ellos: me gusta su textura densa pero sin que se quede pegado al paladar, su carácter artesano, que muestra en directo el espectáculo de cómo se cuaja y el suero se va quedando al fondo con el paso de los días. ¡Es un producto vivo y vigorizante!

Características nutricionales

En cuanto a su aporte nutricional, es proteína pura y nada más.

Función en la dieta Dukan

Como todos los lácteos desnatados, el requesón desnatado tiene un papel de primer orden. Según las marcas, los desnatados pueden ser casi tan sabrosos como los grasos.

Aplicaciones culinarias en la dieta Dukan

El requesón desnatado se come natural, con aspartamo o incorporado en múltiples recetas.

Flan de cangrejo y requesón

Fase ataque PP

Elaboración: 10 m **Cocción:** 30 m **Para 6 personas**

Ingredientes

2 latas de carne de cangrejo • 4 huevos • 250 gramos de requesón desnatado • 25 centilitros de nata espesa desnatada • 100 gramos de queso rallado desnatado • 1 manojo de eneldo • sal y pimienta

Elaboración

Lava el eneldo. Reserva unas ramitas para la decoración y pica el resto. Haz una mezcla homogénea con la carne de cangrejo, los huevos, el requesón, la nata, el queso rallado y el eneldo. Salpimienta a tu gusto. Reparte la preparación en recipientes para el horno. Cuece al baño maría unos 30 minutos, termostato 7. Sírvelo tibio.

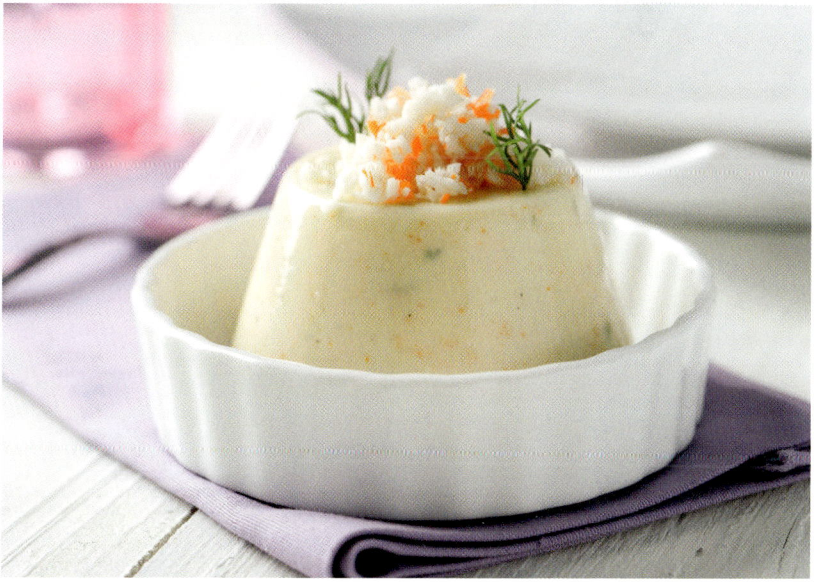

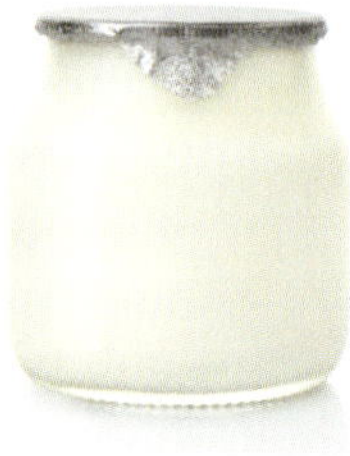

Yogur

desnatado, edulcorado y de sabores

A pesar de las polémicas que puedan rodear a estos lácteos, ya que han sido blanco de las críticas de nutricionistas dogmáticos y periodistas sensacionalistas, estos productos han contribuido a frenar el sobrepeso. Por lo tanto, el yogur desnatado es un alimento básico, tanto si se trata del natural, del edulcorado con aspartamo o de los aromatizados con sabores. El yogur desnatado con fruta, no se autoriza en las dos primeras fases de la dieta Dukan.

Características nutricionales

Como todos los lácteos, los yogures proporcionan lactosa, con lo que aportan azúcares más lentos y permiten moderar la cetosa que producen las dietas artificiales con proteínas en polvo. Cada yogur contiene entre 40 y 50 calorías. En mi dieta, los yogures desnatados son un auténtico regalo de los cielos, y doy las gracias a todas las marcas comerciales por haber yogurizado a España de manera tan eficaz.

Función en la dieta Dukan

En mi dieta, son la manera más sencilla y natural para acabar una comida. Existen tres tipos de yogures desnatados: los blancos, más o menos batidos, untuosos y con una consistencia densa o más líquida, que se pueden consumir a voluntad; los yogures con sabores (vainilla, coco, limón, fresa, etc.) también están autorizados a voluntad; en cuanto a los yogures con fruta, la consigna es sencilla: no se autorizan durante las fases de ataque y crucero.

Aplicaciones culinarias en la dieta Dukan

Cuando publiqué por primera vez mi dieta, los lácteos sin grasa todavía estaban en fase experimental. En la actualidad, son casi mejores que los normales. Existen unos con sabores que son untuosos, refrescantes, en envases fáciles de transportar, ricos en calcio y proteínas de altísima calidad, así como pobres en calorías. Evidentemente pueden consumirse tal cual pero se trata de un alimento que añade un plus de suavidad a cualquier receta.

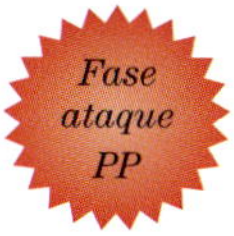

Pastel de yogur

Elaboración: 10 m **Cocción:** 30 m **Para 2 personas**

Ingredientes

1 yogur natural desnatado • 4 cucharadas de salvado de avena • 2 cucharadas de salvado de trigo • 4 huevos • 6 cucharadas de leche desnatada en polvo • 1/2 sobre de levadura química • 1 cucharadita, o más, de edulcorante líquido • Aroma al gusto[5]

Elaboración

Precalienta el horno a 150 °C. En una ensaladera, mezcla el yogur y los huevos. Añade los salvados, la leche desnatada en polvo, la levadura, el edulcorante y el aroma si deseas un sabor en particular. Vierte la preparación en un molde para pastel y hornéalo a 150 °C durante 30 minutos. Espera que se enfríe antes de consumirlo.

[5]Disponible en www.mitiendadietadukan.com

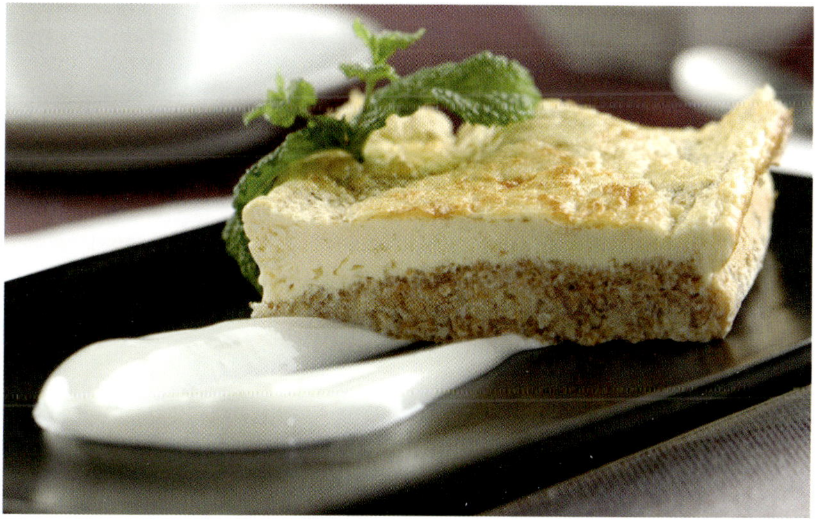

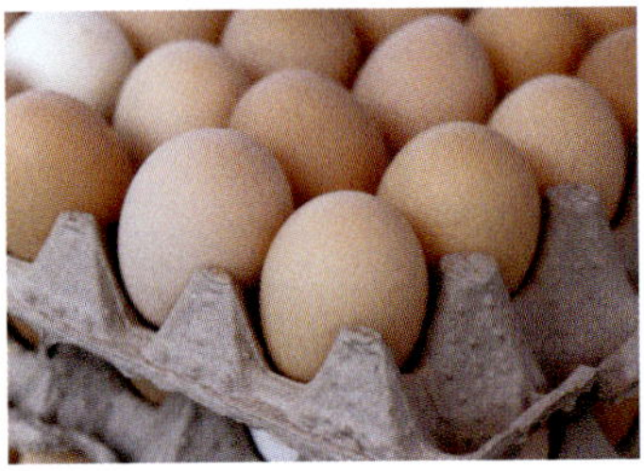

Huevos de gallina y de codorniz

El huevo es un alimento universal, aceptado y apreciado en todas las culturas. Se trata de un alimento casi completo, fácil de cocinar, muy saciante, con pocas calorías, y forma parte de la preparación de muchos platos y recetas. Como alternativa se pueden usar huevos de codorniz, ya que su consumo está autorizado igualmente.

Características nutricionales

En cuanto a su aporte nutricional, cada huevo aporta unas 80 calorías, de las cuales 68 provienen de la yema y 12 de la clara. También contiene 6,5 g de proteínas, por partes iguales entre clara y yema. No aporta glúcidos ni fibras, pero tiene mucho hierro, muchas vitaminas A y E (dos de los mejores antioxidantes), vitamina D y un amplio abanico de vitaminas del grupo B.

Función en la dieta Dukan

En mi dieta constituye un alimento básico por varios motivos. Fácil de comprar, de conservar y de usar, ofrece proteínas de calidad tan alta y tan completas que sirven de referencia para valorar las proteínas de otros alimentos. Además, el huevo se encuentra entre los alimentos más saciantes del mundo, junto con el atún en lata, el hígado de ave de corral y las gambas. Para muchos consumidores, el huevo duro es el alimento más saciante de todos. Prueba, pues, a hacer una tortilla de dos huevos con atún, hígado de ave de pollo y gambas. Por mucho apetito que tengas, te costará acabártela. Dada su capacidad para llenar, no dudes en tomarte un huevo duro media hora antes de una invitación con riesgo de una cena larga y pesada.
Que el huevo provoque crisis hepáticas es una leyenda sin fundamento, y solo puede ser responsable de esta una preparación con demasiada mantequilla y con una cocción demasiado prolongada. El único factor que limita su uso son los 270 mg de colesterol que contiene, pero eso solo concierne a los que ya lo tienen alto. En el peor de los casos, cuatro huevos semanales no deberían crearle problemas a nadie, especialmente en una dieta sin materia grasa añadida.

Aplicaciones culinarias en la dieta Dukan
El huevo puede prepararse de múltiples maneras. Ya sea pasado por agua o duro, frito en la sartén, en tortilla o al baño maría para huevos revueltos. Ten en cuenta que el paso por el estómago influye sobre la saciedad y varía con la cocción. Así, dos huevos pasados por agua tardan unos 105 minutos en atravesar el estómago; crudos, 135 minutos; al plato, 151 minutos, mientras los huevos duros necesitan 170 minutos. Por otra parte, el huevo entra en la composición de los flanes, suflés, de la famosa torta de avena y de muchas ensaladas variadas, como la ensaladilla rusa.

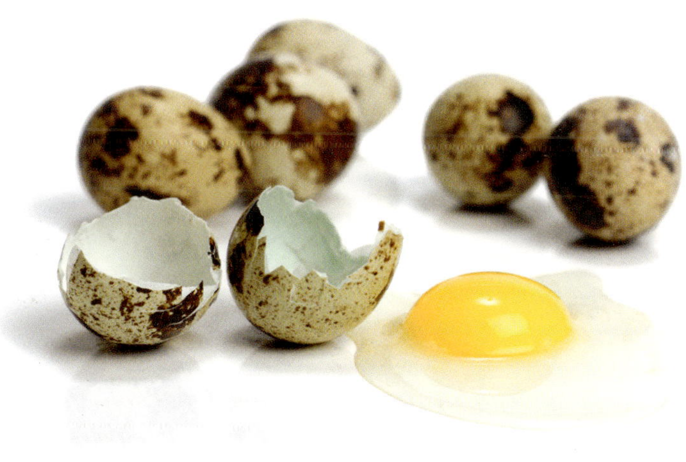

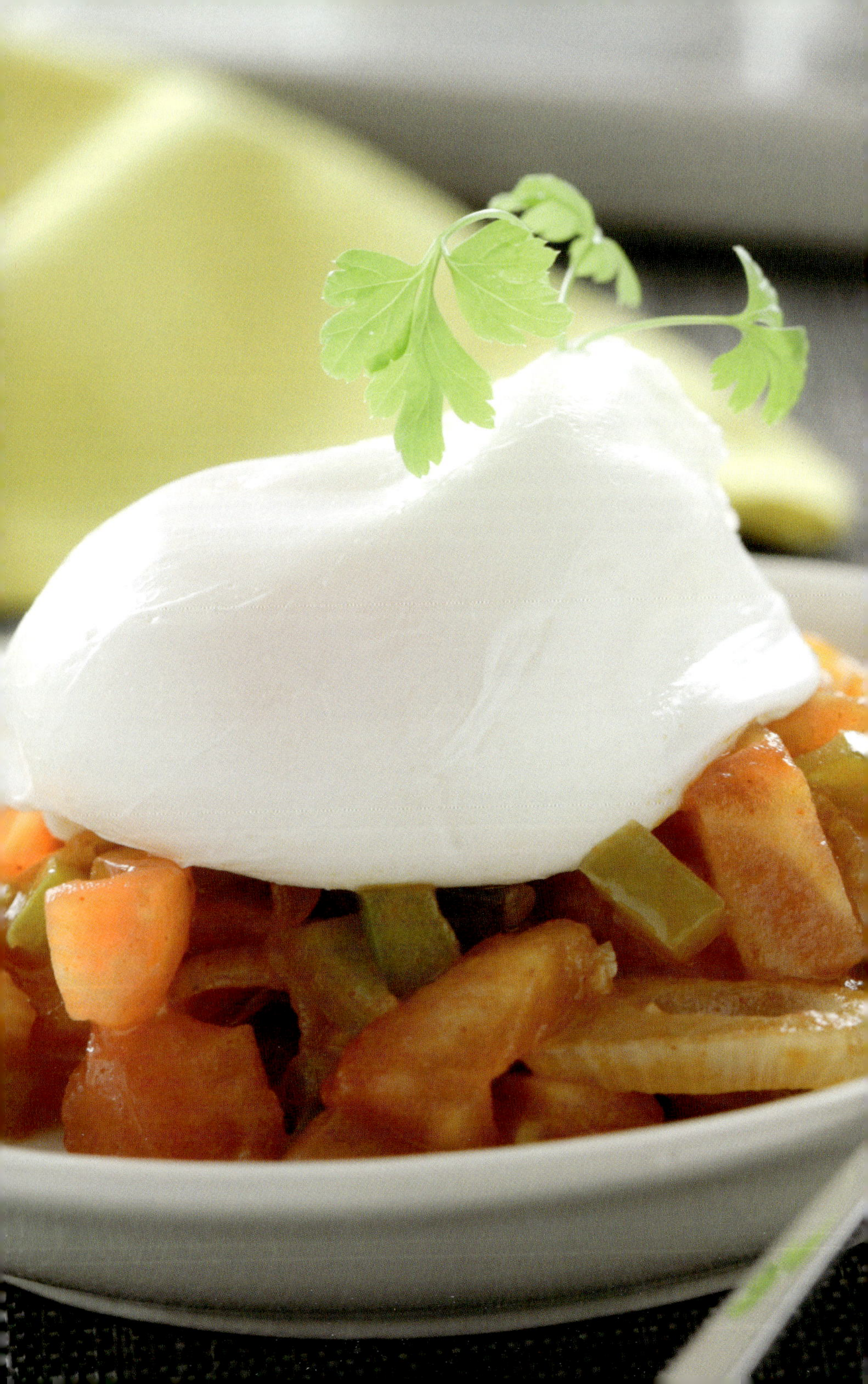

Huevos escalfados a la mexicana

Fase crucero PV

Elaboración: 10 m **Cocción:** 20 m **Para 4 personas**

Ingredientes

4 huevos • 1 cebolla blanca • 1 pimiento verde • 1 diente de ajo • 2 tomates frescos • 1/2 cucharadita de chili en polvo • 800 g de tomate triturado • sal y pimienta

Elaboración

Pela y corta la cebolla en rodajas finas. Lava y corta el pimiento en dados pequeños habiendo retirado las pepitas. Rehoga a fuego suave la cebolla y el pimiento durante 10 minutos con 4 cucharadas de agua. Retira la piel de los tomates y córtalos en dados. Añade el chili, el diente de ajo picado, los tomates, el tomate concentrado y un vaso de agua. Llévalo a ebullición, luego reduce el fuego y déjalo hervir, tapado, durante 10 minutos. Salpimienta. Mientras, prepara los huevos escalfados. Pon agua a hervir en un cazo. Rompe cada uno de los huevos en una tacita. Cuando el agua hierva, acerca la tacita encima de la superficie y vierte el huevo con rapidez. Repite la operación con las demás tazas. Pasados 3 minutos, retira los huevos con la ayuda de una espumadera y disponlos encima de la preparación de verduras. Sirve bien caliente.

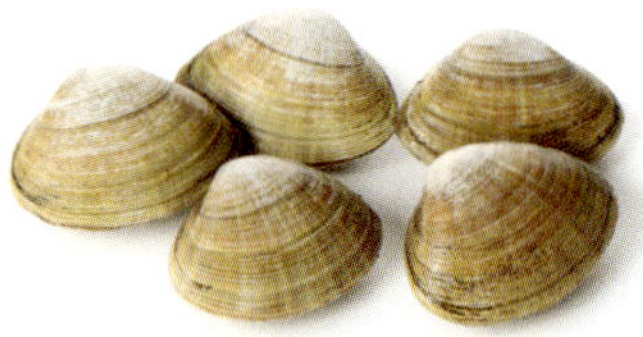

Almeja

La almeja es un molusco bivalvo, de concha convexa con estrías muy finas. Habita sobre todo en el litoral atlántico, en el canal de la Mancha y en menor cantidad en el Mediterráneo. En España, la almeja gallega es la más popular y en Francia se cultiva en Bretaña, en las orillas del canal de la Mancha y en île de Ré.

Características nutricionales

La almeja es uno de los moluscos de carne más grasa (10 g de lípidos por 100 g), que contiene una buena proporción de ácidos grasos poliinsaturados, beneficiosos para el corazón y para los vasos sanguíneos.

Función en la dieta Dukan

Estamos una vez más ante un alimento del grupo denominado "lento". Además, se trata de un alimento festivo, que remite a las cenas veraniegas.

Aplicaciones culinarias en la dieta Dukan

La almeja cruda ha sido responsable de severas intoxicaciones acompañadas de trastornos digestivos y cutáneos, sobre todo en estómagos sensibles a los moluscos. Dicho esto, la almeja se puede consumir cruda pero debe sazonarse con algunas gotas de vinagre, que afirman su untuosidad, en ocasiones lechosa, y reduce el riesgo de intoxicación. Se puede degustar también en sopas y gratinadas, a la portuguesa con arroz o a la italiana con pasta y, como no, ¡a la marinera!

Fase ataque PP

Almejas al curry

Elaboración: 30 m **Cocción:** 15 m **Para 6 personas**

Ingredientes
2 kg de almejas • 1 manojo de cilantro • 2 chalotas • 100 ml de vino blanco • 100 ml de agua • 200 ml de nata 3% • 1 cucharada de curry

Elaboración
Frota y limpia las almejas. Cuécelas en una olla a fuego vivo durante 10 minutos con el vino blanco y 100 ml de agua. Remuévelas de vez en cuando. Las almejas estarán listas cuando se hayan abierto. Retíralas de la olla y sácalas de su cocha. Resérvalas calientes. Pela las chalotas y córtalas en rodajas finas. Dóralas en una sartén antiadherente con 2 cucharadas de agua. Añade seguidamente el curry, la mitad del manojo de cilantro cortado finamente y la nata. Redúcelo a fuego suave durante 5 minutos. Añade las almejas. Mezcla con delicadeza y luego vierte la preparación en vasos. Sazónalos con el cilantro restante y sírvelos enseguida.

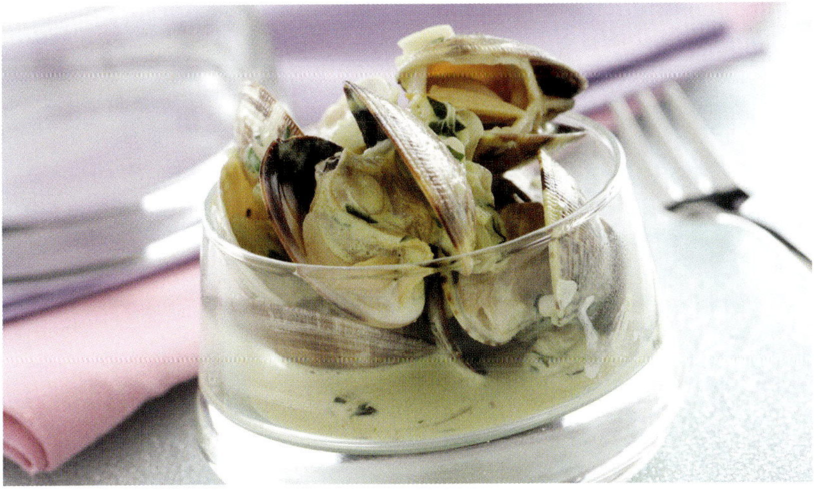

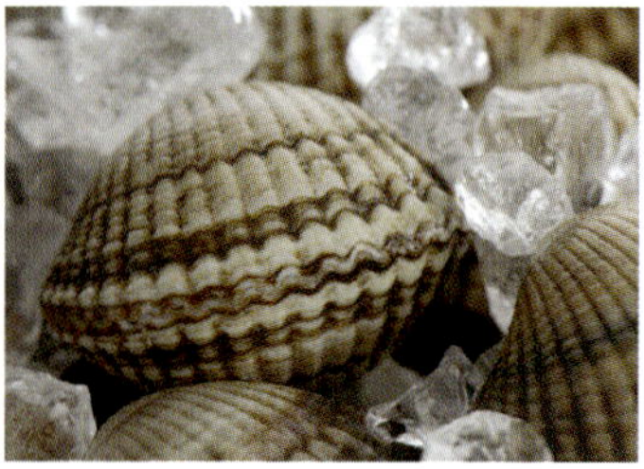

Berberecho

Este marisco abombado y comestible contiene un pequeño músculo blanco, carnoso y algo firme. Los mejores son los más llenos.

Características nutricionales

El berberecho parece haber sido diseñado para mi dieta. Ofrece sabor y originalidad, es mínimamente calórico (47 calorías por 100 g), proteico y eso con un precio razonable.

Función en la dieta Dukan

En mi dieta, son un pequeño complemento agradable, aunque ocasional. Si nos acordamos de ellos, se trata de un alimento interesante para diversificar, especialmente cuando el régimen se estanca, por su aporte de yodo. Tienen poca grasa y son muy proteicos.

Aplicaciones culinarias en la dieta Dukan

Se preparan de modo sencillo. Hay que cocinar los berberechos en una olla, salteándolos para que queden doraditos por todos lados y para eliminar los últimos granos de arena escondidos. Una vez estén hechos, se les puede retirar las conchas para incorporarlos en recetas sofisticadas, por ejemplo, dejándolos cocerse a fuego muy suave en una salsa de tamarindo con cilantro, convirtiendo este pequeño marisco anodino en un manjar digno de Lúculo.

Berberechos salteados con ajo y perejil

Fase ataque PP

Elaboración: 10 m **Cocción:** 10 m **Para 4 personas**

Ingredientes

1,5 Kg de berberechos • 100 ml de vinagre de vino • 1 cebolla • 1 zanahoria • 4 dientes de ajo • 1 cabeza de ajo • 1 ramillete de hierbas • 4 hojas de laurel • 8 ramas de perejil • sal de mar gruesa • pimienta en grano para moler

Elaboración

Pon agua a hervir en una cacerola grande. Salpimienta. Añade el vinagre de vino, la cebolla, la zanahoria cortada en rodajas, el ramillete de hierbas, la cabeza de ajo y las hojas de laurel. Llévalo a ebullición. Cuando el agua hierva, introduce los berberechos y déjalos durante 10 minutos a fuego medio. Retíralos tras la cocción y déjalos enfriar. Sáltalos con agua en una sartén antiadherente con los dientes de ajo y el perejil picado. Rectifica de sal y pimienta si es necesario. Colócalos en una fuente y sírvelos calientes.

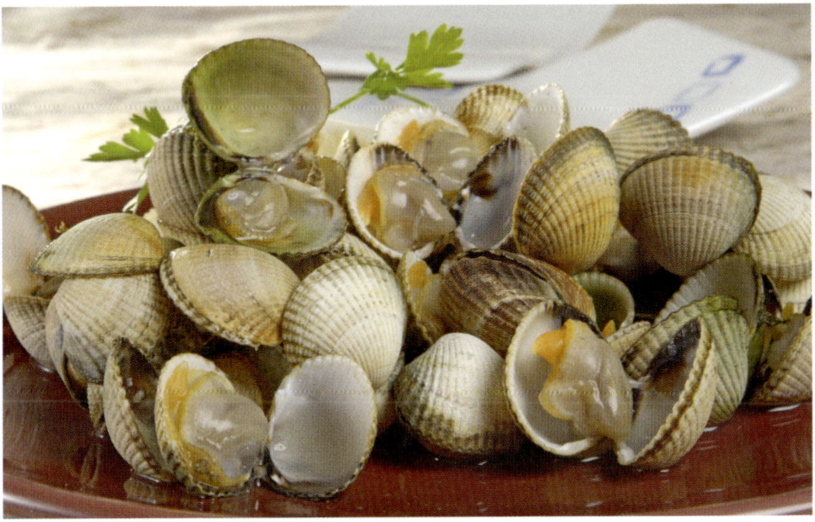

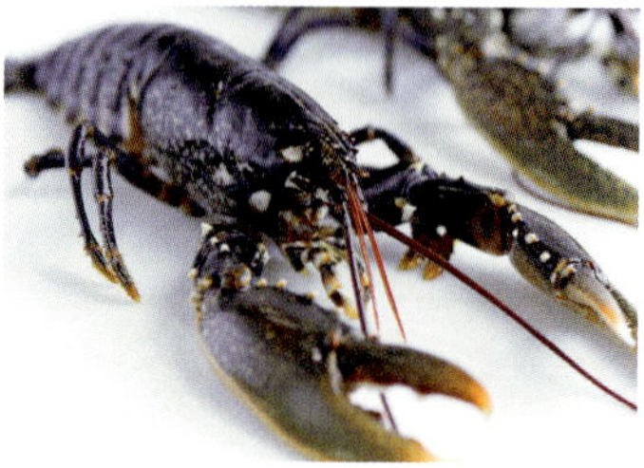

Bogavante

Este alimento lujoso y festivo tiene cabida en una dieta adelgazante de manera ocasional, para luchar contra el estancamiento o sencillamente, para disfrutar de un manjar exquisito.

Características nutricionales

En cuanto a su aporte nutricional, el bogavante es magro (1 g por 100 g), rico en proteínas (20 g por 100 g) y poco calórico (91 calorías por 100 g), pero ¿qué peso tiene esto frente a un precio de más de 60 euros por kg? Si te sigue interesando, entonces piensa que es uno de los alimentos más ricos en vitamina B12. Ten en cuenta que se pueden encontrar congelados en supermercados por unos precios más interesantes.

Función en la dieta Dukan

En mi dieta, sería un alimento de ensueño por lo magra, rica en proteínas y pobre en calorías que resulta su composición alimenticia, pero no considerar su precio sería faltarle al respeto a quien no puede permitírselo.

Aplicaciones culinarias en la dieta Dukan

Para grandes ocasiones, recuerda que el bogavante se compra vivo o congelado (pero esta congelación debe hacerse con animales vivos).
La carne solo representa el 30 % del peso total. La hembra tiene más carne que el macho y es más valorada que la de éste. La preparación clásica del bogavante es escalfado. Sírvelo con una mayonesa Dukan. También puede hornearse partido por la mitad, pasándolo rápidamente por la parrilla, o asado al estilo americano, usando el caparazón para la salsa de acompañamiento. ¡Ojo! Si se cuece demasiado, pierde su ternura y se vuelve fibroso.

Fase crucero PV

Medallones de bogavante

Elaboración: 20 m **Cocción:** 30 m
En frigorífico: Un mínimo de 2 h **Para 6 personas**

Ingredientes
1 bogavante congelado cocido • 3 lonchas de salmón ahumado • 3 huevos • 1 sobre de gelatina (24 g) • 1 manojo de espárragos blancos • perejil picado

Elaboración
Cuece los huevos y córtalos por la mitad. Prepara la gelatina según las instrucciones del fabricante. Hierve los espárragos y déjalos enfriar colocándolos encima de un colador para que pierdan el agua. En una fuente, dispón el bogavante en forma de medallones y cúbrelos con los huevos. Vierte la gelatina y déjalo enfriar al menos 2 horas. Para servir, coloca los medallones en medio del plato y añade los espárragos y las lonchas de salmón ahumado cortados por la mitad. Espolvoréalo todo con perejil picado para darle color.

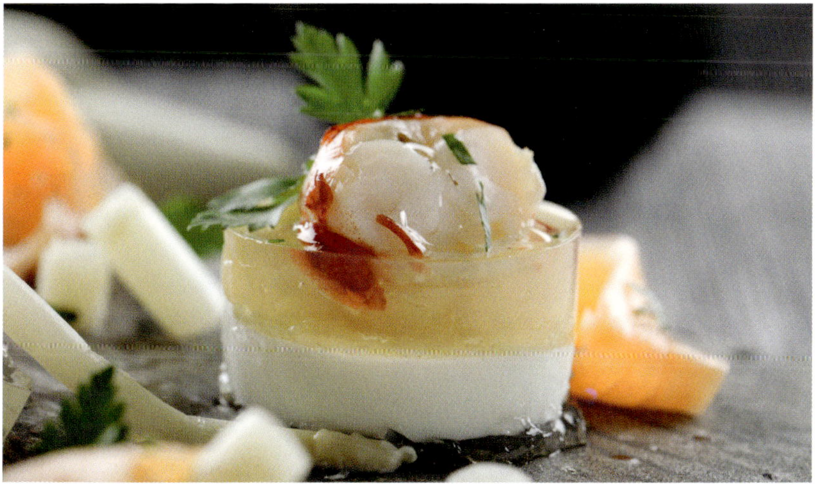

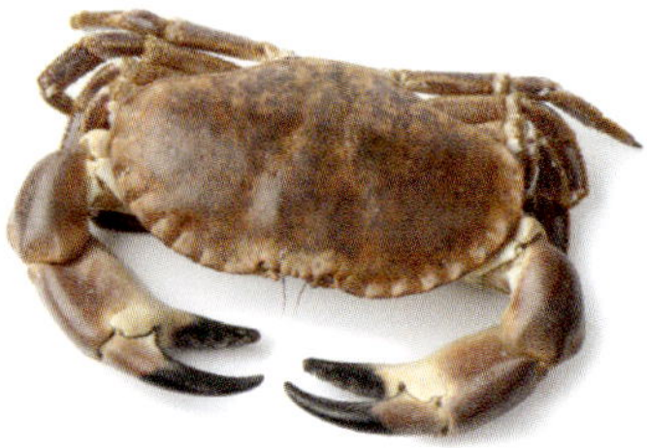

Buey de mar

Este alimento, que se asemeja mucho al cangrejo, es una fuente de placer, de fiesta y de distensión en la mesa. No es fácil obtener su carne blanca y fina, tanto por su precio como por el trabajo y la paciencia que se requieren para pelarlo.

Características nutricionales

En el aspecto nutricional, es uno de los alimentos marinos más provechosos por su riqueza en proteínas (20 g por 100 g) y su contenido sumamente bajo en grasa (1 g por 100 g). Además, es rico en yodo, lo que siempre viene bien mientras se hace dieta.

Función en la dieta Dukan

En mi régimen, es un alimento importante para quienes pueden permitírselo y quieran entretenerse en pelarlo. El buey de mar es, con mucha diferencia, el alimento que lleva más tiempo comer, es el jefe de filas de los alimentos lentos porque obliga a los que engullen sin masticar a tomarse tiempo, dejando así al cerebro suficiente margen para recibir la señal de saciedad.

Aplicaciones culinarias en la dieta Dukan

La preparación es de lo más clásico: nada mejor que acompañarlo de mayonesa. Usa la mía, sin aceite añadido.

Buey de mar con mayonesa Dukan

Fase ataque PP

Elaboración: 25 m **Cocción:** 20 m **Para 2 personas**

Ingredientes

1 buey de mar grande vivo • 2 huevos duros • mayonesa Dukan

Elaboración

Lava el buey de mar con abundante agua y con cuidado. Introdúcelo en agua hirviendo y cuécelo durante 20 minutos. Déjalo enfriar en el agua. Ábrelo por el vientre y separa la carne y las partes más cremosas. Pícalas y mézclalas con la mayonesa Dukan. Rellena el buey de mar con esta preparación y sírvelo con los huevos duros.

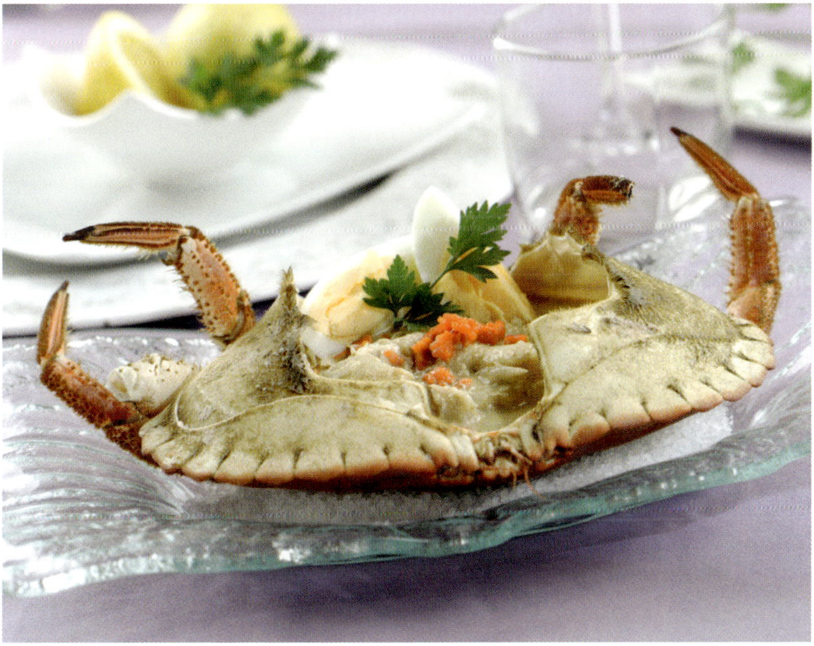

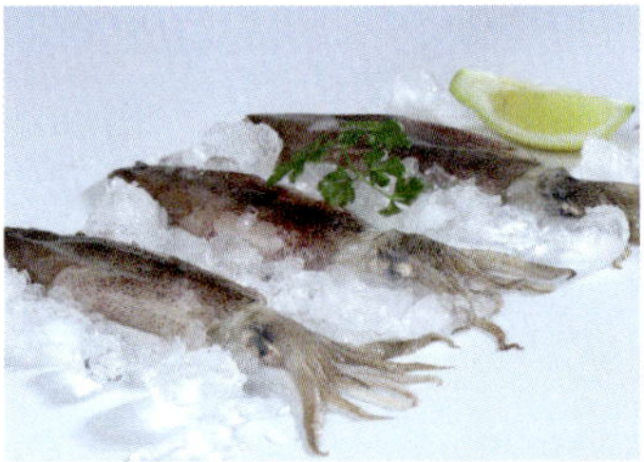

Calamar

Este alimento sano, sin nada de grasa, hiperproteico y poco calórico se adapta de manera natural a los planes de adelgazamiento. Existen dos tipos de calamares: el grande, que tiene más cuerpo que tentáculos, y el pequeño, casi enano, llamado chipirón, que también se puede hacer a la plancha.

Características nutricionales

En el aspecto nutricional, tiene 87 calorías, 16 g de prótidos y 1,4 g de lípidos por cada 100 g. ¡Parece que el calamar hubiera nacido para mi dieta! Sin embargo, si se hace frito pierde su interés, tanto alimenticio como gastronómico.

Función en la dieta Dukan

En mi régimen, el calamar tiene como punto fuerte ser un bloque de proteínas de lo más consistente y firme, con lo que requiere una fuerte masticación. Además, al necesitar una larga digestión, prolonga la saciedad de forma duradera.

Aplicaciones culinarias en la dieta Dukan

Es un alimento que resulta sabroso y sutil cuando está bien cocinado. Además, se presta perfectamente a la congelación y aporta un agradable aroma a mar a la comida. Existen un sinfín de recetas para prepararlo, pero para optimizar sus propiedades la mejor con mucho es a la plancha (con las tres gotas de aceite empapadas en el papel de cocina), sobre un lecho de cebolla, tomate y láminas de pescado.

Fase crucero PV

Calamar a la provenzal

Elaboración: 20 m **Cocción:** 60 m **Para 4 personas**

Ingredientes
1 calamar • caldo de pescado sin grasa • 2 cebollas

Para la salsa de tomate
1 lata grande de tomate triturado • 1 diente de ajo • 1 cebolla • 1 chalota • un poco de perejil • tomillo • laurel • sal y pimienta

Elaboración
Prepara una salsa de tomate con el tomate triturado, el ajo, la cebolla, la chalota, el perejil, sal y pimienta, el tomillo, el laurel y sin aceite. Corta el calamar en láminas medianas y cuécelo en una sartén antiadherente con el caldo de pescado sin grasa y la cebolla picada. Coloca el calamar y la salsa de tomate en una olla y hiérvelo a fuego suave durante 60 minutos. Sirve bien caliente.

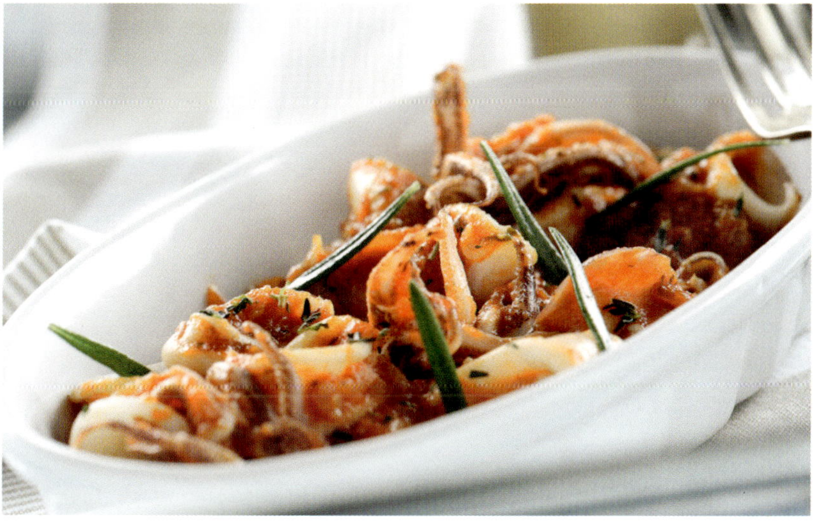

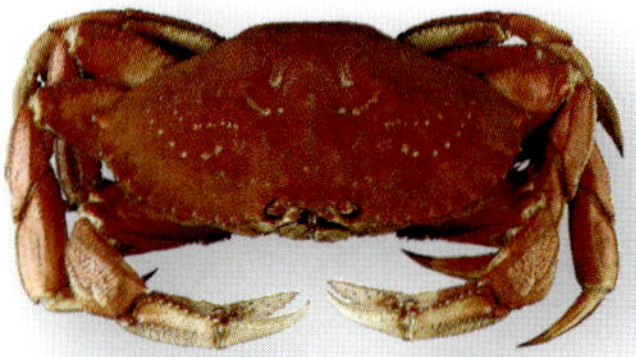

Cangrejo

Con una atractiva y muy delicada carne blanca, tiene como únicos inconvenientes el precio y el temor al colesterol, injustificado si el coral se deja a un lado.

Características nutricionales
En cuanto a su aporte nutricional, difícilmente se puede encontrar menos grasa (2 g por 100 g), proteínas (20 g por 100 g) y menos calorías (100 por 100 g).

Función en la dieta Dukan
En mi dieta, es un alimento que se debe tener en cuenta, ya que resulta tan original y rico en proteínas de excelente valor biológico como pobre en grasa. Además, es tan sabroso, fino y gratificante como la langosta, especialmente el real o *chatka*, el mejor del mundo.

Aplicaciones culinarias en la dieta Dukan
Es sencillo de cocinar. Se puede acompañar con la mayonesa Dukan y juntos generan una gran experiencia gastronómica. Consume cangrejo en caso de que tu peso se estanque o te canses de la dieta, así combinarás placer y eficacia.

Bolitas de cangrejo

Fase crucero PV

Elaboración: 1 h **Cocción:** de 5 a 10 m **Para 4 personas**

Ingredientes

500 g de cangrejo troceado • 1 yema de huevo batida • 3 cucharadas de maicena • el zumo de 1/2 limón • 2 cucharadas de comino en polvo • 2 cucharadas de cilantro cortado • 1 cucharadita de cúrcuma • 2 cucharadas de jengibre en polvo

Elaboración

Precalienta el horno a 180 °C. Mezcla en un cuenco todos los ingredientes excepto la yema de huevo. Deja reposar durante 1 hora. Prepara bolitas con la preparación anterior. Unta las bolitas con la yema del huevo y disponlas en una fuente refractaria. Hornéalas durante 5 minutos en el horno a 180 °C. Sírvelas bien calientes.

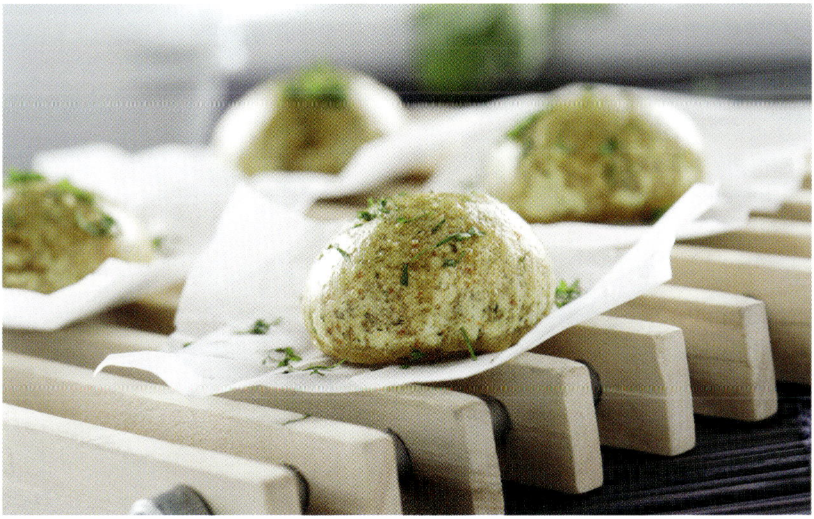

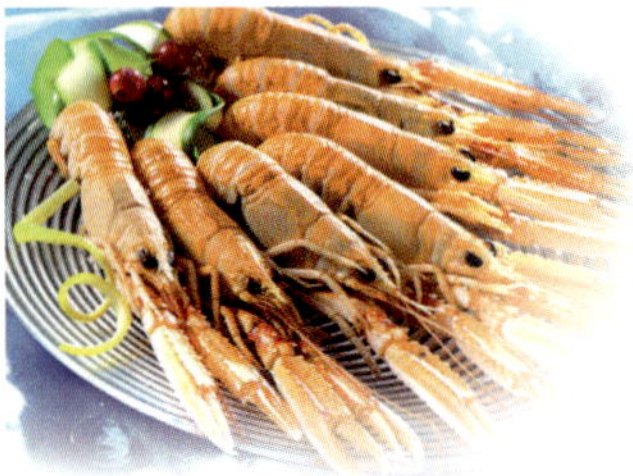

Cigala

La cigala es un alimento divertido, de color rojo, de fiesta, algo lujoso y en las antípodas de la clásica imagen de régimen estricto. Sin embargo, este alimento resulta algo caro y tiene que reservarse para los momentos de monotonía y de cansancio de la dieta.

Características nutricionales
En cuanto a su aporte nutricional, las cigalas solo ofrecen ventajas. Además del sabor y de la saciedad que proporcionan, son magras (1 g de lípidos por 100 g), ricas en proteínas buenas (17 g por 100 g) y solo aportan 91 calorías por cada 100 g.

Función en la dieta Dukan
En mi dieta, si te gustan y puedes permitírtelas, no vaciles: este alimento es al mismo tiempo delicioso y sutil, pobre en calorías, magro y, sobre todo, lo pongo en la categoría de los alimentos lentos, es decir de los alimentos que hay que pelar, por lo que hay que tomarse tiempo para saborearlos. Por último, es un alimento saciante con una buena consistencia, cuya digestión resulta larga, lo que genera una saciedad duradera.

Aplicaciones culinarias en la dieta Dukan
Lo más clásico para preparar las cigalas es cocerlas en un caldo corto sazonado con un poco de vino blanco, zanahorias, cebolla y un manojo de hierbas. No hay que cocerlas en exceso porque perderían parte de su sabor: 3 minutos para las pequeñas y 7 para las grandes. Las cigalas grandes son mucho más caras que las pequeñas, pero tienen mejor sabor. También se pueden pelar y usar en una ensalada de milamores, para obtener un toque de color y un extra de proteínas.

Fase crucero PV

Gratén de cigalas

Elaboración: 25 m **Cocción:** 25 m **Para 2 personas**

Ingredientes

12 langostinos • 2 chalotas • 4 tomates • 1 ramillete de hierbas • 100 ml de vino blanco seco • coñac • caldo sin grasa • 1 cucharada de queso fresco 3% • sal y pimienta

Elaboración

Cuece los langostinos en el caldo durante 5 minutos. Pélalos y repártelos en 2 platos refractarios. Sofríe en agua las chalotas laminadas y añade los tomates pelados, sin pepitas y triturados, y el ramillete de hierbas. Salpimienta. Rocíalo todo con el vino, el agua previamente aromatizada con 20 gotas de aroma de coñac, y cuece a fuego suave durante 10 minutos. Incorpora el queso fresco, vierte la salsa encima de los langostinos e introdúcelo en el horno precalentado a 150 °C durante 10 minutos. Sírvelo en platos pequeños.

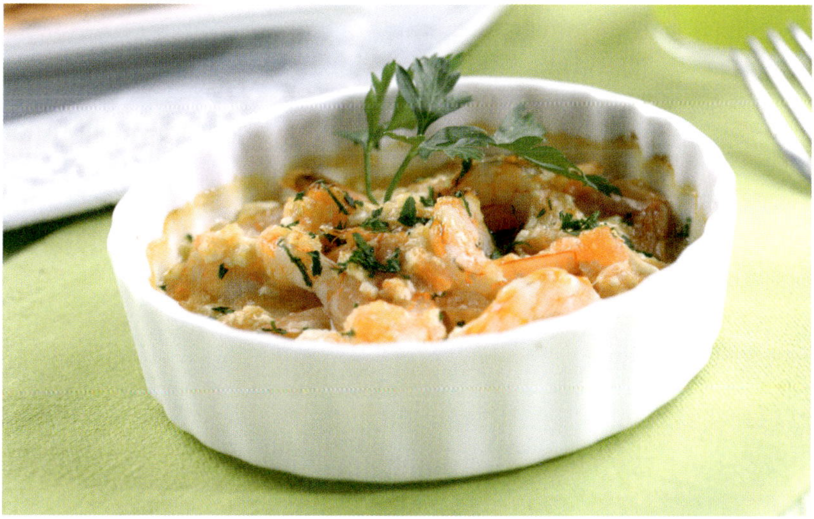

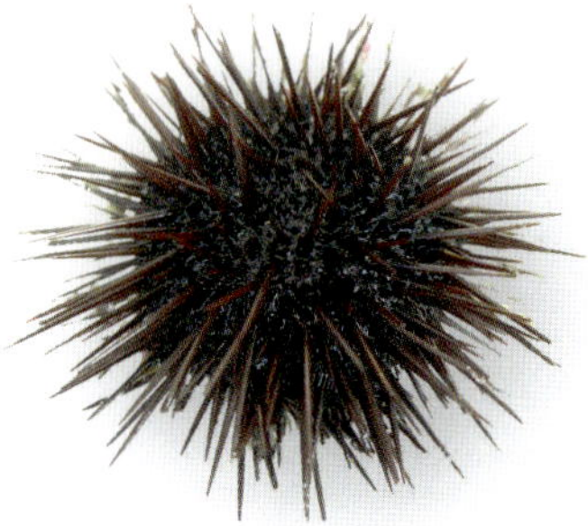

Erizo de mar

Si te gustan los erizos y has vivido en la costa, sabrás que se trata de un manjar de dioses. Es un producto fuera de lo común, ideal para diversificar la alimentación, que resulta muy costoso durante el invierno.

Características nutricionales

En el aspecto nutritivo, es un alimento poco calórico (128 calorías por 100 g), magro (2,8 g de lípidos por 100 g), con unos 12,5 g de glúcidos. Pero las cantidades ingeridas son tan pequeñas que estos números dejan paso al color, el sabor y la fantasía.

Función en la dieta Dukan

En mi dieta, es una pieza anecdótica y ocasional, pero resulta muy interesante para los que se consideran pescadores de erizos y ya los cogían con sus padres. Para ellos, el erizo se convirtió en una joya emocional, algo siempre positivo en el marco de la dieta. Hay que tener presente que hablar de régimen en la actualidad, en un contexto consumista, con un alto nivel de estrés e insatisfacción, evoca pasar hambre. Por lo tanto, todo lo que va en contra de la monotonía, el aburrimiento y de la sensación de privación que produce la dieta permite atenuar estas sensaciones.

Aplicaciones culinarias en la dieta Dukan

Por ser un manjar excepcional, raro, valioso y con color, el erizo entra en la categoría de alimentos alegres y vivificantes. Así pues, si te gustan, date ese regalo con unos pequeños erizos morados, de sabor muy sutil y yodado, y con regusto a naranja. Solo existe una bonita manera de degustar los erizos: sentado con los pies en el agua, en el lugar donde se pescan. Por otra parte, está el erizo de la pescadería, que como el otro se abre con tijeras y se consume crudo, rociado con limón, procurando conservar como un tesoro el agua de mar que está en su interior. Para los gastrónomos, existen muchas recetas, pero todas llevan nata, por lo que no nos interesan en la dieta.

Erizos de mar con huevos rotos

Fase ataque PP

Elaboración: 20 m **Cocción:** 20 m **Para 4 personas**

Ingredientes

8 erizos de mar • 8 huevos • 50 g de queso fresco 0% • sal y pimienta • 1 pizca de nuez moscada en polvo

Elaboración

Abre los erizos y reserva la carne. Lava las cáscaras, sécalas y resérvalas. Bate los huevos ligeramente y sazónalos. Vierte los huevos en una sartén y remuévelos con fuerza hasta obtener la consistencia deseada. Cuando los huevos estén suficientemente rotos, añade la carne de los erizos de mar. Retira la sartén del fuego, remuévelo todo y añade el queso fresco. Sigue removiendo y rectifica de pimienta y sal. Agrega la nuez moscada y rellena las cáscaras de los erizos con los huevos rotos. Sirve al momento.

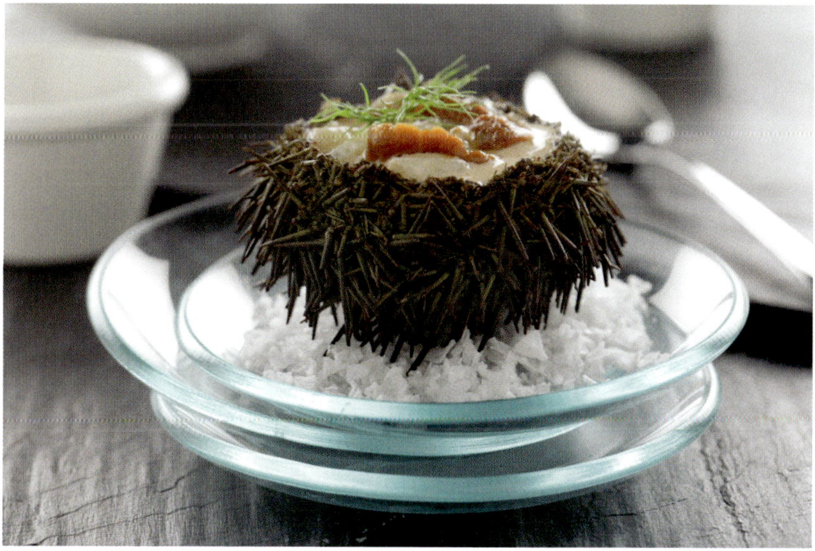

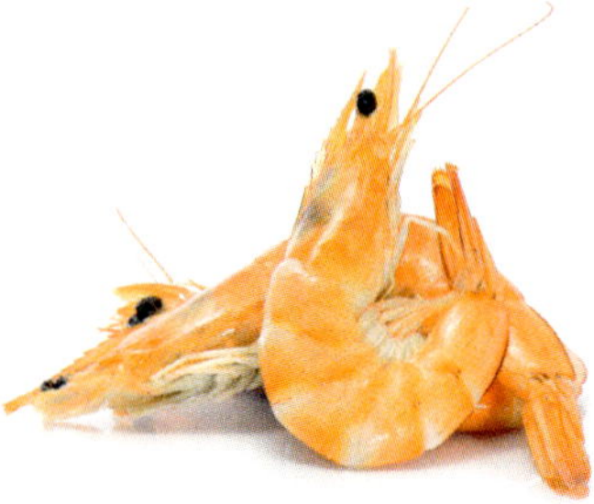

Gambas, camarones

Las gambas y los camarones un elemento clave en cualquier programa de adelgazamiento, y muy especialmente en una dieta rica en proteínas en la que las cantidades son libres, y más aún cuando buscamos diversidad, placer, consistencia y color.

Características nutricionales

En el aspecto nutricional, como la mayoría de los crustáceos, tanto las gambas como los camarones son una mina de proteínas con poca grasa y menos calorías. No hay que descartar las gambas en caso de colesterol, sino solo las cabezas y el coral.

Función en la dieta Dukan

En mi dieta, es un alimento de primerísimo orden. Hoy en día está al alcance de casi cualquier bolsillo, debido principalmente a la mejora de las técnicas pesqueras, la cría a gran escala, la globalización de los intercambios y la llegada de especies procedentes de otros mares y océanos (las gambas nórdicas, los camarones, las gambas rosas de Senegal, etc.). La gamba es uno de los cinco alimentos más saciantes del mundo. Además, es un alimento lento, por el tiempo que requiere pelarla. Asimismo, las gambas tienen una consistencia extremadamente firme y su digestión es lenta, pero su sabor y la textura de su carne resultan excepcionales. Su preparación se presta a todo tipo de modas y culturas. Se puede encontrar pelada o congelada.

Aplicaciones culinarias en la dieta Dukan

Las recetas clásicas de gambas son salteadas al ajillo o acompañadas con mayonesa sin aceite, pero también entran en todo tipo de ensaladas, en pinchos, tortillas, etc. Algo más sofisticadas quedan las gambas en fondos de alcachofa o al estilo criollo o tailandés, en un curry con leche de coco. Tibias con sal gruesa, las gambitas resultan deliciosas.

Fase
crucero
PV

Gambas al jengibre

Elaboración: 5 m **Cocción:** 15 m **Para 2 personas**

Ingredientes
8 gambas grandes • 4 cebollas pequeñas • 1 raíz de jengibre en láminas • caldo de pescado sin grasa • sal y pimienta

Elaboración
Pela las cebollas y córtalas en rodajas. Calienta una sartén antiadherente y añade 2 cucharadas de agua. Cuando esté caliente, agrega la cebolla y el jengibre. Cuando estén bien pochados, incorpora las gambas. Rocíalo todo con el caldo de pescado sin grasa y hiérvelo alrededor de 15 minutos. Salpimienta y sirve inmediatamente.

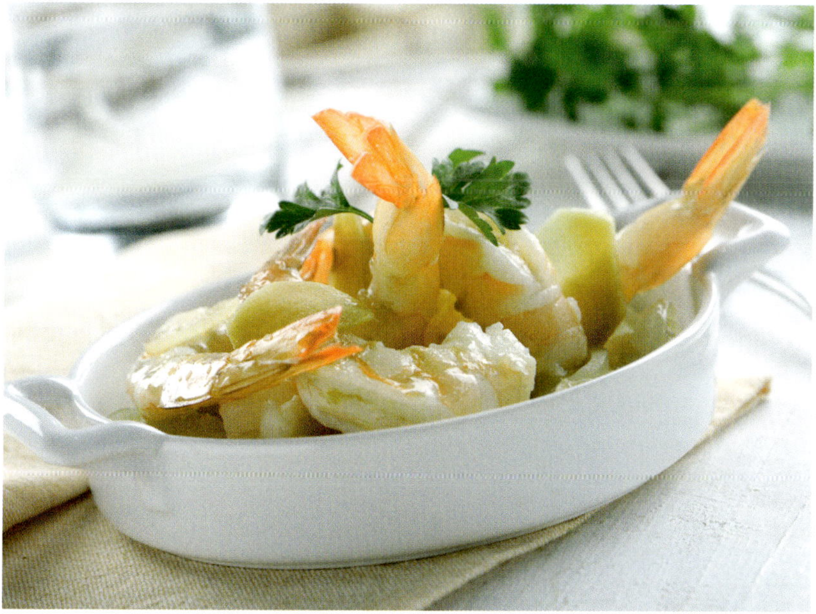

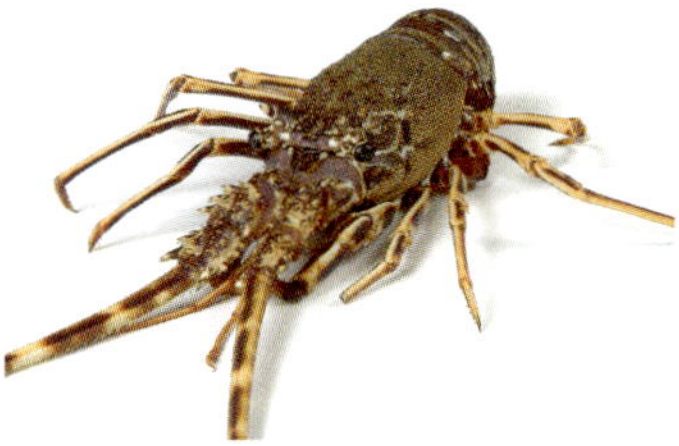

Langosta

Como el bogavante, este es un alimento lujoso y de fiesta, que solo tiene cabida en una dieta adelgazante en caso de cansancio, estancamiento o cuando se necesita una buena dosis de placer y recompensa.

Características nutricionales

En el aspecto nutricional, la langosta es magra (1,5 g de lípidos por 100 g), rica en proteínas (18 g por 100 g) y muy poco calórica (90 calorías por 100 g), pero, desgraciadamente, eso no es mucho frente a un precio que se aproxima a los 130 euros por kilo.

Función en la dieta Dukan

En mi dieta, sería un alimento ideal, ya que reúne todas las calidades necesarias: magra, llena de proteínas de altísima calidad, poco calórica y deliciosa, ofrece además una textura densa y es sumamente saciante. No obstante, no se puede incluir en la lista de los alimentos que se pueden comer a voluntad sin ser desconsiderados con quien no puede permitírsela.

Aplicaciones culinarias en la dieta Dukan

Ocasionalmente, la langosta se compra viva, y más comúnmente ya cocinada o congelada (siempre con el animal vivo) aunque pierda así parte de su sabor. Se suele requerir una langosta de unos 800 g para dos personas. La preparación clásica de la langosta es en caldo corto, cocida durante no más de 10 minutos para que la consistencia no se vuelva blanda. Después, se degusta fría con mayonesa Dukan. También puede asarse y rociarse con una salsa a base de cebolleta, orégano, ajo, perejil, guindilla y zumo de limón.

Wok de cola de langosta y gambas

Fase crucero PV

Elaboración: 15 m **Cocción:** 10 m **Para 2 personas**

Ingredientes

2 colas de langosta • 6 gambas • 1 hinojo pequeño • 1 pimiento rojo • 1 yogur natural desnatado • 1 pizca de pimienta de cayena • sal y pimienta

Elaboración

Engrasa el wok con papel de cocina + 3 gotas de aceite y saltea las gambas. Corta el hinojo y el pimiento y añádelos. Saltéalo todo unos minutos. Incorpora las colas de langosta y déjalo cocer a fuego suave. Añade el yogur y la pimienta de cayena, y salpimiéntalo ligeramente. Sírvelo en fuentes individuales.

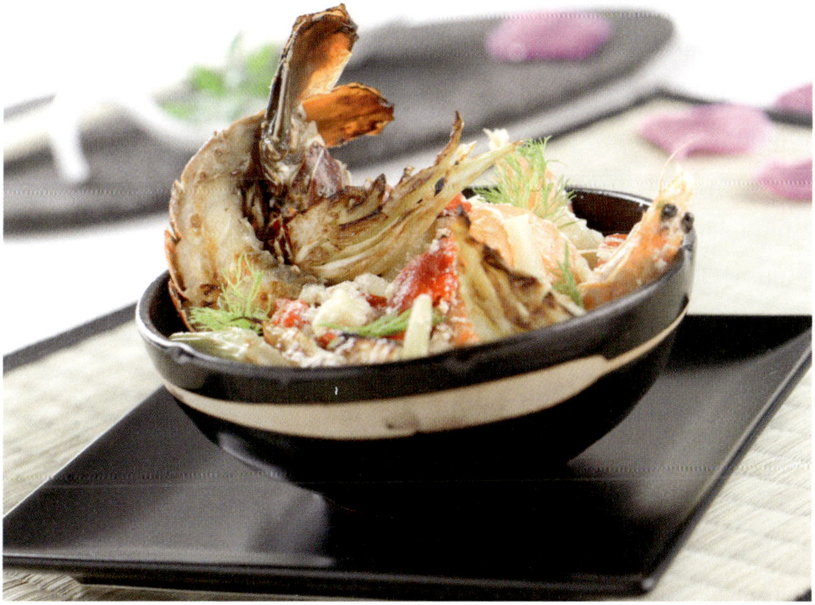

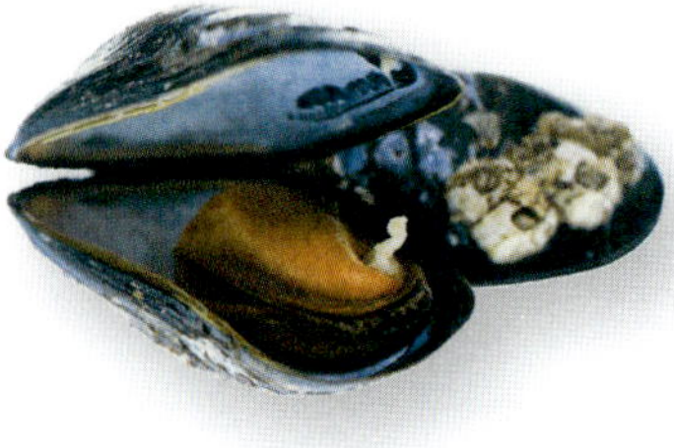

Mejillón

Este alimento resulta sumamente interesante desde cualquier punto de vista, tanto nutritivo como gastronómico. Además, ofrece proteínas a un precio muy económico. Pero tiene un único defecto: como filtro marino permanente, recoge y acumula todo lo que lo rodea. Por lo tanto, hay que ser muy rigurosos a la hora de comprarlos y conservarlos.

Características nutricionales

En cuanto a su aporte nutricional, ya está todo dicho con decir que es perfecto. Los números hablan por sí solos: 66 calorías, 12 g de proteínas y 2 g de lípidos por cada 100 g. Resultan tan atractivos como su precio.

Función en la dieta Dukan

En mi dieta, los mejillones son un alimento de ensueño, llenos de proteínas y más aún de hierro, con una concentración superior a la de la carne (aún más interesante cuando una mujer de cada dos tiene carencia de hierro). Los mejillones son magros y muy poco calóricos. Además, entran en la categoría de los alimentos lentos, pues hay que sacarlos de las valvas, lo que resulta un freno interesante para los voraces, que engullen sin masticar ni dejar al cerebro el tiempo que necesita para generar saciedad. Intenta consumir mejillones tan a menudo como te sea posible, variando las recetas.

Aplicaciones culinarias en la dieta Dukan

Tradicionalmente, los mejillones se cocinan a la marinera, con vino blanco (cuyo alcohol se evapora durante la cocción), abundante cebolla y ajo, que se deshace en la boca una vez está cocido a la vez que pierde su olor. Sin las conchas, se pueden poner en ensalada, y resultan una buena opción durante la semana para la comida del mediodía. También se pueden elaborar con nata desnatada. Por último, también pueden quitarse las conchas y saltearlos para añadirlos a una tortilla. ¡Pruébalo!

Mejillones normandos a la crema

Fase crucero PV

Elaboración: 5 m **Cocción:** de 10 a 20 m **Para 2 personas**

Ingredientes

1 kg de mejillones de vivero limpios • 2 chalotas • 4 tallos blancos de puerro cocidos • 2 cucharadas de vinagre de sidra • 1 zanahoria cocida • 2 cucharadas de queso fresco ligero 3%

Elaboración

Coloca los mejillones en una olla y cúbrelos hasta la mitad con agua. Añade el vinagre de sidra. Incorpora los puerros cortados en trocitos, la zanahoria cortada en finas rodajas y las chalotas en láminas. Remuévelo de vez en cuando hasta que los mejillones se hayan abierto. Agrega entonces el queso fresco y mézclalo bien. Sirve inmediatamente.

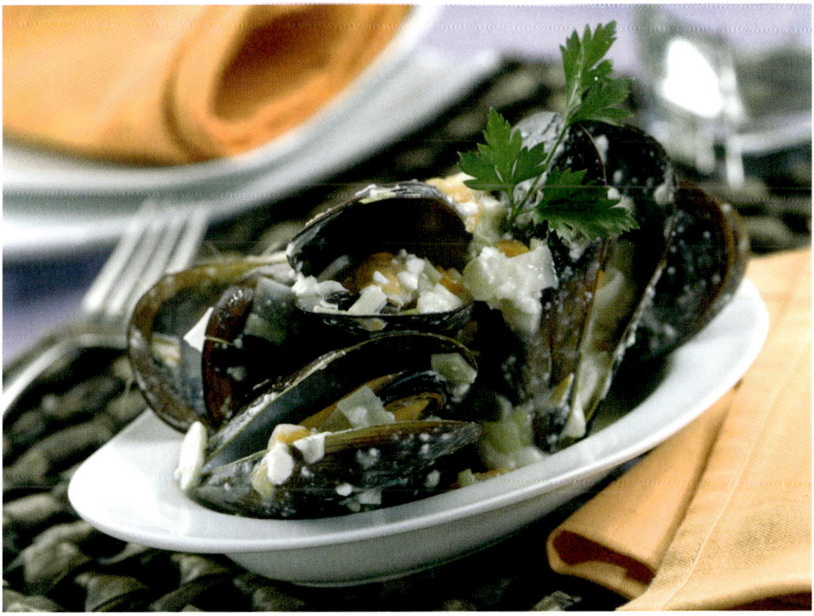

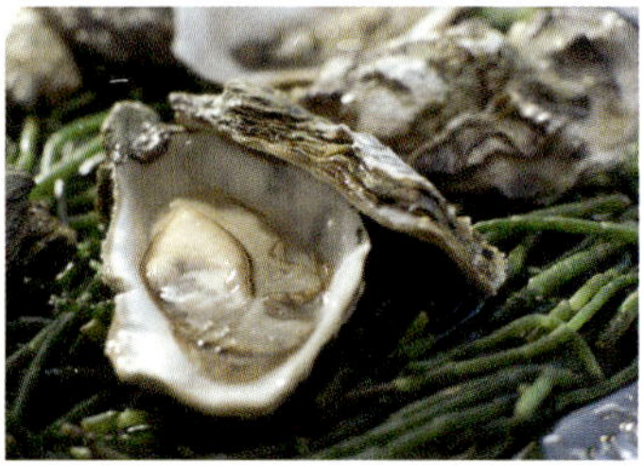

Ostra

Este alimento resulta valioso en una dieta, ya que aporta lujo, fiesta y variedad, por un precio que resulta aceptable si se compran directamente a los productores.

Características nutricionales

En cuanto a su aporte nutricional, todas las variedades de ostras son magras. Proporcionan entre 2 y 5 g de glúcidos y tan solo 65 calorías por cada 100 g Además, son una mina de hierro (tres veces más que la carne roja) y un filón en cuanto a vitaminas y oligoelementos poco comunes: cobre, selenio y cinc. No obstante, como se pasan la vida filtrando el agua de mar, las ostras también pueden contener algunos contaminantes, como el virus de la hepatitis.

Función en la dieta Dukan

En mi dieta, es un complemento valiosísimo, ya que se trata de un alimento magro, con buenas proteínas, poco calórico y un toque de fantasía. Además, las ostras hay que saborearlas y comerlas requiere tiempo y resultan sumamente saciantes. Por último, es una familia de alimentos con variedad suficiente como para poder cambiar a menudo. Las ostras planas ofrecen una relación consistencia-sabor excepcional. Una docena de ostras planas de Galicia cuesta algo más de 20 euros, pero aportan un sabor auténtico, acre y suave, así como una carne anacarada, que bien vale su precio. Las ostras cóncavas, las de Marennes, con sabor a avellana, o las de Bretaña, con mucho yodo, resultan más asequibles y se aprecian por igual.

Aplicaciones culinarias en la dieta Dukan

Por tradición, las ostras se consumen crudas, con un chorrito de limón, pero también pueden cocinarse en caliente. ¡Es el momento de utilizar la torta de salvado de avena! Procura no dejar nunca las ostras en contacto con el hielo, pues echarías a perder su aroma.

Fase crucero PV

Gratén de ostras

Elaboración: 15 m **Cocción:** 30 m **Para 4 personas**

Ingredientes

3 docenas de ostras • 1 cebolla con 2 clavos insertados • 1 zanahoria • 100 ml de vino blanco • 100 ml de agua • 1 ramillete de hierbas • besamel Dukan • queso emmental rallado (opcional) • sal y pimienta

Elaboración

Prepara el caldo vertiendo en una olla las ostras, la cebolla, la zanahoria en rodajas, el ramillete de hierbas, el agua y el vino blanco, y hiérvelo durante 20 minutos. Abre las ostras. Disponlas en una fuente refractaria, reparte la besamel por encima y espolvoréalas con el queso. Gratina las ostras durante 2 minutos y sírvelas inmediatamente.

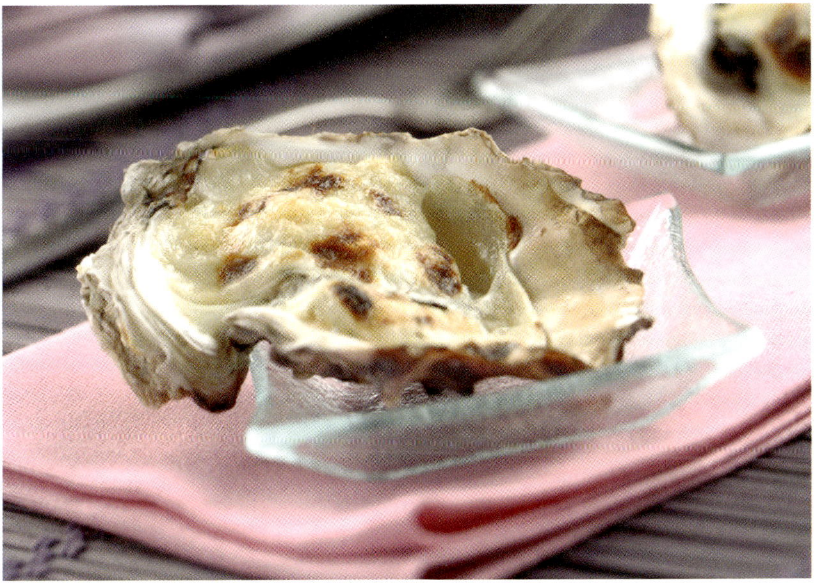

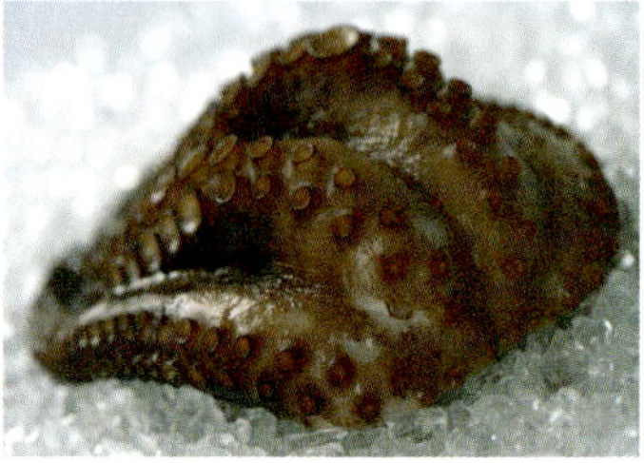

Pulpo

El pulpo es el molusco de los pobres: es tentacular, viscoso, poco sabroso, difícil de cocinar y no demasiado caro, pero ofrece muchas ventajas que hay que aprender a aprovechar.

Características nutricionales

En cuanto a su aporte nutricional, el pulpo es muy magro (0,9 g de lípidos por 100 g), muy poco calórico (72 calorías por 100 g) y bastante proteico (10,5 g por 100 g). Tiene un secreto: los 2 g de glúcidos hacen que su superficie se caramelice al cocerlo.

Función en la dieta Dukan

En mi dieta, tiene la ventaja de que es sumamente magro, con un buen contenido en proteínas. Pero sus puntos verdaderamente fuertes son su consistencia firme, que requiere una masticación prolongada, y que se digiere lentamente. Por lo tanto, es un alimento que genera una saciedad muy intensa y duradera: es mi mejor aliado marino contra el hambre.

Aplicaciones culinarias en la dieta Dukan

La preparación del pulpo tiene un escollo importante: su contenido en tejido conjuntivo, que se retrae durante la cocción, puede transformar sus tentáculos en tiras de caucho, en las que los dientes no hacen mella. Para que quede más tierno, hay que golpearlo con un rodillo y así romper las fibras, después congelarlo para ablandar aún más las fibras y, finalmente, cocerlo el tiempo suficiente para acabar con cualquier resistencia. Se suele hervir durante un mínimo de 45 minutos. Luego, hay que cortar la cabeza y los tentáculos en trozos y aliñarlos en ensalada. Descarta las recetas con demasiado aceite. Después de ablandarlo, puedes prepararlo a la gallega. Para evitar el baño de aceite de oliva, prueba con el lecho de cebolla sobre papel de cocina + 3 gotas de aceite.

Fase ataque PP

Pulpo a la vinagreta

Elaboración: 15 m **Cocción:** 5 m **Para 4 personas**

Ingredientes

1 pulpo ya cocido • 1 ramillete de hierbas (laurel, tomillo, romero) • 1 cebolla • 1 diente de ajo • 1/2 manojo de perejil • caldo sin grasa • vinagreta Dukan

Elaboración

Cuece el pulpo en una olla con caldo durante un máximo de 10 minutos, a fuego suave y con el ramillete de hierbas. El pulpo debe blanquearse e hincharse. Escúrrelo, déjalo enfriar y córtalo en trocitos. Añade el perejil, la cebolla y el ajo cortados. Vierte la vinagreta Dukan encima del pulpo y déjalo marinar al menos durante 4 horas en el frigorífico. Sírvelo a temperatura ambiente.

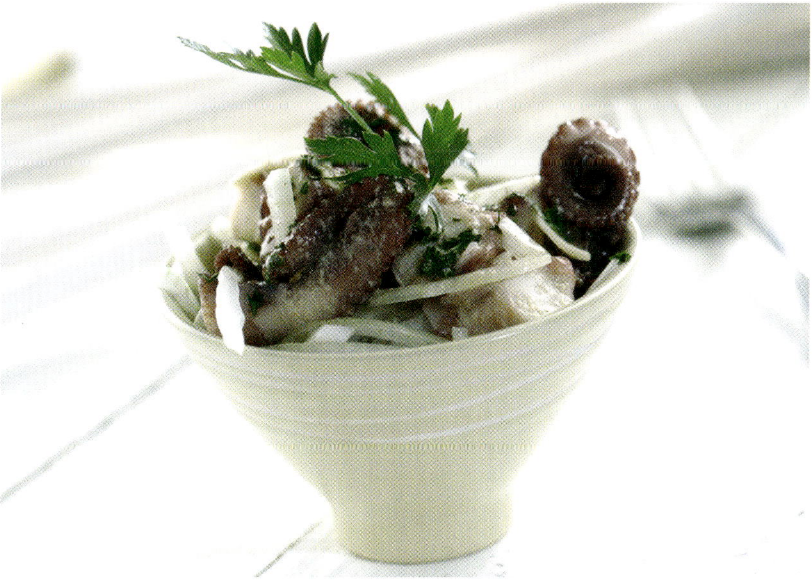

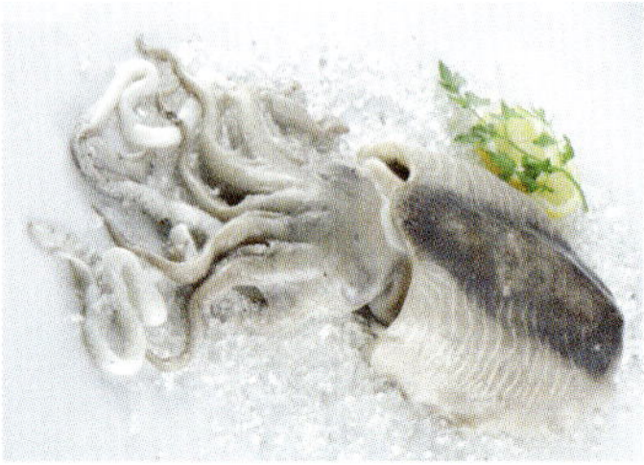

Sepia

Este es un alimento sano, poco contaminado, sumamente magro y proteico, pero tan firme que hay que saber cómo eludir esta firmeza para convertirlo en un excelente alimento para la línea. La sepia se diferencia del calamar por un hueso blanco interno que se suele dar a los pájaros enjaulados.

Características nutricionales

En cuanto a su aporte nutricional, es un alimento perfecto para la dieta Dukan. Es magra (1,5 g por 100 g), muy poco calórica y ofrece muchas proteínas marinas. Sus 2,4 g de glúcidos permiten caramelizarla superficialmente.

Función en la dieta Dukan

En mi dieta, la sepia es ante todo un alimento casi exclusivamente proteico. Además, su alto contenido en fibras conjuntivas le otorga una consistencia muy firme, lo que requiere una masticación larga. Además, se digiere muy lentamente, lo que genera una saciedad más duradera. Por último, cuando está bien preparada y suficientemente ablandada, es un alimento agradable y sabroso.

Aplicaciones culinarias en la dieta Dukan

Se presta bien a la congelación. Y más que eso: congelarla y golpearla son las dos mejores maneras, además del tiempo de cocción, de ablandar su carne. Como el calamar, hay un sinfín de recetas para aderezarla. La mejor para nuestra dieta es a la plancha, que acentúa todas sus cualidades. En la plancha, prepara un lecho de cebolla picadita con papel de cocina + 3 gotas de aceite, y coloca encima la sepia entera, sin cortar los tentáculos. Deja cocer a fuego suave durante un tiempo. Siempre resulta fina y sabrosa.

Sepia al cacao bajo en grasa

Fase crucero PV

Elaboración: 15 m **Cocción:** 35 m **Para 2 personas**

Ingredientes

2 sepias blancas • 2 cebollas • 2 zanahorias • 2 dientes de ajo triturados • 250 ml de vino tinto • 100 ml vinagre balsámico • 1 cucharadita de edulcorante líquido • 2 cucharaditas de caldo de pollo sin grasa • 1 vaso de agua • 3 cucharaditas de cacao bajo en grasa • sal y pimienta

Elaboración

Cuece la sepia al vapor durante aproximadamente 10 minutos y después córtala en dados. Pica las cebollas y las zanahorias. Vierte en un cazo el vino y el vinagre, y llévalo a ebullición. Añade las cebollas, el ajo, las zanahorias, el edulcorante, el caldo de pollo y el agua. Cuécelo durante 15 minutos. Incorpora el cacao y remuévelo. Agrega entonces la sepia cortada. Salpimienta y déjalo cocer a fuego suave hasta acabar de reducir la salsa. Sírvelo caliente.

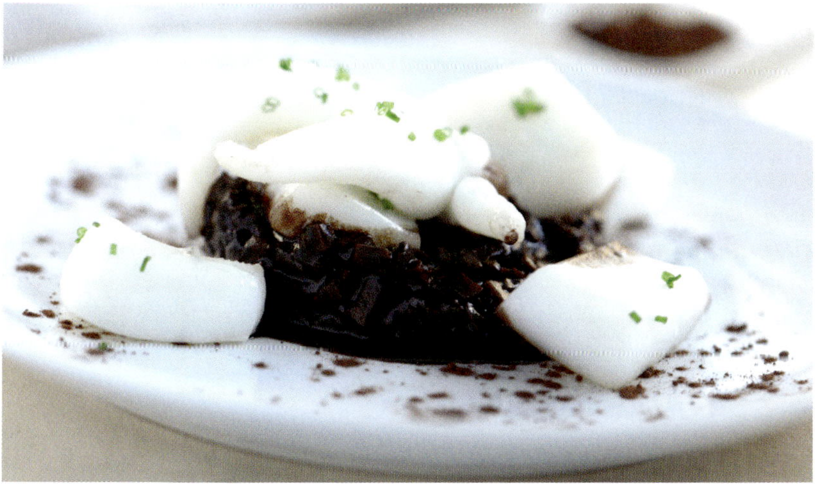

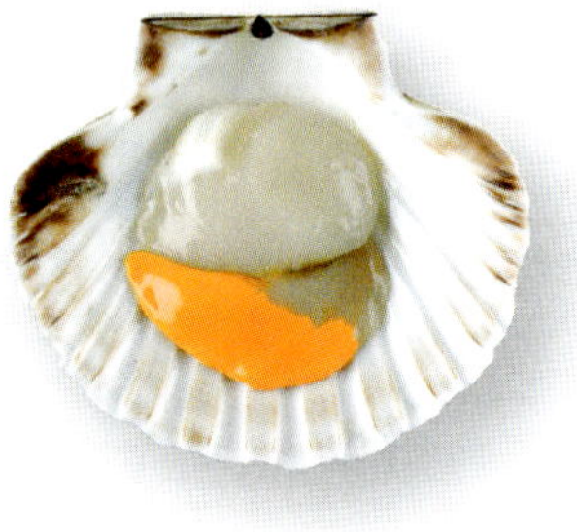

Vieira

Este alimento lujoso, de tanto valor como sabor, es magro y a la vez rico en proteínas y yodo.

Características nutricionales

En cuanto a su aporte nutricional, la vieira es una fuente de proteínas de alto valor biológico, y apenas contiene 0,8 g de lípidos (por lo tanto, es muy baja en grasas), así como 2,4 g de glúcidos, que le dan un toque caramelizado cuando se cocina. Además, la vieira es muy rica en B12, una vitamina poco común que solo se encuentra en la carne animal.

Función en la dieta Dukan

En mi dieta, es el prototipo del alimento que gusta a la mayoría de la gente, aunque es caro. Si no tienes nada en contra de los congelados y te tomas el tiempo de cocinarlas con esmero, el precio se reduce a la mitad. De este modo, pueden entrar en el grupo de alimentos para consumir una vez a la semana, y te proporcionarán alegría, variedad y placer. Por su consistencia y la caramelización de sus azúcares, son un manjar gratificante. Un truco increíble: si descongelas las vieiras en leche durante todo un día, resultarán tan tiernas como las frescas.

Aplicaciones culinarias en la dieta Dukan

El modo de preparación clásico es pasarlas por la sartén después del ritual de untar la sartén con papel de cocina + 3 gotas de aceite. Hay que estar atento a la cocción, ya que su magnífica consistencia se puede echar a perder en tan solo un minuto. Ten siempre presente que mejor menos que más, ya que incluso pueden consumirse crudas o en tartar. Si las compras congeladas, comprueba que no se trate de vieiras de conquicultura, que resultan menos sabrosas. Suelen proceder de Galicia o de Francia, y en este último país la vieira de Normandía tiene un certificado de calidad propio, y su rendimiento es de 1 kg sin concha por cada 6,5 kg de vieiras enteras.

Fase crucero PV

Cazuela de vieiras

Elaboración: 20 m **Cocción:** 50 m **Para 6 personas**

Ingredientes

400 g de vieiras pequeñas congeladas • 250 g de gambas pequeñas congeladas • 250 g de mejillones congelados • 100 ml de nata 3% • 100 ml de vino blanco seco • 2 cebollas medianas • 2 chalotas medianas

Elaboración

Corta las cebollas y las chalotas en finas láminas y dóralas en una sartén antiadherente con 6 cucharadas de agua. Remueve de vez en cuando. Desglásalo con el vino blanco. Añade la nata y déjalo cocer a fuego suave durante 5 minutos. Incorpora luego las vieiras, las gambas y los mejillones previamente descongelados. Mézclalo bien y cuece a fuego suave durante 20 minutos. Precalienta el horno a 180 °C. Coloca 6 moldes en la bandeja del horno y vierte la preparación anterior. Hornea durante 20 minutos y sirve bien caliente.

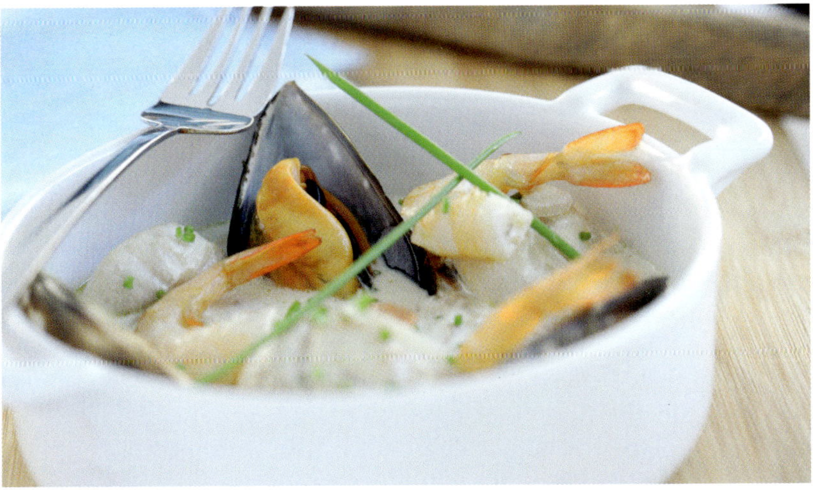

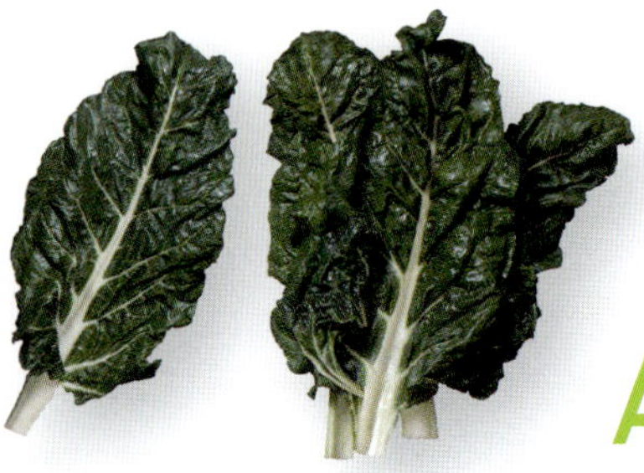

Acelga

La acelga es una hortaliza verde cuyas hojas y troncos ofrecen dos tipos de consistencia y sabor. Las hojas se preparan como las espinacas, mientras que los troncos se cocinan como el apio o los espárragos. Esta verdura, extremadamente fibrosa, y de consistencia muy firme, mejora cuando se cuece con alimentos de mucho sabor (carnes o aves de corral), o preparada con especias y hierbas aromáticas, y mejor aún, cuando se gratina con una salsa besamel Dukan sin materia grasa.

Características nutricionales

En el aspecto alimenticio, como todas las hortalizas verdes de hojas, la acelga tiene un contenido significativo en vitamina C, caroteno y ácido fólico. Muy poco calórica, tan solo proporciona unas 7 calorías por 100 g. Es muy rica en fibra dura; las hojas aceleran el tránsito intestinal y tienen un efecto diurético. Por último, la acelga tiene la particularidad de ser rica en magnesio, cuyo papel antiestrés y relajante resulta apreciable en período de dieta.

Función en la dieta Dukan

En mi dieta, además de vitaminas, la acelga proporciona una cantidad significativa de fibra con efectos pronunciados sobre la saciedad. Por otra parte, es una verdura poco costosa que se presta a muchas preparaciones tradicionales, adaptables muy fácilmente a la dieta.

Aplicaciones culinarias en la dieta Dukan

Las hojas tiernas resultan especialmente interesantes para ensaladas. Estas se pueden cortar en trozos grandes y los troncos en láminas, y saltearlo todo con ajo picado, tapando la sartén y sacando la tapa durante unos minutos para que se evapore el agua, sazonadas con un chorro de limón. También se puede elaborar una empanada con salvado de avena, clara de huevo, hojas picadas de acelga, ajo, cebolla y pimentón.

Rollitos de acelgas

Elaboración: 10 m **Cocción:** 20 m **Para 4 personas**

Ingredientes

1 kg de acelgas • 200 de salmón ahumado • 4 huevos • 8 lonchas de jamón de pavo • pimienta negra • 1 cucharada de edulcorante en polvo

Elaboración

Rehoga las acelgas en una sarten tapada durante 10 minutos, a fuego muy lento. Con una cuchara de madera, aplasta las acelgas para romper las fibras de los tallos. Sube la potencia del fuego y añádele el salmón picadito. Bate los huevos y haz un revoltillo. Pon pimienta al gusto. Extiende las lonchas de jamón, pon tres cucharadas soperas de la mezcla y enróllalo, como si fuera un canelón. Espolvorea el edulcorante por encima de los rollitos y quémalo con un soplete de cocina.

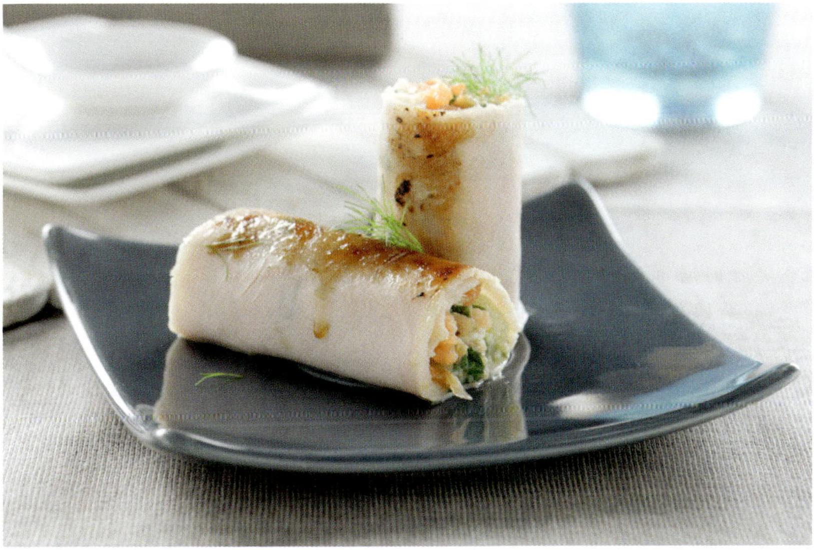

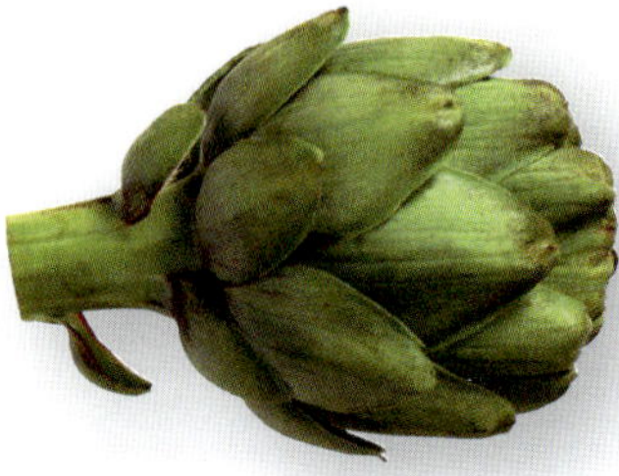

Alcachofa

De esta verdura de cultivo solo se come la parte carnosa de la flor. Está entre los mejores alimentos para adelgazar, pues es poco calórica y entra en la categoría de mis alimentos de digestión lenta, ya que se requiere tiempo para deshojarla y saborearla.

Características nutricionales

Contiene casi 50 calorías por cada 100 g, pero este pequeño inconveniente resulta insignificante comparado con la importante sensación de saciedad que proporciona y con su consistencia tierna y densa a la vez. Rica en potasio y fósforo, es un alimento de drenaje ligeramente diurético. La alcachofa también es colerética y actúa como un potente limpiador del hígado. Por ello, facilita mucho el adelgazamiento, especialmente de los grandes obesos con baja función hepática. Está bien provista en hierro, magnesio y en vitaminas tonificantes y revitalizantes (C, B1, B12).

Función en la dieta Dukan

Resulta más provechoso consumirla hoja tras hoja, ya que eso permite tomarse tiempo y ayuda a alcanzar la saciedad. Además, la alcachofa es una de las verduras frescas más ricas en proteínas, que incrementan su densidad alimenticia y su capacidad saciante.

Aplicaciones culinarias en la dieta Dukan

Puede consumirse fría o caliente, después de cocerla en agua o al vapor (no se conserva porque se oxida), mojando la punta de las hojas en una vinagreta Dukan o, sencillamente, en vinagre balsámico. Cuando ya no tenga hojas, quedará por descubrir un centro calentito, tierno, con una consistencia y un sabor excepcionales, que se deben a la presencia de inulina, un azúcar lentísimo. También puede consumirse crudo, cortando el corazón en láminas finas y dejándolas marinar con zumo de limón y sal.

Corazones de alcachofa rellenos de camarones

Fase crucero PV

Elaboración: 10 m **Cocción:** 5 m **Para 2 personas**

Ingredientes

4 corazones de alcachofa grandes • el zumo de 2 limones • 2 puñados de camarones pequeños pelados • 2 cucharadas de yogur desnatado • 2 cucharaditas de mostaza • 2 cucharadas de vinagre balsámico • finas hierbas • sal y pimienta

Elaboración

Marina los camarones con el zumo del limón salpimentado. Prepara los corazones de alcachofa. Pica los dos primeros con los camarones e incorpora una salsa preparada con el yogur desnatado, la mostaza, el vinagre balsámico y las finas hierbas. Rellena los otros dos corazones de alcachofa con esta preparación y sírvelo frío.

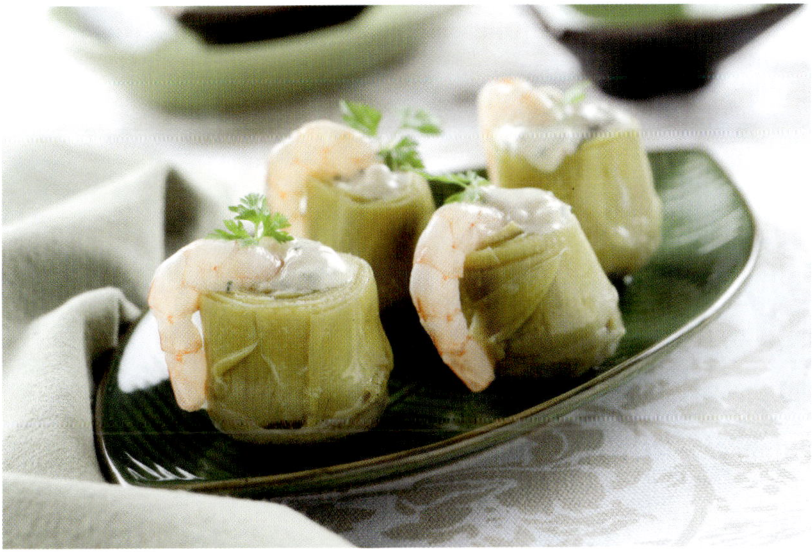

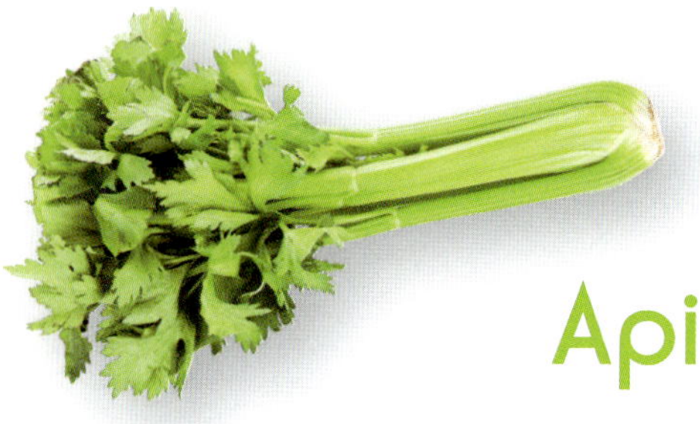

Apio

El apio es una buena verdura para adelgazar, ya que es crujiente y tierna, sobre todo en el centro. Con poquísimas calorías, tiene un sabor y un perfume potentes, por lo que es un buen acompañamiento de muchos platos. También existe el apio nabo, en forma de bola grande, con el que se hacen purés muy buenos.

Características nutricionales

Muy poco calórico (15 calorías por 100 g), es rico en potasio, vitamina C y ácido fólico.

Función en la dieta Dukan

Crudo es un buen entremés, solo o con marisco, gambas o cigalas. Cocido, perfuma todo lo que toca: las sopas, las salsas para el pescado y las aves de corral, así como los guisos. Le da sabor al tofu, esa sustancia vegetal y proteica. En láminas finas, modifica la textura y perfuma al mismo tiempo la tortilla.

Aplicaciones culinarias en la dieta Dukan

Ya sea asado, gratinado con un velo de parmesano, mezclado con salvado de avena o en una besamel Dukan, es una deliciosa guarnición. Sobre todo no hay que tirar las hojas, sino limpiarlas bien y picarlas, ya que añaden sabor a todos los alimentos cocidos.

En cuanto al apio nabo, resulta excelente en puré acompañando a carnes y aves de corral. Además, este puré sustituye de manera ventajosa al de patata. También puede cocerse en trozos en una olla, con zanahoria y un fondo de alcachofa y zumo de limón. ¡Una delicia!

Fase crucero PV

Rape con corazones de apio

Elaboración: 5 m **Cocción:** 12 m **Para 2 personas**

Ingredientes

2 corazones de apio en conserva • 300 g de rape • 2 cebollas • caldo de pescado sin grasa • 1 cucharadita de curry • 4 cucharadas de vino blanco • sal y pimienta

Elaboración

Cuece el rape troceado en una sartén antiadherente encima de una capa de finas rodajas de cebolla. Empápalo con caldo de pescado. Añade los corazones de apio cortados por la mitad y bien escurridos. Déjalo cocer en la sartén tapada durante 10 minutos. Incorpora el curry y el vino y cuece durante 2 minutos más. Salpimienta y sírvelo caliente.

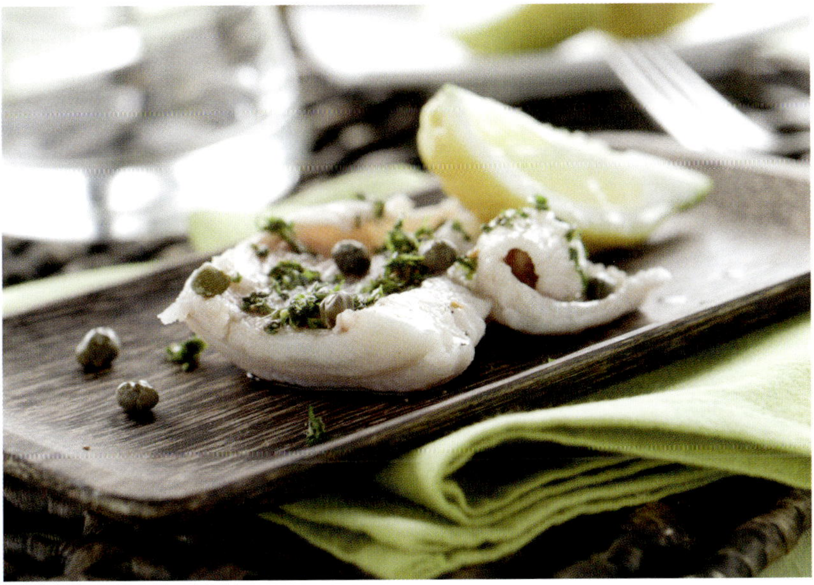

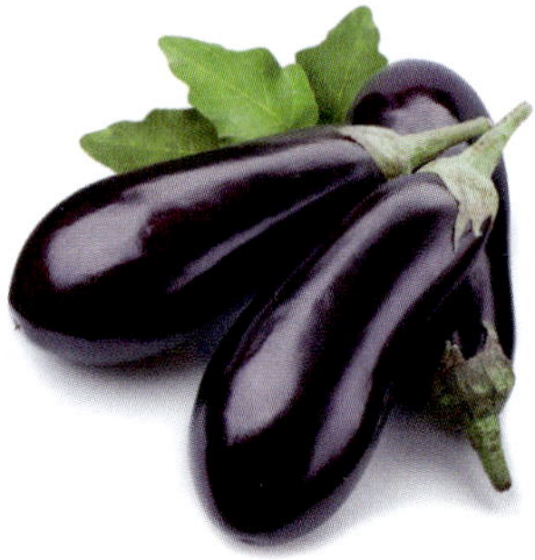

Berenjena

La berenjena es una verdura mediterránea que se encuentra durante todo el año. Es una de las verduras que menos calorías tiene, al igual que la lechuga y la judía verde. Solo se come cocida, y se presta a múltiples recetas, a menudo demasiado aceitosas. Este es un peligro importante: por su textura, la berenjena puede empapar el aceite, y cuando se prepara sin precauciones, camufla el aceite de cocción. Por lo tanto, se debe evitar consumirla a menos que se haya preparado personalmente.

Características nutricionales

Es poco calórica: 22 calorías por 100 g, con 4,5 g de glúcidos y 91,2 g de agua. Junto con el calabacín y la calabaza, es una de las tres verduras que más pectina contiene.

Función en la dieta Dukan

La pectina puede absorber hasta 30 veces su peso en agua, lo que la convierte en un *quitahambre* muy eficaz. Es más, una de las características de la pectina es que se gelifica en el tubo digestivo, con lo que encierra en las mallas de su gel, en forma de red, todo lo que la rodea (nutrientes y calorías). La pectina no se asimila y se evacua del organismo en las heces, arrastrando su pequeño botín calórico.

Aplicaciones culinarias en la dieta Dukan

La berenjena se impregna con los sabores que la rodean (carne, pescado, etc.) y los aromas de la cocción. Puede prepararse con caviar, horneada, en lonchas asadas, a la plancha, con pisto o rellena.

Fase crucero PV

Berenjenas rellenas

Elaboración: 15 m **Cocción:** 30 m **Para 6 personas**

Ingredientes

4 berenjenas • 250 g de carne picada • 250 g de jamón sin grasa ni corteza • 2 dientes de ajo • 150 g de champiñones • 1 cebolla • 2 cucharadas de tomate concentrado • levadura • sal y pimienta

Elaboración

Vacía las berenjenas. Prepara el relleno con la carne picada y el jamón, los dientes de ajo picados, los champiñones y la cebolla cortada en finas rodajas. Lígalo todo con el tomate concentrado. Salpimienta y coloca el relleno dentro de las berenjenas. Espolvoréalas con levadura y cuécelas en el horno durante 30 minutos. Sirve bien calientes.

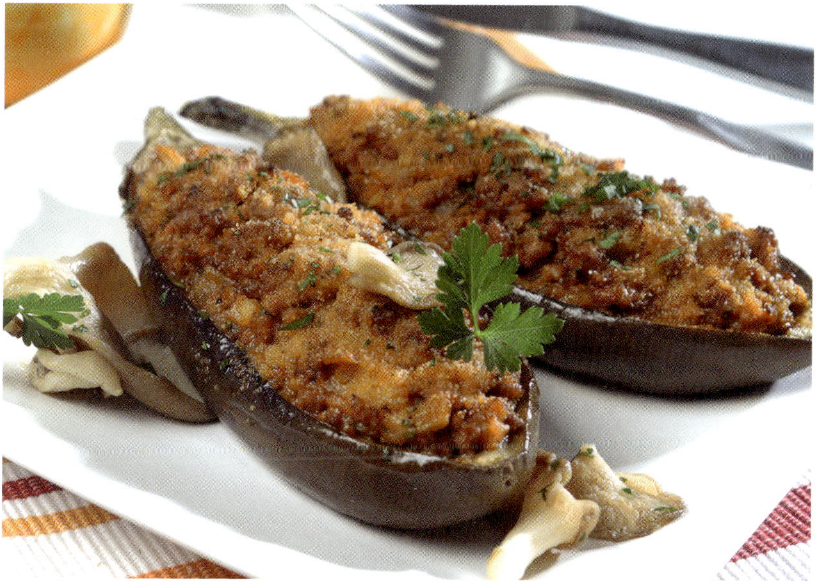

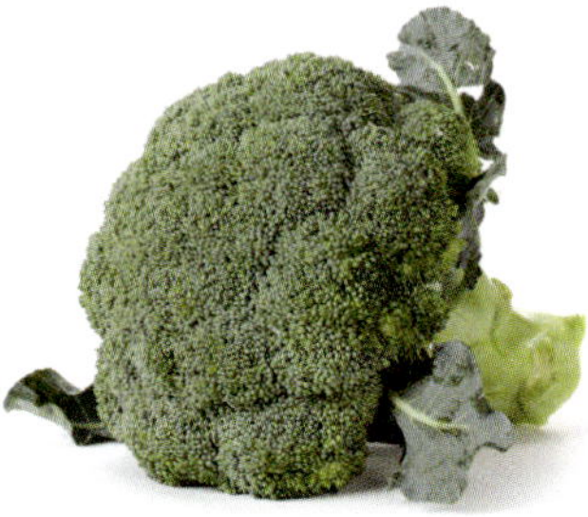

Brécol

Muy saciante y con un sabor original, es un excelente alimento para adelgazar. Crujiente, incluso cocido, en su consistencia se mezcla la dureza y lo crujiente: los tallos con la textura granosa de sus cabezas verdes.
El brécol, que llegó hace relativamente poco tiempo en nuestros mercados, se hizo de pronto con una posición muy sólida, empujado sobre todo por la cocina italiana y asiática.

Características nutricionales

Es poco calórico: 25 calorías por cada 100 g. En cuanto a su aporte nutricional, para muchos estudios es el alimento de referencia para la prevención del cáncer. Junto con el tomate, es la verdura que más protege la salud humana, incluso en el ámbito del sobrepeso. Es rico, muy rico en vitamina C y potasio, en ácido fólico, vitamina A, magnesio y hierro. ¡Un auténtico botiquín y una panacea vegetal!

Función en la dieta Dukan

Con un sabor muy bueno, es al mismo tiempo saciante y excelente para la salud, por lo que hay que consumirlo con regularidad.

Aplicaciones culinarias en la dieta Dukan

En España, el brécol no se suele comer crudo, salvo en bandejas de verduras para cócteles o aperitivos, junto con ramilletes de coliflor y tomates cherry. Pruébalo en ensalada, cortado muy fino. Si se cuece, hay que procurar que conserve la firmeza y un toque crujiente. Inspírate en las recetas chinas, vietnamitas o tailandesas. Resulta delicioso gratinado en el horno con una besamel Dukan y una ligera capa de parmesano.

Dúo de mousses de brécol y de salmón

Fase crucero PV

Elaboración: 30 m **En frigorífico:** 60 m **Para 12 vasitos**

Ingredientes para la mousse de salmón
150 g de salmón ahumado • 8 cucharadas de queso fresco 0% • el zumo de 1/2 limón • sal y pimienta

Ingredientes para la mousse de brécol
1/2 brécol cocido • 2 quesitos de Burgos desnatados • 1 cucharada de queso fresco 0% • el zumo de 1/2 limón • sal y pimienta

Para la decoración
1 pizca de curry en polvo

Elaboración de la mousse de salmón
Mezcla con una batidora el salmón con el queso fresco y el zumo del limón hasta obtener una mezcla homogénea con textura de mousse. Salpimienta un poco y viértelo en los vasitos para servir. Consérvalos en el frigorífico.

Elaboración de la mousse de brécol
Bate el brécol con los quesitos de Burgos, el queso fresco y el zumo del limón. Salpimienta. Añade esta preparación a la del salmón. Añade un toque de curry y vuelve a meter los vasitos en el frigorífico durante 1 hora. Retira los vasitos del frigorífico 10 minutos antes de servir.

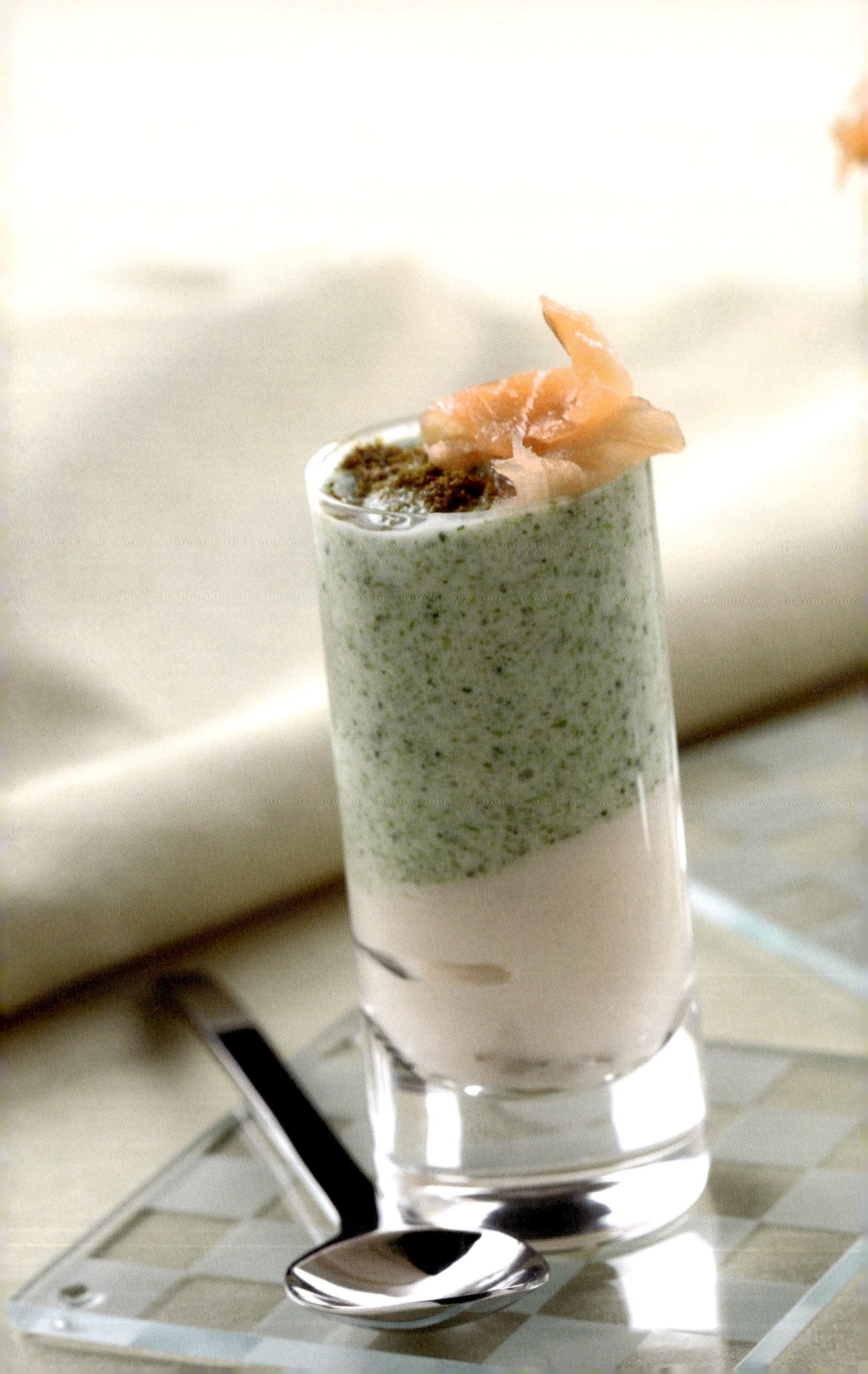

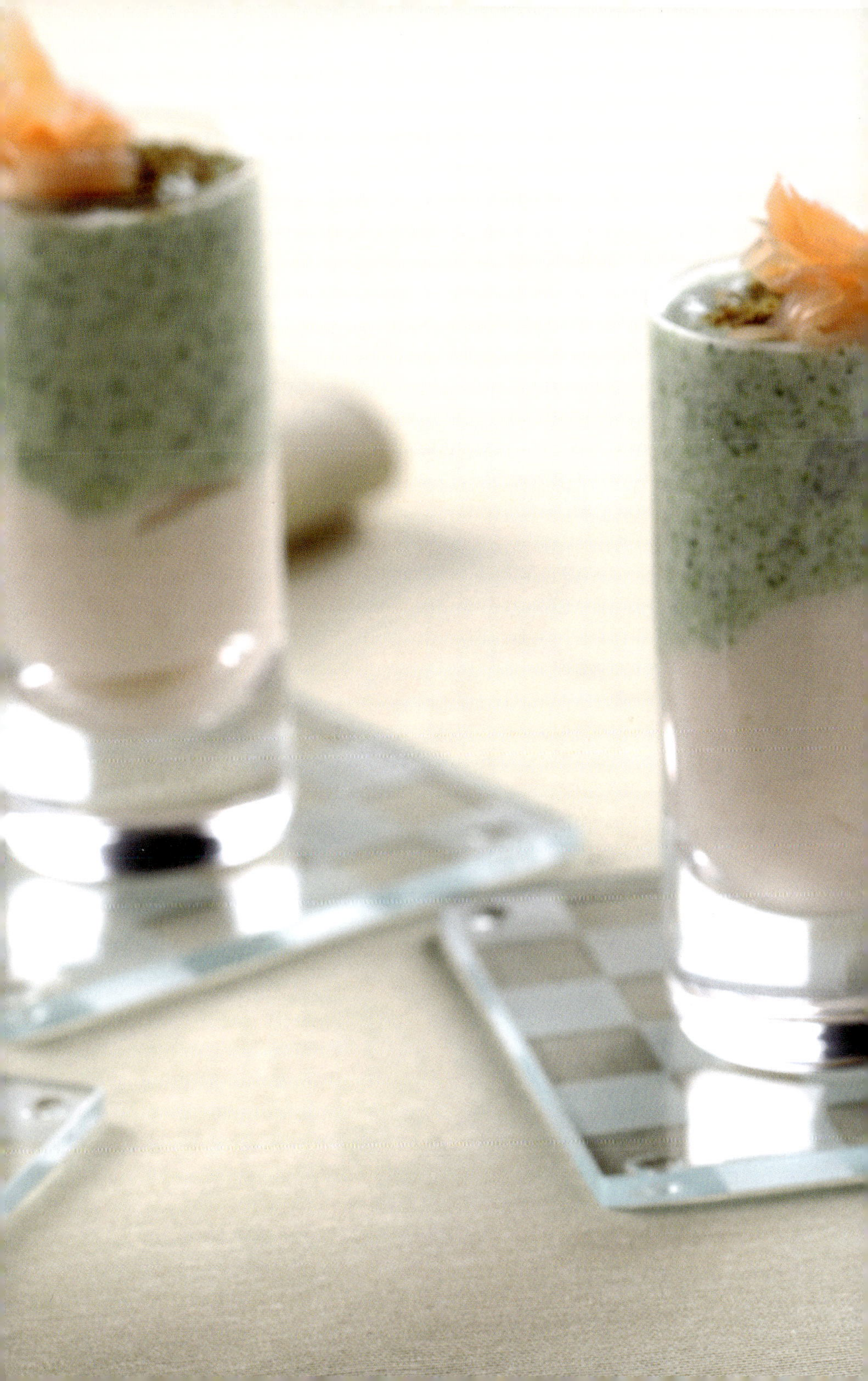

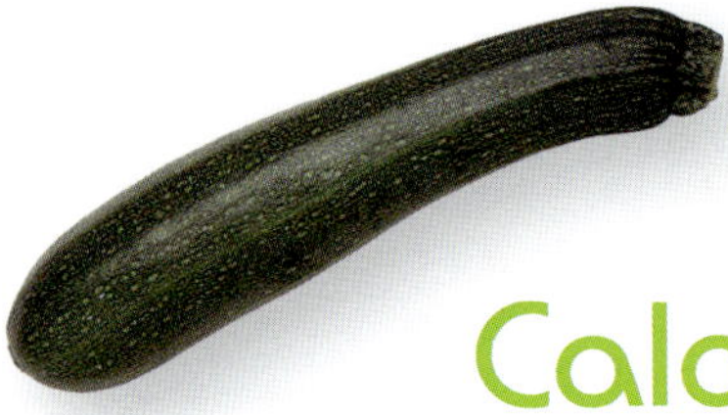

Calabacín

El calabacín es una pequeña calabaza que se consume antes de alcanzar la madurez, lo que explica su pequeño tamaño, su consistencia blanda y su riqueza en pectina.

Características nutricionales

En cuanto a su aporte nutricional, el calabacín proporciona tan solo 17 calorías por cada 100 g. Junto con el pepino, el tomate, la endibia y la berenjena, es una de las verduras menos calóricas que existen. Muy pobre en sodio y rico en potasio, resulta ligeramente diurético, lo que le permite combatir activamente la retención de agua en mujeres.

Función en la dieta Dukan

En mi dieta, es un vegetal de los más necesarios e interesantes. Con muy pocas calorías y azúcares, es un alimento cómodo y sumamente fácil de digerir. Pero su principal interés radica en su riqueza en pectina, una sustancia medicinal que permite reducir el colesterol y la velocidad de penetración del azúcar en el organismo. Tiene una capacidad muy alta de llenar y proporcionar saciedad, ya que puede impregnarse en el estómago con 30 veces su volumen de agua. Es más, en el intestino delgado, donde las calorías y los nutrientes pasan a la sangre, la pectina gelificada y viscosa se engancha a todo cuanto la rodea, arrastrando tras ella su valioso botín de calorías.

Aplicaciones culinarias en la dieta Dukan

El calabacín se prepara cocido, hervido o al vapor, y luego se adereza con una vinagreta magra o una salsa de yogur. Entra en la composición del pisto, con los otros tres mosqueteros: tomate, berenjena y pimiento. En la sopa, su blandura y untuosidad le permiten sustituir a la patata y se conforma con un toque de nata desnatada. También puede pasarse por la sartén con cebolla, el papel de cocina + las 3 gotas de aceite y carne picada. Cocinado a la plancha, resulta más crujiente.

Fase
crucero
PV

Crema de calabacín

Elaboración: 15 m **Cocción:** 40 m **Para 6 personas**

Ingredientes

1 kg de calabacines • 1 cebolla • 1 l de caldo de pollo sin grasa • 200 ml de nata 3% • 2 yogures desnatados • 1 pizca de nuez moscada • sal y pimienta

Elaboración

Pela los calabacines y córtalos en trozos. Pela la cebolla y córtala en rodajas. En una cacerola antiadherente, calienta 6 cucharadas de agua a fuego medio y rehoga la cebolla removiendo de vez en cuando durante 2 minutos. Añade los calabacines. Vierte el caldo y llévalo a ebullición. Tápalo y déjalo cocer a fuego suave hasta que los calabacines estén tiernos (30 minutos). Comprueba que los calabacines estén hechos con la punta de un cuchillo. Detén el fuego y bate la verdura para conseguir una textura de puré. En un cuenco grande, mezcla la nata y los yogures y añádelo todo al puré de calabacines. Mézclalo bien. Salpimienta y añade la nuez moscada. Caliéntalo en caso necesario.

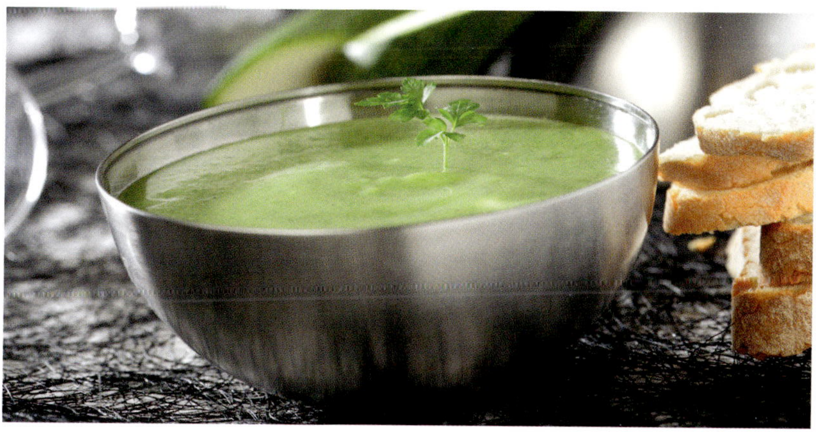

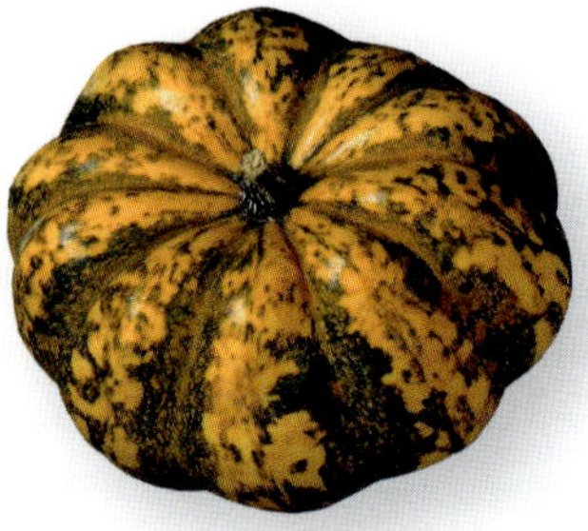

Calabaza

Es un vegetal extraordinario, por su tamaño, su color, su consistencia, su sabor dulce, su valor biológico... y su sopa mágica.

Características nutricionales

En cuanto a su aporte nutricional, la calabaza es poco calórica (26 calorías por 100 g) y contiene 5 g de glúcidos por cada 100 g, pero es muy rica en vitamina A (una porción de 200 g resulta suficiente para cubrir las necesidades diarias de un hombre).

Función en la dieta Dukan

En mi dieta, la calabaza aporta un alto contenido en pectina, una sustancia que también se encuentra en la manzana y a la que se debe buena parte de sus propiedades. En este caso, nos interesa la capacidad que tiene la pectina por retener y eliminar las calorías intestinales que atrapa y arrastra en las heces. Comer calabaza hace perder calorías: es un gran aliado de quienes están a régimen. Además, tiene un color muy atractivo y ofrece un sabor dulzón, que resulta beneficioso para los que echan de menos picotear cosas dulces. Una tajada sólida de calabaza cocida al vapor con vainilla o canela espolvoreada permite alejar estas tentaciones.

Aplicaciones culinarias en la dieta Dukan

Tradicionalmente, la calabaza se prepara en sopa o puré. A los niños les encanta, debido a Halloween... y también por el sabor que tiene. Una vez hayan crecido, estos niños conservarán el gusto por la calabaza. Una noche de mucho frío, prepárate una sopa de calabaza con una cucharada de nata desnatada, verás cómo te sentirás más tranquila, calentita y reconfortada al instante. Personalmente, tengo debilidad por los trozos de calabaza cocidos al vapor, pero dejando la carne lo suficientemente firme para que no se deshaga. Sobre la sopa, vierto un chorrito de salsa de soja. ¡Pruébalo!

Fase crucero PV

Pastel de calabaza

Elaboración: 15 m **Horno:** 50 m **Para 8 personas**

Ingredientes

400 g pulpa de calabaza • 3 huevos • 10 gotas de aroma de mantequilla • 20 gotas de aroma de castaña • 100 ml de leche desnatada • 50 g de harina integral • 50 g de salvado de avena • 1/2 sobre de levadura química • 150 g de pollo en tiras • 100 g de emmental light *5% • perejil • nuez moscada • sal y pimienta*

Elaboración

Corta la calabaza en dados de 1 cm aproximadamente. Sofríela en una sartén antiadherente con 4 cucharadas de agua. Remuévelo de vez en cuando y añade agua en caso necesario. Comprueba que la calabaza esté tierna con la punta de un cuchillo. Si el cuchillo penetra bien en la calabaza, retírala del fuego. Bátela en puré y resérvala. Precalienta el horno a 210 °C. En una ensaladera, bate los huevos con un tenedor junto con los aromas. Añade el puré de calabaza, la leche, la harina, el salvado de avena y la levadura. Mézclalo bien. Incorpora las tiras de pollo y el emmental. Incorpora el perejil y la nuez moscada y salpimienta. Viértelo en un molde para pastel o uno para suflé y hornéalo durante 50 minutos. Comprueba la cocción del pastel con la punta de un cuchillo. Sirve inmediatamente.

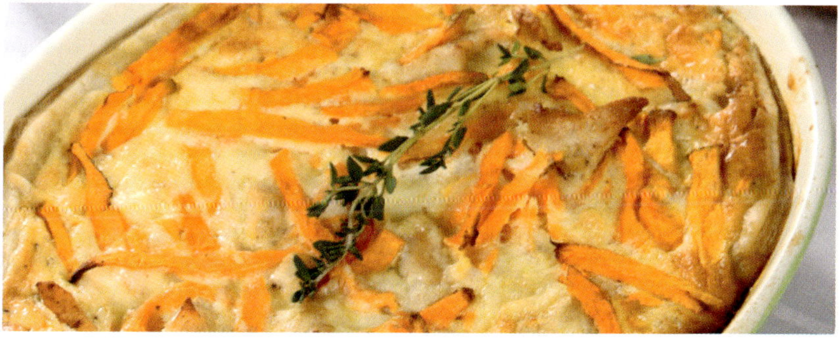

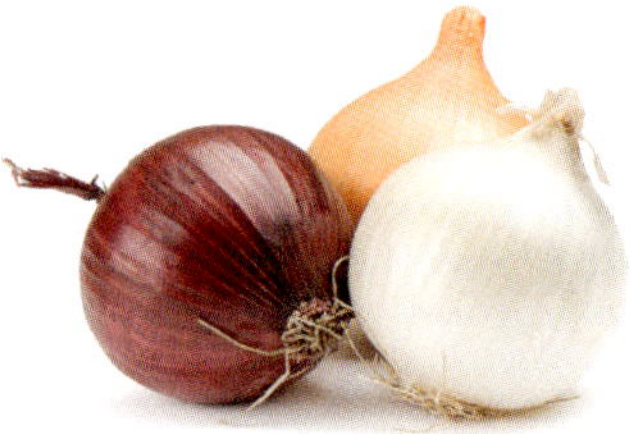

Cebolla

La cebolla es uno de los alimentos-condimentos más valiosos, tanto para mantener la línea como para la salud y en la cocina. Las personas que comen regularmente cebolla durante toda su vida ingieren un seguro de salud: tendrán menos posibilidades de padecer enfermedades cardiovasculares, de ser diabéticas y, en el tema que nos interesa, conservarán toda la vida un peso saludable. Por otra parte, ¡cómo se puede vivir y alimentarse gratamente toda la vida sin echar cebolla en los platos!

Características nutricionales

En cuanto a su aporte nutricional, con 31 calorías, 8 g de glúcidos y 0 g de lípidos por cada 100 g, la cebolla es un alimento medicinal que merece un sitio en la farmacia. Es la mejor fuente vegetal de selenio, un extraordinario activador de la vitamina E. Posee bastante cantidad de vitaminas E y C, y combina los 4 elementos clave de la protección cardiovascular, ya que también ayuda a fluidificar la sangre, reduciendo la formación de coágulos. Al ser rica en azufre, frena la subida de los niveles de glucemia y protege a los diabéticos. Por último, también contiene una gran diversidad de sustancias poco comunes como el manganeso, el cobalto, el flúor y el molibdeno.

Función en la dieta Dukan

¡Apúntate a la cebolla! En mi dieta, la cebolla resulta tan ineludible que pido a los que no la aprecian que realicen una estrategia de acercamiento. Hay que tener en cuenta que el 80% de la gente que de joven siente desagrado por la cebolla pierde esta sensación con la edad. Ante todo, la cebolla es un gran recurso en la cocina y está presente en todas las culturas. En España, le sería difícil a un cocinero hacer bien su oficio sin ajo, cebolla, sal o pimienta. La cebolla es una fuente de dulzor, incluso de azúcar o de caramelo, cuando se cuece lo suficiente como para eliminar los derivados azufrados que pican, hacen llorar y cargan el aliento. Al cocer la cebolla a fuego lento, se pueden obtener confitados, e incluso mermeladas, cociéndola aún más. Este toque dulzón resulta especialmente provechoso, sobre todo para quien esté atormentado por la falta de dulce. Este sabor es debido a la presencia de fructosa, cuya capacidad edulcorante es mayor que la del azúcar blanco. Además, la cebolla tiene características diuréticas, bajas pero suficientes como para ayudar a la mujer con problemas de retención.

Aplicaciones culinarias en la dieta Dukan

Hay infinidad de recetas para preparar la cebolla. Tanto crudas como cocidas, suaves o picantes, en ensalada o en guisos, como acompañamiento o como postre. Piensa por ejemplo en la sopa de cebolla, en el buey con cebolla al estilo chino, en la tortilla de calabacín con cebolla y las muchísimas preparaciones con puré de cebolla (como la salsa besamel), o en las que la cebolla es uno de los ingredientes principales de la receta. La cebolla también puede gratinarse y rellenarse. Por último, como condimento, se incorpora en un sinfín de platos, cocida o cruda, picada, en lonchas o en láminas. Y muchos cocidos no serían cocidos sin una cebolla entera con clavos pinchados.

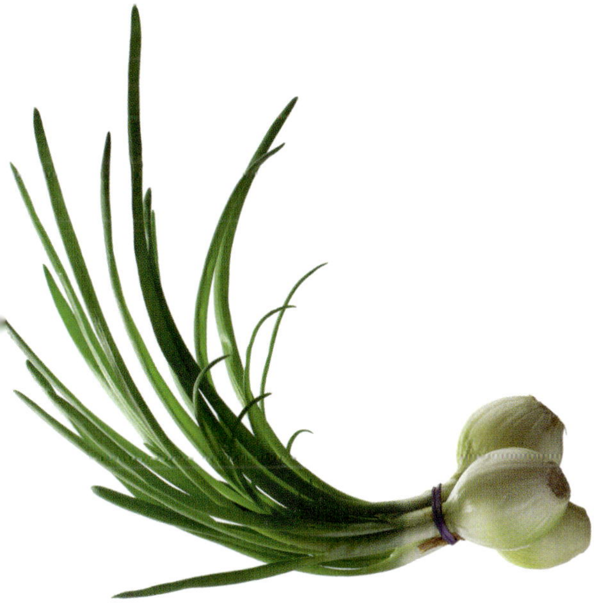

Fase crucero PV

Salsa de cebolla

Elaboración: 5 m **Cocción:** 2 m **Para acompañar**

Ingredientes
1 cebolla grande • 1 vasito de caldo de verduras • 1 yema de huevo • 1 yogur desnatado • 1 cucharada de vinagre balsámico • 1 cucharada de mostaza • sal y pimienta

Elaboración
Pela la cebolla y córtala en finas rodajas. En un cazo, hiérvela con el caldo durante 2 minutos. En un cuenco, mezcla la yema del huevo, el yogur desnatado, el vinagre y la mostaza y salpimienta. Añade progresivamente la preparación del caldo con la cebolla enfriada y mézclalo bien. Sírvelo frío.

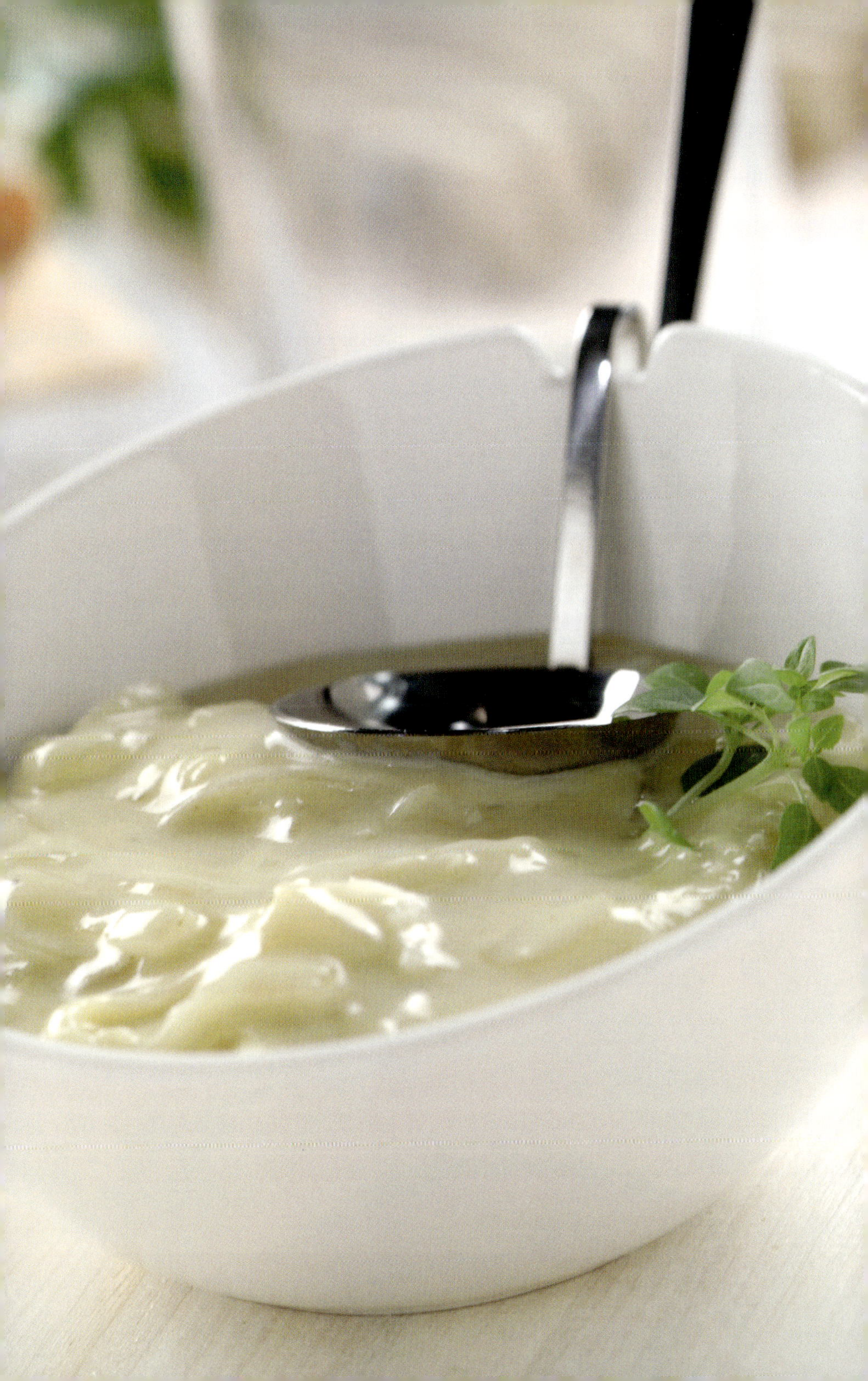

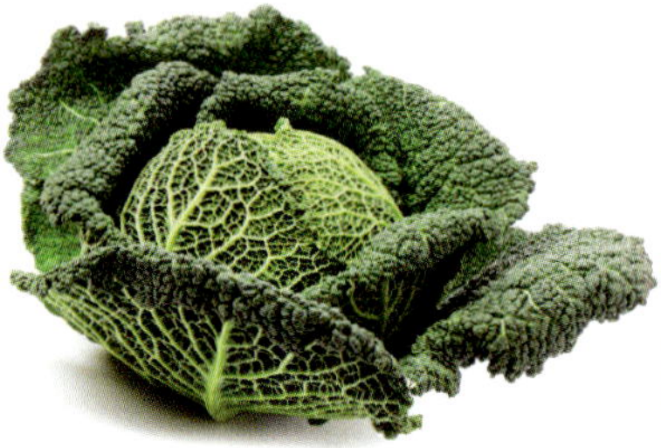

Col

La col representa a una familia universal de hortalizas verdes. Se trata de uno de los alimentos fundamentales del ser humano y además es importante para adelgazar. Es densa y saciante, pero desgraciadamente resulta menos atractiva que el tomate o la lechuga. Entre la amplia variedad de coles, la lombarda sorprende por su bonito color, cuyo responsable es la acidez del suelo en el que crece. De todas las coles, es la más tierna y la que más apetece comer en ensalada.

Características nutricionales

En cuanto a su aporte nutricional, la col, con todas sus variedades, es la más medicinal de las verduras, incluso tal vez de todos los alimentos. Auténtico botiquín vegetal, es la verdura que más vitamina C tiene; además es muy rica en ácido fólico, potasio y vitamina B6. También es el alimento más reconocido por sus propiedades anticancerosas. Por lo tanto, su consumo debe ser prioritario en las familias con riesgo, sobre todo en caso de obesidad.

Función en la dieta Dukan

Los restaurantes japoneses han hecho que la col esté de moda a través de sus ensaladas de col en láminas finas. En el restaurante, solo hay que pedirla con la salsa aparte y elegir salsas que no sean dulces. La col también puede consumirse rallada, siempre con vinagreta.

Aplicaciones culinarias en la dieta Dukan

Tradicionalmente, la col se come cocida: estofada, al vapor, asada, salteada o rellena. Aparte de los embutidos que pueda contener, el chucrut es el resultado de fermentar col debido al contacto entre la sal y las hojas cortadas en tiras. Este tratamiento con sal las hace más fáciles de digerir. El chucrut es un extraordinario plato para adelgazar si se escogen adecuadamente las carnes, sin jamón, y el vino para la cocción, cuyo alcohol se evapora dejando su aroma. Ten en cuenta también el chucrut de mar.

Fase crucero PV

Col rellena

Elaboración: 10 m **Cocción:** 45 m **Para 4 personas**

Ingredientes

1 col verde grande • 300 g de carne de ternera magra picada • 1 cebolla • 3 cucharadas de tomate triturado • sal y pimienta

Elaboración

Blanquea la col introduciéndola unos minutos en agua hirviendo y escúrrela. Retira las hojas grandes y ahueca el corazón hasta obtener una cavidad para el relleno. Mezcla la carne picada con la cebolla y salpimiéntalo. Sofríe el relleno en una sartén antiadherente añadiendo el tomate triturado. Incorpora esta preparación en el hueco de la col y ciérrala con las hojas grandes. Átala con un cordel para cocina. Cuece la col en una olla a fuego suave durante 45 minutos dándole la vuelta en todos los sentidos. Sírvela enseguida.

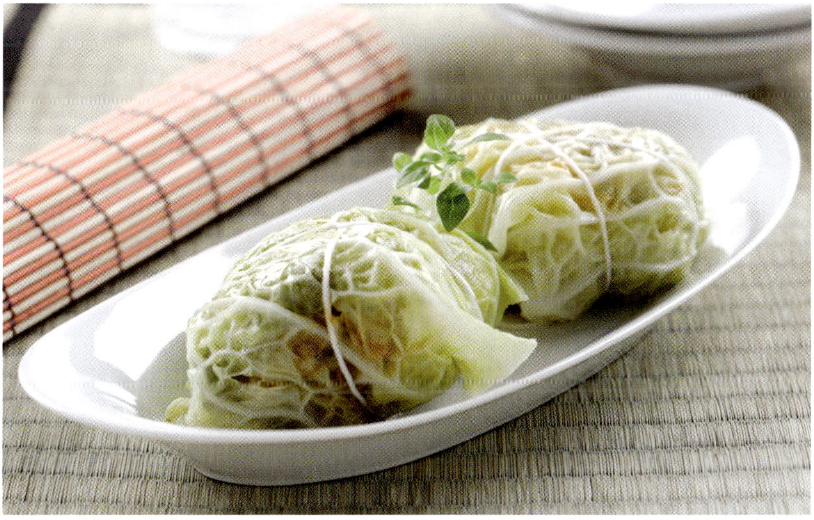

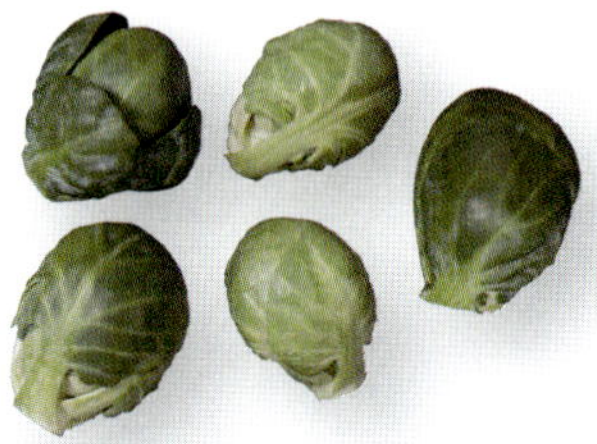

Coles de Bruselas

Hay divergencias en cuanto al gusto por estas coles diminutas con aspecto de repollo. Bastante calóricas tratándose de verduras, no son grandes aliadas para adelgazar, pero son muy ricas en fibra y muy saciantes.

Características nutricionales
Como todas las coles, son muy ricas en vitamina C, ácido fólico y potasio, y tienen fama de ser anticancerosas. Ofrecen unas 39 calorías por cada 100 g.

Función en la dieta Dukan
Su consumo queda reservado a quienes las aprecian, dado que existen otras muchas verduras de excelente sabor y menos calóricas.

Aplicaciones culinarias en la dieta Dukan
A diferencia de otras coles, solo se consumen cocidas en agua antes de gratinarlas con un velo de parmesano o servirlas con una besamel Dukan.

Gratén de puré de coles de Bruselas con trucha

Fase crucero PV

Elaboración: 10 m **Cocción:** 30 m **Para 4 personas**

Ingredientes
1 kg de coles de Bruselas • 4 filetes de trucha • 4 cucharadas de nata 3%

Elaboración
Cuece las coles de Bruselas en una olla durante 5-10 minutos. Tras cocerlas, déjalas enfriar y bátelas. Reparte el puré en 4 moldes. Dispón primero una capa de puré, 1 cucharada de nata, 1 filete de trucha y una última capa de puré de coles de Bruselas. Introdúcelo en el horno a 180 °C durante 20 minutos. Sirve enseguida.

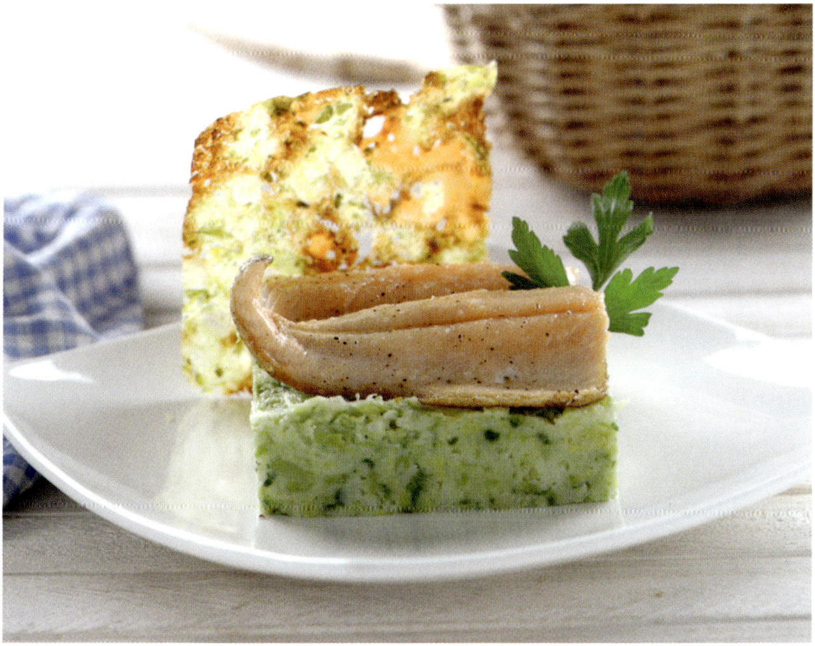

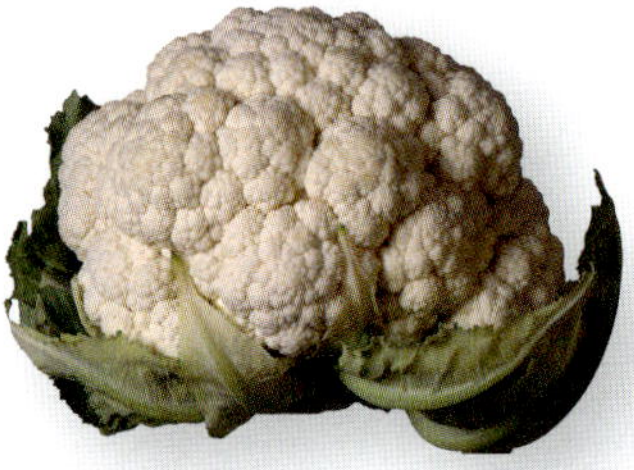

Coliflor

La coliflor es un alimento con una fuerte personalidad, un alimento universal que pertenece a todas las culturas. Por lo tanto, es un alimento próximo al ser humano, que la ha cultivado desde siempre. Hay que tener siempre presente que cuanto más tiempo ha vivido la humanidad cerca de un alimento, más se vuelve este necesario y saludable.

Características nutricionales

En cuanto a su aporte nutricional, es una verdura muy poco calórica (24 calorías por 100 g), con 2 g de proteínas y unos 5 g de glúcidos, que le dan un toque dulce. Sobre todo, ofrece uno de los mejores contenidos vegetales en vitamina C, con lo que es tonificante y estimulante durante la dieta. Rica en potasio, ejerce un efecto diurético positivo en casos de mujeres con retención de agua. También es rica en ácido fólico, importante para las mujeres embarazadas, y en vitamina B6, de efecto positivo para aquellas que tomen anticonceptivos orales. Pero, ante todo, es uno de los alimentos que más protección ofrece contra el cáncer, junto con el brécol.

Función en la dieta Dukan

En mi dieta, la coliflor es un alimento clave, ya que es consistente, saciante y se presta a muchas preparaciones y aderezos. Además, es barata y se trata de un alimento saludable e incluso medicinal.

Aplicaciones culinarias en la dieta Dukan

Cruda entra en la composición de muchas ensaladas. También se consume como aperitivo con una salsa sin materia grasa. Se prepara cocida en un sinfín de recetas y presentaciones, un reflejo de su antigua complicidad con la humanidad. Pruébala gratinada al horno con una besamel Dukan, en puré con un poco de nata desnatada, en sopa con comino, como complemento de rellenos e incluso como encurtido después de macerarla en vinagre.

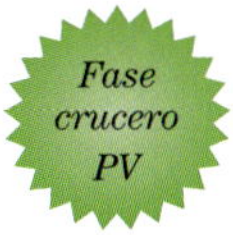

Crema de coliflor al comino

Elaboración: 10 m **Cocción:** 30 m **En frigorífico:** 4 h **Para 2 personas**

Ingredientes
200 g de coliflor cocida al vapor • 1 vaso de champiñones cocidos al vapor • 500 ml de leche desnatada • 1 cucharadita de algas agar-agar • 1 cucharadita de comino molido • flor de sal • pimienta

Elaboración
Bate la coliflor con todos los ingredientes excepto los champiñones. Vierte la preparación en un cazo y llévala a ebullición. Déjala hervir durante 30 minutos. Reparte la crema en vasitos y dispón después los champiñones. Déjalo enfriar un mínimo de 4 horas y sirve.

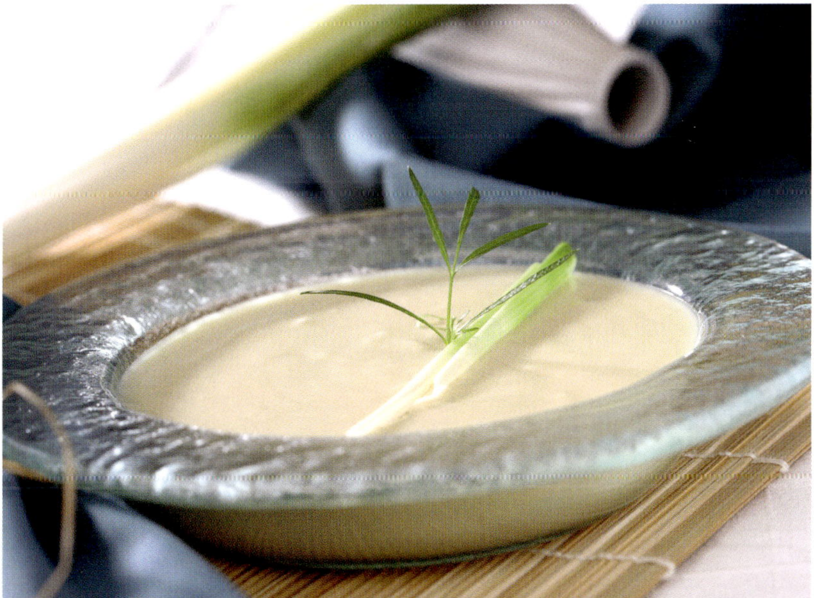

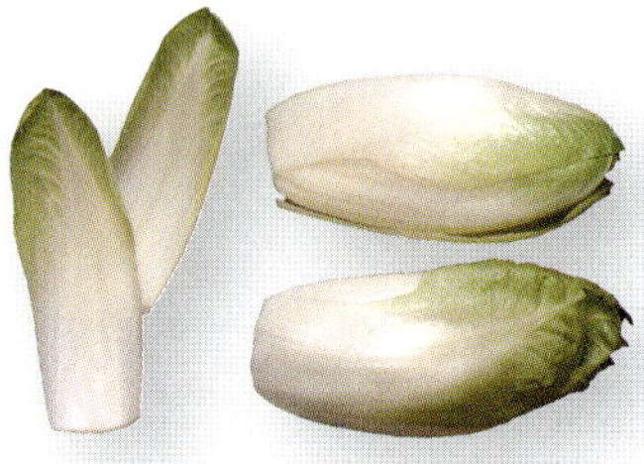

Endibia

Esta verdura belga procede de la achicoria. Es una verdura moderna, fácil de utilizar y se conserva durante bastante tiempo. Tiene poquísimas calorías, es crujiente y se impregna con los sabores que la rodean. El único punto flaco es ese sabor amargo que se concentra en la base, pero basta con quitarla recortando un cono para que no la rechacen los niños.

Características nutricionales

Muy poco calórica (15 calorías por 100 g), es la verdura que contiene más ácido fólico (muy provechoso en casos de embarazo o enfermedades cardiovasculares), calcio y potasio. Es ligeramente diurética.

Función en la dieta Dukan

Para mi dieta, la endibia es una verdura muy buena. Cruda, resulta deliciosa en ensalada, deshojada o cortada en cuartos, acompañada de una vinagreta Dukan con vinagre balsámico, o con una salsa de queso fresco batido con 1 pizca de roquefort o queso azul. Cocinada, se suele asar, lo que le da un sabor típico, valioso y sutil.

Aplicaciones culinarias en la dieta Dukan

Una receta clásica francesa es la endibia estofada, envuelta en una loncha de jamón sin grasa con una besamel Dukan (según la fase de la dieta y los éxitos obtenidos), antes de gratinarla en el horno con un ligero velo de parmesano.

Fase crucero PV

Endibias a la noruega

Elaboración: 10 m **Para 4 personas**

Ingredientes

3 lonchas de salmón ahumado • 1 huevo duro triturado • 5 endibias • el zumo de 1 limón verde • 2 cucharadas de aceite de parafina • 1 cucharadita de aroma de aceitunas[6] • 2 cucharadas de mostaza • 2 cucharadas de eneldo • 1 cucharada de pimienta rosa • sal y pimienta

Elaboración

Retira las hojas externas y corta una rodaja de la base de cada endibia. Límpialas. Corta el salmón ahumado y las endibias en tiras, en sentido vertical. Rocíalas con 1 cucharadita de zumo de limón. En un cuenco, vierte el zumo de limón restante, la mostaza, la sal y la pimienta. Añade el aceite, el aroma y el huevo duro. Reparte las tiras de endibias y de salmón entre los cuatro platos. Vierte la salsa por encima y espolvoréalo todo con eneldo y pimienta rosa. Sirve inmediatamente.

[6]Disponible en www.mitiendadietadukan.com

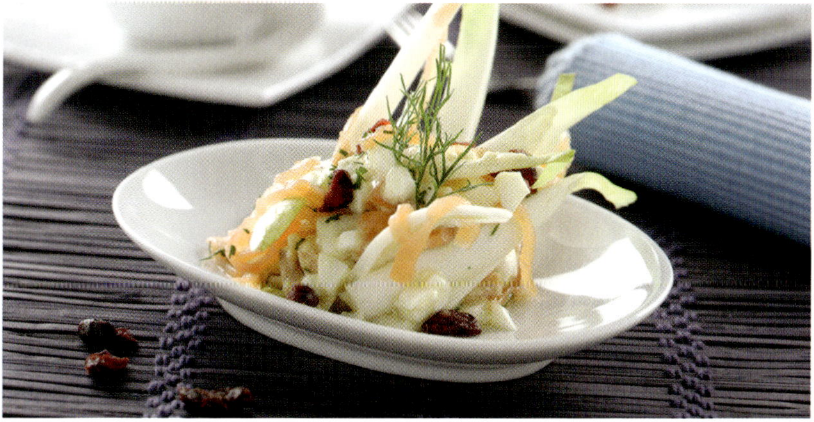

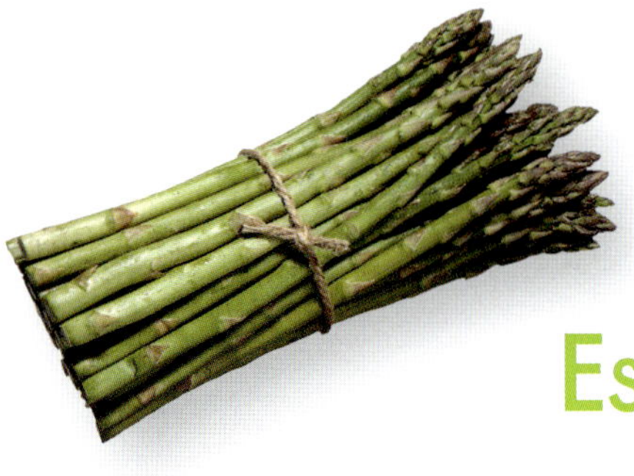

Espárrago

Esta verdura tiene un interés limitado para adelgazar, ya que sacia muy poco. Sin embargo, a la plancha, en revoltillo o al vapor con mayonesa Dukan alegran nuestra lista de recetas.

Características nutricionales
Es poco calórica: 24 calorías por cada 100 g.

Función en la dieta Dukan
El espárrago es diurético y se elimina con rapidez con un olor fuerte que resulta desagradable para algunas personas, e incluso puede llegar a irritar las vías urinarias sensibles. Los espárragos verdes frescos son interesantes y tienen un toque de fiesta atractivo. Son más apreciados los espárragos blancos, que son más consistentes, menos fibrosos, aunque algo caros, sobre todo los de lata. Sin embargo, resultan agradables y vienen muy bien en una dieta que busca variedad.

Aplicaciones culinarias en la dieta Dukan
Si se toman tibios, requieren una salsa holandesa muy calórica, por lo que es mejor sustituirla por una mayonesa Dukan. Fríos, se conforman con una vinagreta con cilantro, que realza su sabor, o con una salsa de mostaza muy espesa y lo menos fuerte posible (mostaza a la antigua). Las puntas o yemas pueden prepararse en tortillas o revoltillos. También pueden mezclarse en ensaladas. Los espárragos verdes se encuentran en tiendas de congelados.

Fase
crucero
PV

Cazuela de espárragos

Elaboración: 3 m **Cocción:** 40 m **Para 4 personas**

Ingredientes
500 g de espárragos blancos • 150 g de queso fresco desnatado • 100 g de nata 3% • 8 huevos • 1 cucharadita de granos de pimienta rosa • sal y pimienta

Elaboración
Pela y lava los espárragos y hiérvelos en agua con sal. Escúrrelos y bátelos. Colócalos en una ensaladera. Incorpora el queso fresco, los huevos, la nata, la sal y la pimienta y bátelo todo. Engrasa ligeramente una cazuela con un papel de cocina untado con aceite. Vierte la preparación en la cazuela e hornéala al baño maría a 180 °C durante 40 minutos. Cuando retires la cazuela del horno, espolvoréala con una cucharadita de pimienta rosa. Sirve de inmediato

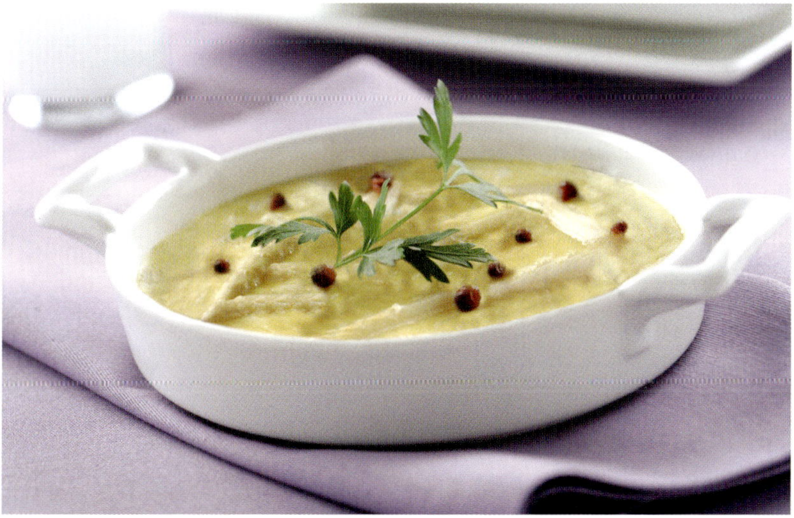

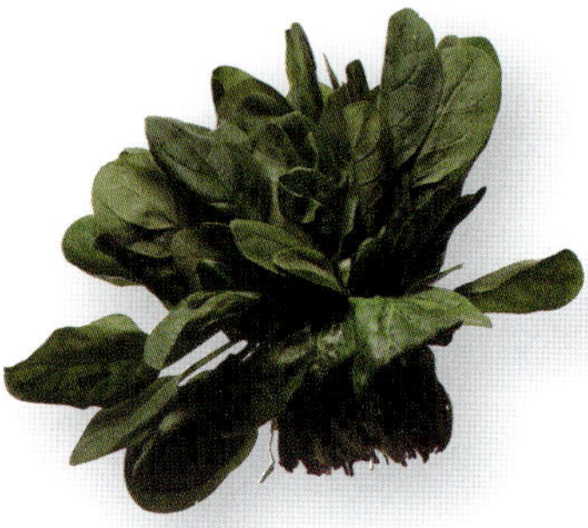

Espinaca

En la actualidad, las espinacas se consumen más cocidas que crudas, y más congeladas que en conserva. No es una verdura que aporte fantasía a la cocina, y las espinacas se suelen apreciar en función de cómo se preparan.

Características nutricionales

Muy poco calóricas (18 calorías por 100 g), son una buena fuente de ácido fólico, esencial para las embarazadas y para los que sufren problemas de corazón. Se conocen por su contenido en hierro (los bíceps de Popeye son su símbolo) y su riqueza en vitamina A. Son una verdura sana, pero hay que saber apreciarla, y para ello hay que aprender a prepararla. Pocas veces se consumen naturales.

Función en la dieta Dukan

En la dieta Dukan, se recomienda cocinarlas con jugo de carne o caldo. De manera más simple, se pueden aderezar con nata desnatada con 3-4 % de materia grasa.

Aplicaciones culinarias en la dieta Dukan

Se combinan perfectamente con la leche, el queso fresco batido y los huevos (incorporadas en tortillas o gratinadas con un velo de parmesano). También pueden formar parte de rellenos. Son un acompañamiento indicado para la ternera, las aves de corral y el pescado, y sobre todo para el salmón, por su aporte en grasa marina y la combinación de colores.

Fase crucero PV

Vieiras con espinacas

Elaboración: 30 m **Cocción:** 30 m **Para 4 personas**

Ingredientes
300 g de vieiras congeladas • 1 huevo • 1 clara de huevo • 2 cucharadas de tofu • 250 g de espinacas congeladas • 125 ml de leche desnatada • 25 g de maicena • sal y pimienta

Elaboración
Descongela las vieiras y las espinacas. Seca las vieiras y salpimiéntelas. Saltéalas en una sartén previamente engrasada con papel de cocina + 1 gota de aceite. Calienta las espinacas durante 5 minutos en un cazo y exprímelas para retirar toda el agua. Bate el huevo y la clara junto con la maicena y luego añade la leche y el tofu. Salpimienta. Coloca las espinacas en una fuente refractaria. Coloca las vieiras encima y rocíalo todo con la preparación anterior. Hornéalo a 180 °C durante 25 minutos y sirve enseguida volcando el contenido en un plato.

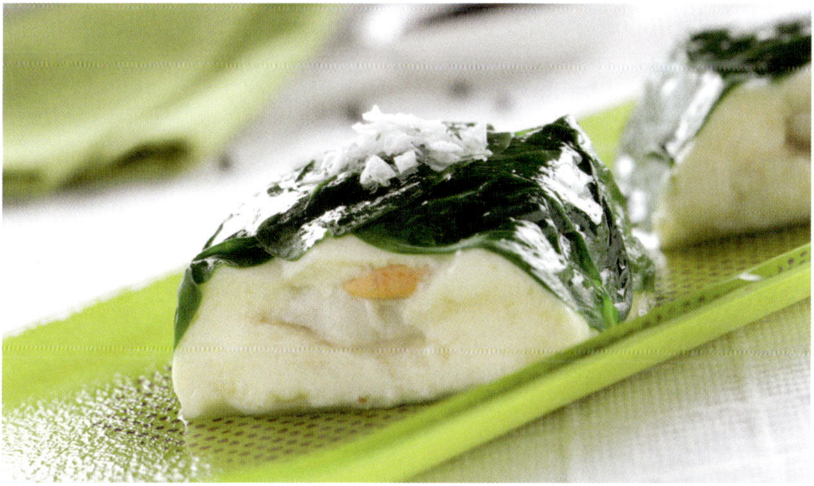

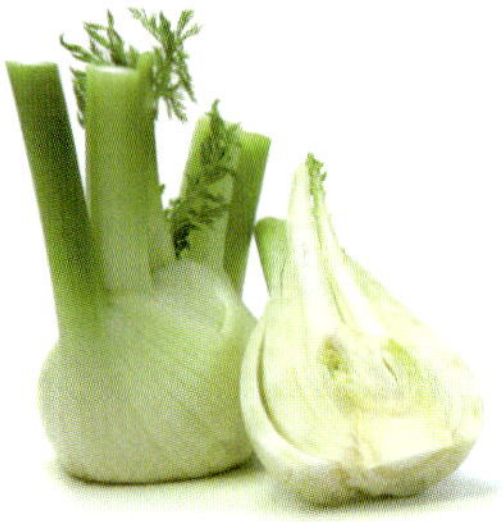

Hinojo

Crujiente, deliciosamente anisado, ligeramente dulce, saciante y fresco, es un alimento esencial para adelgazar, que se presta además a múltiples recetas, ya sea crudo o cocido.

Características nutricionales

Es una verdura poco calórica (20 calorías por 100 g) que facilita la digestión de los platos grasos o indigestos. Muy rico en potasio, también aporta bastante vitamina C y ácido fólico.

Función en la dieta Dukan

Si se come crudo, al gusto italiano, se corta en lonchas finas a lo ancho o en bastoncitos a lo largo para ensaladas, con vinagreta o limón. Se incorpora en todo tipo de ensaladas, en las que aporta su delicioso perfume a anís y su frescura y firmeza crujiente. Puede cocerse o solo escaldarse para que no pierda su sabor a anís, y puede asarse o saltearse para acompañar platos, bien sea solo o con otras verduras.

Aplicaciones culinarias en la dieta Dukan

Puede cocinarse gratinado con una nata altamente desnatada, o asarse a la plancha, engrasándola ligeramente con papel de cocina + 3 gotas de aceite de oliva. Puede acompañar a carnes blancas, especialmente el conejo, aunque se combine más comúnmente con lubina, como en la especialidad provenzal.

Ensalada del mar con hinojo

Fase crucero PV

Elaboración: 10 m **En frigorífico:** 30 m **Para 4 personas**

Ingredientes

1/4 de un pepino mediano • 1/4 de col china • 1 hinojo mediano • 300 g de surimi en láminas • 200 g de gambas cocidas y peladas • mayonesa Dukan

Elaboración

Pela el pepino y córtalo en láminas junto con la col china y el hinojo. Ponlo todo en un escurridor y pásale agua para limpiarlo. Déjalo escurrir. Aparte, corta las gambas en trocitos y añade el surimi laminado. Mezcla todos los ingredientes en una ensaladera junto con la mayonesa Dukan. Déjalo enfriar en el frigorífico y sírvelo frío.

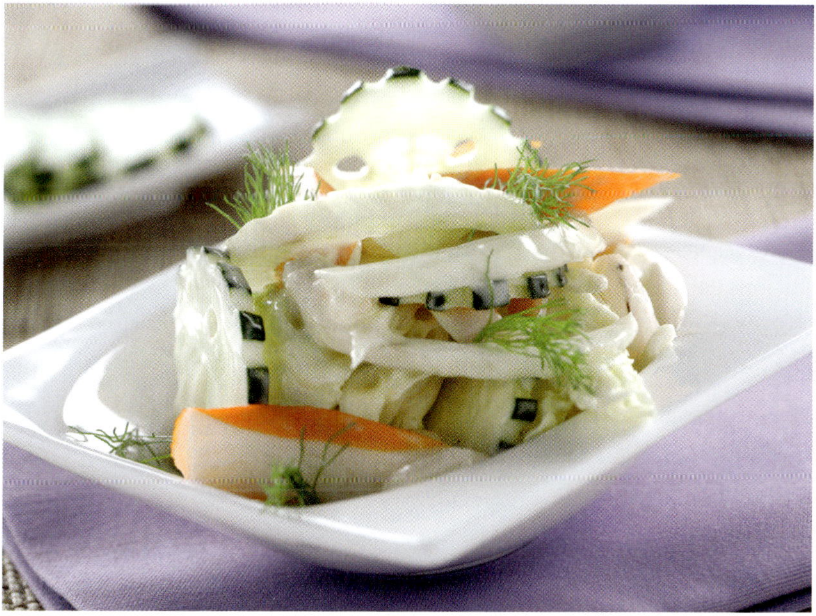

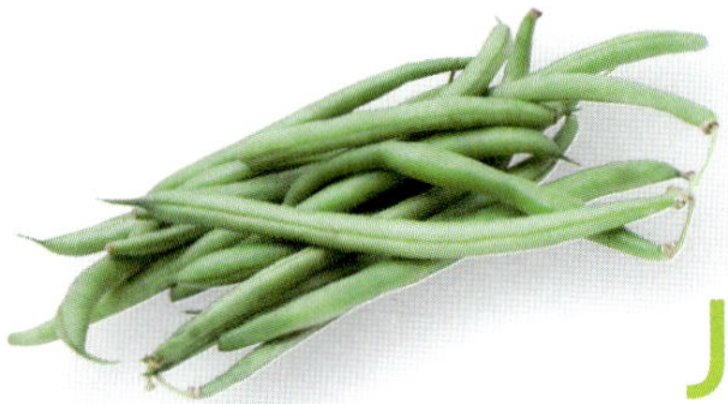

Judía verde

La judía verde es el símbolo de la delgadez, hasta tal punto de que la marca Dior le dedicó una colección para mujeres filiformes: la línea Haricot Vert.

Características nutricionales

En cuanto a su aporte nutricional, la judía verde es una auténtica arma nutritiva. Poco calórica (30 calorías cruda y 23 cocida por cada 100 g), es sumamente magra (0,2 g de lípidos por 100 g) y aporta 4 g de glúcidos, pero contiene mucha vitamina A: 200 g de judía verde proporcionan la mitad de las necesidades diarias. También es rica en vitamina B1 y ácido fólico, por lo que resulta esencial para la mujer embarazada.

Función en la dieta Dukan

En mi dieta, está entre los alimentos más beneficiosos y es una de mis tres verduras estrella. Primero, porque es muy poco calórica. Segundo, porque es una de las hortalizas más ricas en proteínas vegetales. Y tercero, porque la judía verde es rica en metionina pero pobre en lisina y se combina oportunamente con los cereales, ya que, por el contrario, estos son ricos en lisina y pobres en metionina. De este modo, el salvado de avena y la judía verde pueden proporcionar unas proteínas completas y fundamentales para el vegetariano que no come carne animal. Asimismo, la judía verde es rica en pectina, que absorbe agua hasta 30 veces su volumen y llena el estómago de forma duradera, con lo que tiene una capacidad saciante muy alta. Además, la pectina tiene la propiedad que pegarse a todo cuanto la rodea en el intestino, nutrientes y calorías, lo secuestra y lo elimina con las heces, reduciendo ligeramente el valor calórico de las comidas. Y por si fuera poco, estadísticamente se trata de la verdura más aceptada por todos, incluidos los niños.

Aplicaciones culinarias en la dieta Dukan

La judía verde puede comerse fría con vinagreta, sola o en una ensalada variada. Pero suele usarse sobre todo como guarnición caliente para carnes.

Judías verdes a la boloñesa

Fase crucero PV

Elaboración: 10 m **Cocción:** 20 m **Para 2 personas**

Ingredientes

300-400 g de judías verdes congeladas • 2 bistecs magros picados • tomate triturado • 1 cebolla • hierbas provenzales • sal y pimienta

Elaboración

Hierve las judías con agua hirviendo y resérvalas. En un cazo, sofríe la cebolla con 3 cucharadas de agua. Añade la carne picada, salpimienta y agrega las hierbas provenzales. Incorpora seguidamente el tomate triturado y déjalo cocer a fuego suave. Vierte la boloñesa encima de las judías verdes y sirve de inmediato.

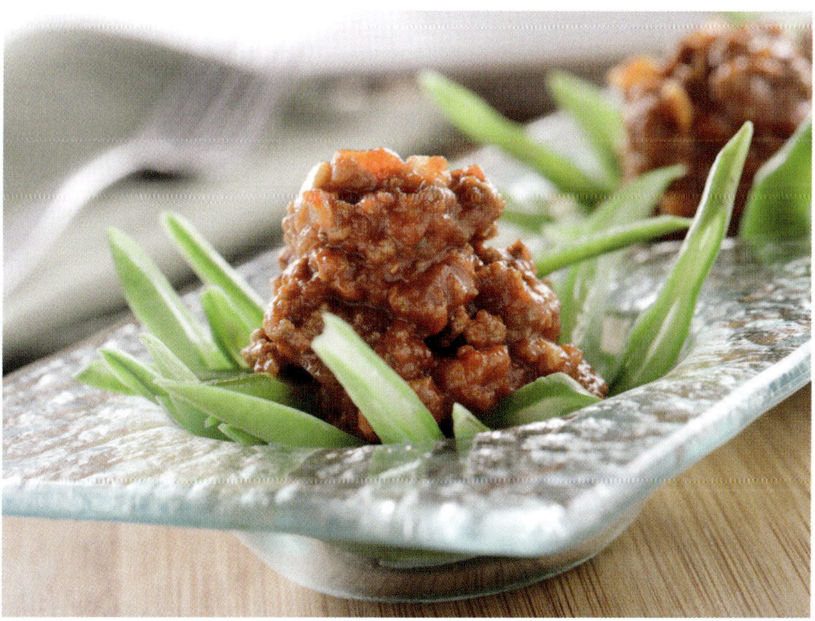

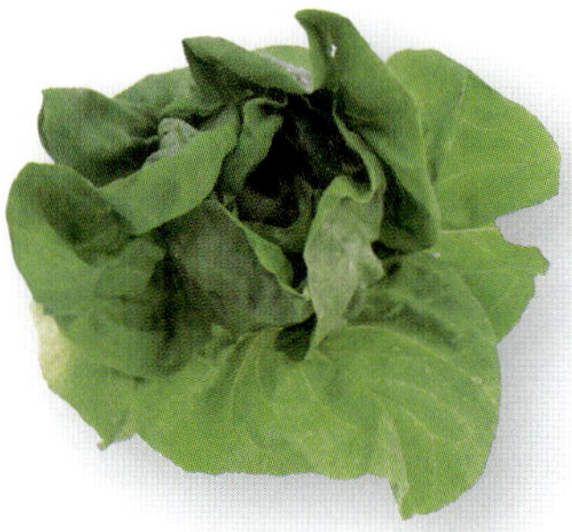

Lechuga

Es la verdura de las ensaladas por excelencia y una extraordinaria aliada para adelgazar. Es la hortaliza favorita de los consumidores junto con el tomate. Tradicionalmente, se degusta con aceite o vinagreta.

Características nutricionales

Es sumamente pobre en calorías (entre 8 y 11 por cada 100 g, según las variedades). La lechuga es una fuente significativa de vitaminas, minerales y oligoelementos.

Función en la dieta Dukan

Suele decirse que es un alimento de calorías negativas, porque el trabajo de masticarla consume más calorías de las que aporta. La lechuga puede cultivarse en maceta en cualquier terraza, lo que añade una satisfacción extra al comerla recién cortada.

Aplicaciones culinarias en la dieta Dukan

En España la lechuga es un alimento muy consumido, especialmente en ensalada. El peligro está en aliñarla con demasiada cantidad de aceite, por lo que recomiendo una vinagreta Dukan. Actualmente existen muchísimas variedades de lechuga fresca en los mercados además de las prácticas bolsas de ensalada ya preparada.

Rollitos de lechuga

Elaboración: 10 m **Para 4 personas**

Ingredientes
4 hojas grandes de lechuga • 200 g de gambas peladas • 100 g de brotes de soja • 1 pepino pequeño • 1 yogur natural desnatado • 1 cucharada de zumo de limón • 1 cucharadita de cebolleta picada • 1 cucharada de menta fresca cortada • 100 g de queso fresco 0% • sal y pimienta

Elaboración
En un cuenco, mezcla el yogur con el zumo de limón, la cebolleta y la menta cortada. Salpimienta y resérvalo en el frigorífico. Extrae 4 tiras largas de pepino con la ayuda de un pelador y córtalas por la mitad. Ralla el pepino y colócalo en un colador para que pierda el agua. Cuando tengas el pepino escurrido, mézclalo con los brotes de soja, las gambas y el queso fresco. Salpimienta. Reparte la preparación entre las 4 grandes hojas de lechuga y ciérralas en rollitos. Iguala los bordes cortándolos con unas tijeras y ata los rollitos con las tiras de pepino. Sírvelos en un plato con la salsa.

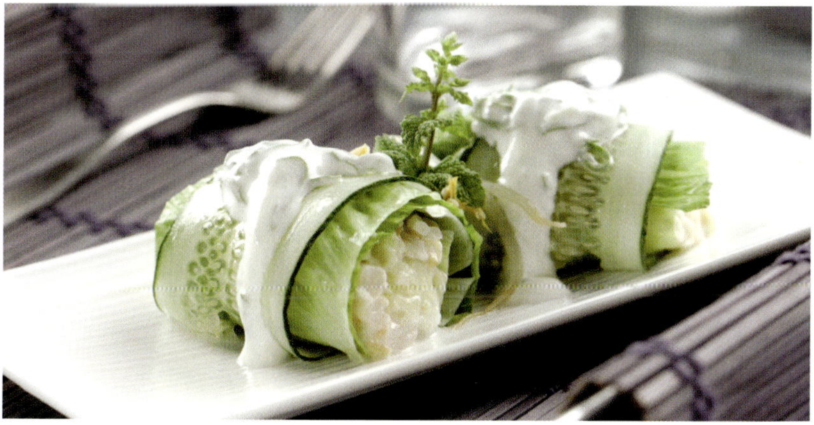

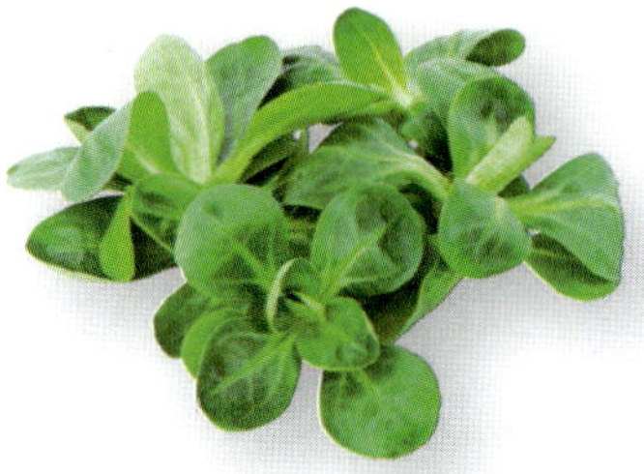

Milamores o canónigos

Son las hojas más valiosas, por su sabor y su consistencia y una buena manera de consumir verdura fresca cruda en invierno.

Características nutricionales

En el aspecto nutricional, destaca sobre todo por su riqueza en omega 3 (la mitad de sus lípidos, o sea, unos 240 mg por cada 100 g), con lo que se ha ganado el nombre de hojas antiestrés. Muy poco calórica (12 calorías por 100 g), es muy rica en betacaroteno y vitamina E (50 mg), lo que incrementa aún más su valor medicinal.

Función en la dieta Dukan

En mi dieta le doy el primer lugar junto con la endibia, esta última por su facilidad de uso. Es muy dulce, tiene una consistencia espesa y densa, y calma el apetito.

Aplicaciones culinarias en la dieta Dukan

Hoy en día se pueden comprar bolsas de milamores, lo que permite remediar su único inconveniente: la tierra. Se come cruda en ensalada y forma una pareja ideal con la remolacha: dos grandes verduras dulces. Procura no enmascarar este sabor dulce y delicado al combinarla con verduras o vinagretas de sabores demasiado intensos.

Sacos de salmón ahumado con milamores

Fase crucero PV

Elaboración: 10 m **Para 4 personas**

Ingredientes
1 bolsa de milamores • 4 lonchas de salmón ahumado • 100 g de queso fresco 0% • unas briznas de cebolleta • cebolleta picada • el zumo de 2 limones • sal y pimienta

Elaboración
Prepara una salsa con el queso fresco, la cebolleta y el zumo de 1/2 limón. Sazónalo con un poco de sal. Coloca las lonchas de salmón y rellénalas con las hojas de milamores. Añade un poco de salsa encima de cada loncha y cierra los sacos de salmón con las briznas de cebolleta. Vierte el zumo de limón restante por encima de los sacos. Sírvelos frescos.

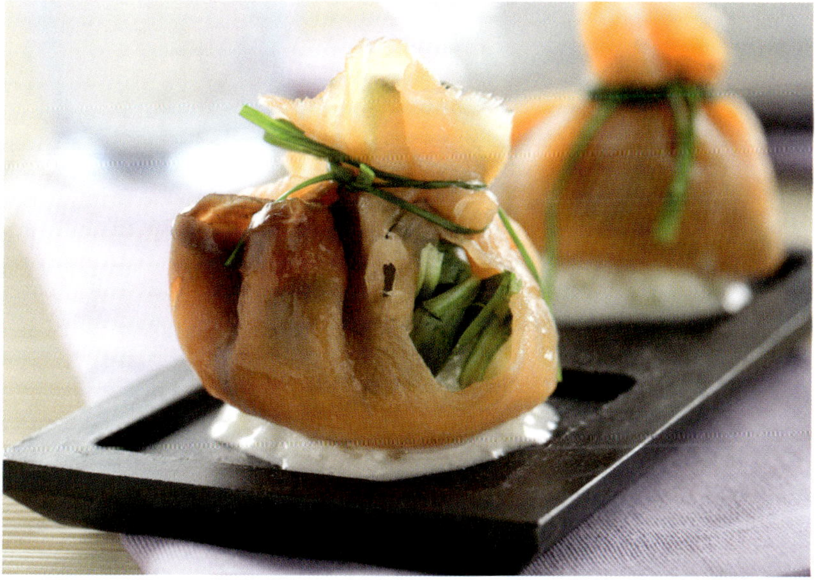

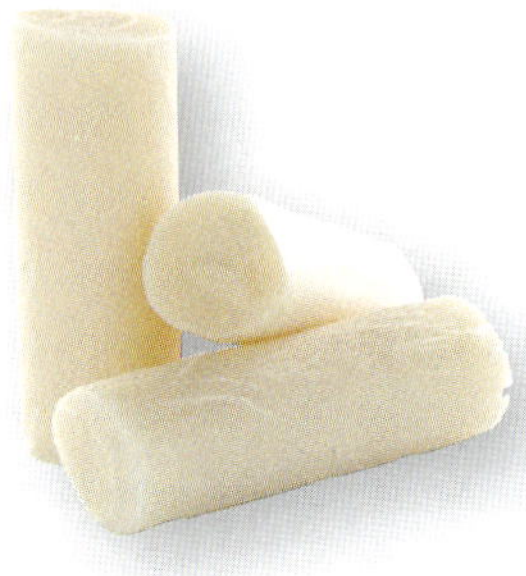

Palmito

El palmito es la yema del árbol del mismo nombre. Es un producto silvestre y salvaje que no es cultivado por el hombre y no se explota de manera intensiva.

Características nutricionales

En el aspecto nutricional, aporta tan solo 25 calorías por cada 100 g y 2,3 g de proteínas. En mi dieta, los palmitos se valoran por su consistencia firme y resistente, que requiere una masticación intensa. Poco calóricos tratándose de vegetales, ofrecen un buen contenido en proteínas. Por ser originales y exóticos, aportan variedad.

Función en la dieta Dukan

Enlatado, se convierte en un vegetal provechoso y entra, por ello, a formar parte de mis 100 alimentos. Escoge palmitos de calidad superior para que resulten tiernos y sean poco fibrosos.

Aplicaciones culinarias en la dieta Dukan

Ya se compren en frasco o en lata, resultan cómodos, puesto que siempre están listos para usar. Se utilizan como verduras, en ensaladas variadas o solos, como estrella del plato, siempre con una vinagreta Dukan. Cocidos, acompañan y sirven de guarnición tanto a los platos con aves de corral como a los de carnes y pescados. En este caso, prueba con una besamel Dukan o una salsa de tomate casera. Mi receta favorita es el rollo de salmón ahumado con palmito, limón y eneldo.

Rollitos de salmón ahumado con palmitos

Fase crucero PV

Elaboración: 10 m **En frigorífico:** 3 m **Para 6 personas**

Ingredientes
6 lonchas de salmón ahumado • 6 palmitos • 250 g de queso de Burgos desnatado al ajo y las finas hierbas • 150 ml de leche desnatada • 1 pizca curry

Elaboración
Envuelve los palmitos con las lonchas de salmón ahumado y resérvalos en el frigorífico. Mientras, mezcla el queso de Burgos al ajo con la leche desnatada y añade el curry. Corrige el aliño con sal y pimienta si fuera necesario, y con un poco de leche desnatada si la crema fuese demasiado espesa. Coloca los rollitos de palmito en un plato para servir y vierte la crema por encima.

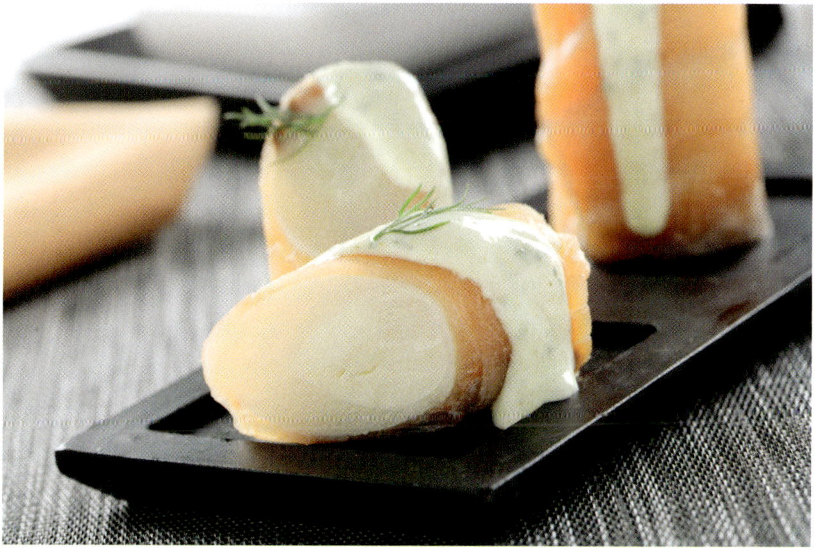

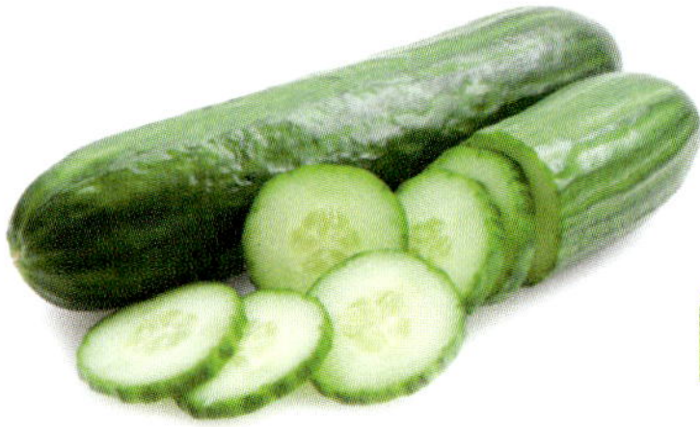

Pepino

El pepino es el estandarte de la delgadez, ya que se trata de la menos calórica y la menos rica en azúcares y glúcidos de todas las hortalizas.

Características nutricionales

En cuanto a su aporte nutricional, resulta increíble: aporta tan solo 10 calorías y 1,8 g de glúcidos por 100 g. Además, es rico en potasio y magnesio, y contiene 1 g de fibra por 100 g. ¡Un auténtico campeón!

Función en la dieta Dukan

En mi dieta, le doy un lugar destacado, ya que, más allá de su bajo contenido energético, es muy rico en sales minerales de calidad, como el potasio, lo que le da propiedades diuréticas. Riquísimo en agua y refrescante, es crujiente, y como tal muy apreciado por las personas que están a régimen.

Aplicaciones culinarias en la dieta Dukan

Se combina perfectamente con el yogur desnatado, el producto líder en su categoría para adelgazar. Puede prepararse de muchas maneras. En ensaladas, solo o con más ingredientes, en *tzatziki* con yogur, en bastoncitos con limón, etc. También es un ingrediente fundamental del gazpacho.

Mousse de pepino con queso de Burgos

Fase crucero PV

Elaboración: 10 m **Cocción:** 30 s
En frigorífico: 1 h **Para 2 personas**

Ingredientes
1 pepino • 200 ml de agua • 2 g de agar-agar • 200 g de queso de Burgos desnatado • 1 cucharadita de aroma de queso de cabra • 1 rábano • eneldo • pimiento de Espelette • sal y pimienta

Elaboración
Pela el pepino y retira las pepitas. Bátelo con el agua. Diluye en esta preparación el agar-agar; llévalo a ebullición y déjalo hervir durante 30 segundos. Desmenuza con un tenedor el queso de Burgos, añade el aroma de queso de cabra, salpimiéntalo y agrega el eneldo y un poco de pimiento de Espelette. Dilúyelo con el zumo de pepino caliente. Vierte la preparación en vasitos, déjalos enfriar y luego introdúcelos en el frigorífico al menos 1 hora. Espolvoréalos con rodajas de rábanos y de pepino como decoración.

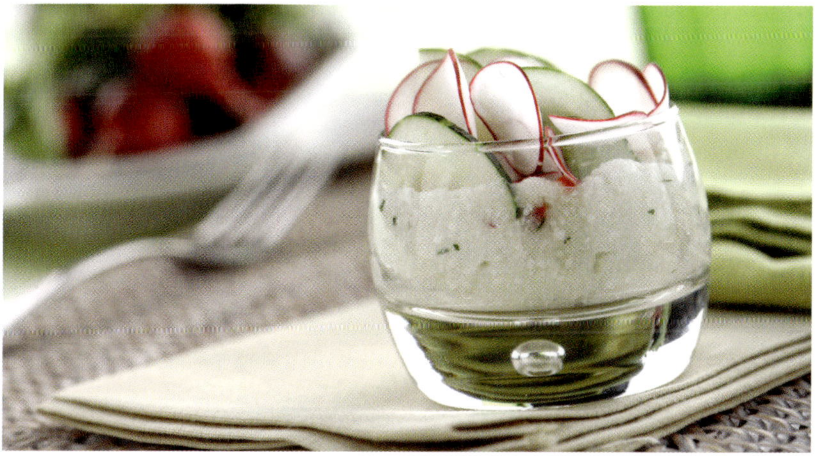

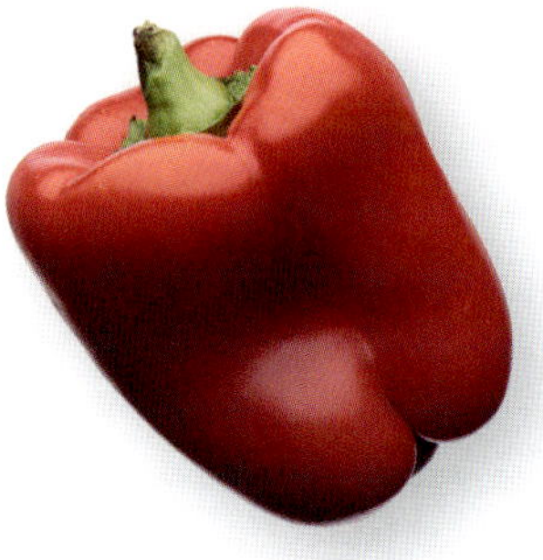

Pimiento

El pimiento es una verdura con una carne extremadamente compacta y una consistencia crujiente y dulce (el pimiento rojo). Jugoso y limpio, resulta fácil de transportar y consumir de muchas maneras.

Características nutricionales

En cuanto a su aporte nutricional, junto con la col, es la verdura más rica en vitamina C (más aún que la naranja). También es rico en vitamina A, potasio y ácido fólico, con tan solo 27 calorías por 100 g.

Función en la dieta Dukan

El pimiento es una verdura puntera de la dieta Dukan. En ensaladas con tomate puede incorporarse crudo. También puede consumirse solo, untándolo en una salsa, o en tiras finas y largas. Cocido es una buena verdura para rellenar, ya que ofrece una cavidad adecuada y es lo suficientemente firme para no deshacerse durante la cocción. Asado, da lo mejor de sí: hay que hornearlo dándole vueltas hasta que la piel esté chamuscada. Para pelarlo con facilidad, hay que ponerlo en una bolsa de plástico hasta que se enfríe.

Aplicaciones culinarias en la dieta Dukan

Llegados a este punto, hay dos soluciones: una buena y otra mejor. La buena: córtalo en tiras, añade ajo cortado en daditos, salpimienta y... espera. Los pimientos sueltan un jugo viscoso y ¡hasta parece que estén inmersos en aceite! Un espejismo para los ojos y el paladar. La mejor receta solo puede realizarse en verano con mucho sol: deja durante todo el día unos pimientos enteros sobre una tabla de madera al sol. Al día siguiente, dales la vuelta y deja que se sequen hasta que tengan la consistencia del cuero blando. Ponlos en un frasco con aceite aromatizado, añade sal, pimienta y pimentón dulce en polvo, y déjalo ahí (un mínimo de 45 días) durante tanto tiempo como sea posible. Sécalos con papel de cocina antes de consumirlos.
¿Ya conocías esa sensación de estar "comiendo sol"?

Brochetas de pollo a los 3 pimientos

Fase crucero PV

Elaboración: 10 m **Cocción:** 10 m **Para 4 personas**

Ingredientes
4 filetes de pollo cortados finos • 1 pimiento rojo • 1 pimiento amarillo • 1 pimiento verde • el zumo de 2 limones • tomillo fresco • sal y pimienta

Elaboración
Lava los 3 pimientos y córtalos en bastoncitos finos. Corta los filetes por la mitad, a lo largo. Salpimienta y sazona con el tomillo fresco. Coloca los bastoncitos de pimiento encima de cada trozo de pollo y enrolla los filetes. Mantén los rollitos cerrados con la ayuda de un palillo para crear minibrochetas. Sazónalo ligeramente con zumo de limón e introdúcelo en el frigorífico durante 1 hora. Calienta una sartén para grill o para parrillada, o incluso la barbacoa, y asa las brochetas durante 8-10 minutos girándolas a media cocción. Sazónalas de nuevo con zumo de limón antes de servir.

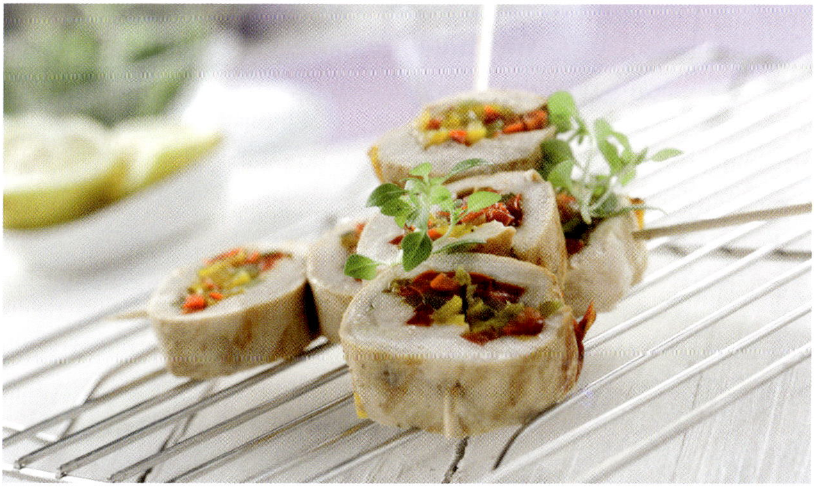

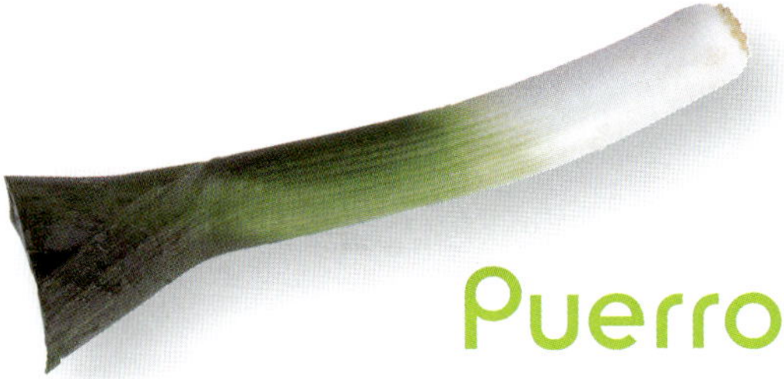

Puerro

El puerro es una verdura que gusta poco a los niños, y que los adultos van aprendiendo a apreciarlo con el paso de los años. Se trata de un alimento que se usa de manera puntual en pocas recetas, aunque sí se emplea mucho como acompañamiento. La parte más valorada, y a veces la única que consumimos es el blanco del puerro.

Características nutricionales

En el aspecto nutricional, el puerro es medianamente calórico (21 calorías por 100 g). Su efecto diurético es su principal ventaja y lo hace especialmente provechoso para la mujer con problemas de retención de agua.

Función en la dieta Dukan

Cuando está bien escogido y cocido, el blanco del puerro deja de merecer el nombre de espárrago del pobre. Como verdura para adelgazar, el puerro es muy superior al espárrago, ya que es más denso, saciante y sabroso.

Aplicaciones culinarias en la dieta Dukan

Pasado por el wok o la sartén, después de haberlo cocido al vapor, es una verdura de guarnición que recomiendo mucho. Si se rehoga durante bastante tiempo, adquiere un sabor caramelizado de mucho valor gastronómico. También puede triturarse con la batidora después de cocerlo y mezclarse con huevos, salvado de avena y queso fresco batido para hacer un gratinado con un velo fino de parmesano por encima.

Fase crucero PV

Quiche de jamón y puerros

Elaboración: 10 m **Cocción:** 30 m **Para 2 personas**

Ingredientes para la preparación de 2 tortas Dukan
2 cucharadas de salvado de trigo • 4 cucharadas de salvado de avena • 4 cucharadas de queso fresco • 2 claras de huevo

Ingredientes para la quiche
3 puerros • 5 huevos enteros • 10 cucharadas de queso fresco • 3 lonchas de jamón sin grasa y sin corteza, o de pavo, cortadas en tiras

Elaboración
Precalienta el horno a 180 °C. Mezcla los ingredientes para 2 tortas y colócalas en un molde para tortas forrado con papel vegetal. Introdúcelo en el horno durante 12 minutos y luego retíralo. Corta los puerros en trozos pequeños. Sofríelos en una sartén con un poco de sal. Salpimienta al gusto. Bate los huevos con el queso fresco. Añade el jamón cortado en tiras. Salpimienta al gusto. Coloca los puerros encima de la torta y luego vierte por encima la mezcla de los huevos con el jamón y el queso fresco. Cuécelo en el horno durante 20 minutos.

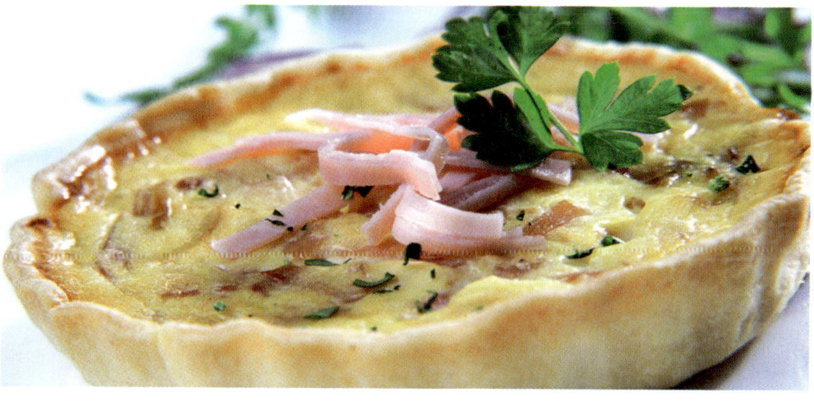

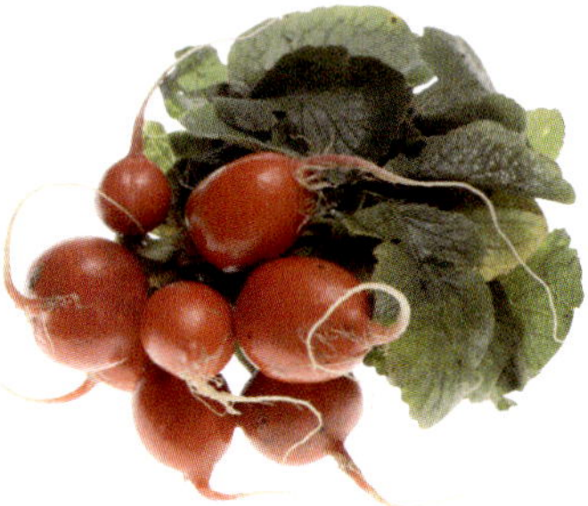

Rábano

El rábano es una pequeña verdura muy adecuada para adelgazar. Puede usarse solo para picar o como entremés. El rábano blanco o negro tiene sus seguidores, pero considero que es demasiado picante y con un color demasiado triste como para recomendarlo en una dieta adelgazante.

Características nutricionales

Es poco calórico (20 calorías por 100 g) y, como la mayoría de las verduras, es una fuente de vitamina C, potasio y ácido fólico. Solo se consume crudo.

Función en la dieta Dukan

El rábano es fácil de transportar, por eso puede resultar interesante para quienes se llevan al trabajo la comida hecha en casa.

Aplicaciones culinarias en la dieta Dukan

Para disfrutar de su carne fresca, compacta y crujiente solo hace falta un poco de sal, mientras que la mantequilla debe evitarse. El único inconveniente es que hay que prepararlo: limpiarlo, cortar las radículas y las hojas, e incluso quitarle parte de la piel, que le da el sabor picante.

Rábanos picantes con queso de Burgos y huevos

Fase crucero PV

Elaboración: 10 m **Cocción:** 10 m **Para 6 personas**

Ingredientes
50 g de rábanos picantes rallados • 100 g de queso de Burgos desnatado • 6 huevos • sal y pimienta

Elaboración
Hierve los huevos en un cazo con agua durante 10 minutos. Cuando estén listos, quítales la cáscara, pásalos por agua y escúrrelos. Corta cada huevo duro en dos mitades iguales y retira las yemas. En un cuenco, coloca el queso de Burgos, el rábano picante, las yemas y salpimienta. Mézclalo para obtener una preparación homogénea y rectifica de sal.

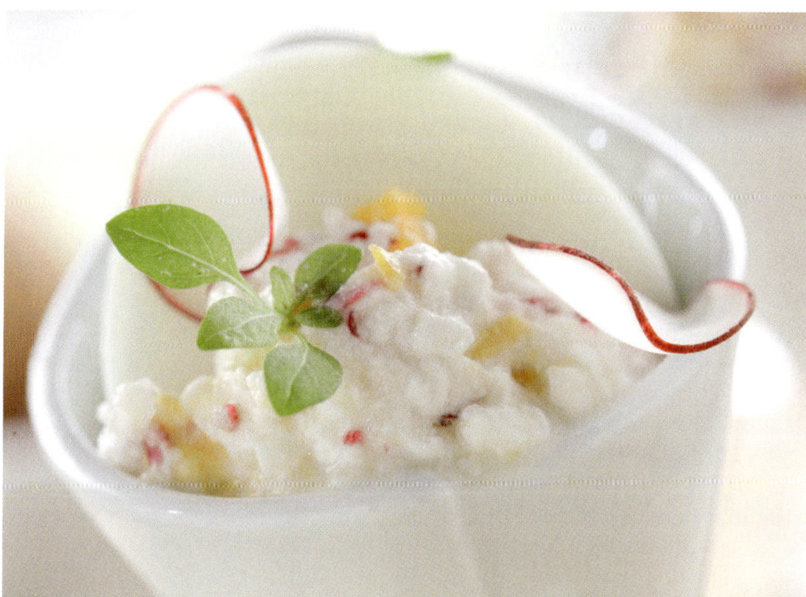

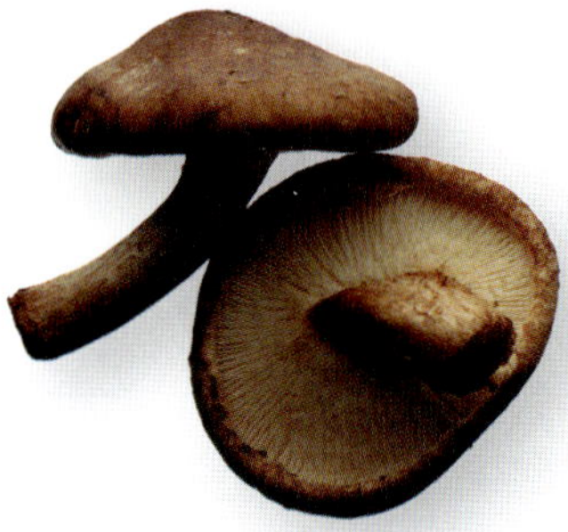

Setas

A medio camino entre el vegetal y el animal, las setas se consideran a menudo como una carne vegetal por su textura firme y resistente. Su representante más común es el champiñón, ya que se este se cultiva de forma intensiva. Las setas salvajes son unos alimentos lujosos y, por lo tanto, ocasionales.

Características nutricionales

En el aspecto nutricional, el champiñón es un seudovegetal. Es poco calórico (35 calorías por 100 g) y contiene 3 g de proteínas por cada 100 g y nada más... O casi, ya que los champiñones en tierra firme, como los mariscos en el mar, concentran durante toda la vida lo que los rodea, y como crecen en criaderos industriales con abonos que pueden ser contaminantes hay que procurar comprarlos en una tienda de confianza (o mejor aún, de agricultura ecológica).

Función en la dieta Dukan

Resultan interesantes precisamente por su textura original y su alta capacidad saciante. Además, son más ricos en proteínas que la mayoría de las hortalizas. Suelen gustar a todo el mundo y permiten introducir variedad en mi dieta, en la que son los únicos que viven sin recurrir a la clorofila.

Aplicaciones culinarias en la dieta Dukan

Los champiñones se preparan crudos o cocidos. Crudos entran en la composición de ensaladas. Si encuentras uno muy grande, córtalo en láminas muy finas, desde arriba hacia abajo con el pie incluido; luego, ponlo en un plato bonito espaciando las láminas. Finalmente, rocíalo con salsa pulverizada (vinagreta Dukan). Cocidos se pueden saltear en la sartén (con papel de cocina + 3 gotas de aceite) o rellenar con carne o tartar de salmón. También acompañan perfectamente las tortillas y se les puede añadir jamón picado fino. Del mismo modo, sirven perfectamente para la torta de salvado de avena. Para tener siempre champiñones a mano en casa, ten en cuenta las bolsas de congelados. Las demás setas acompañan de manera muy especial las carnes y las aves de corral.

Fase crucero PV

Crema de champiñones

Elaboración: 15 m **Cocción:** 10 m **Para 2 personas**

Ingredientes

500 g de champiñones • 1 manojo de estragón • 4 lonchas de cecina • 250 ml de nata 3% • sal y pimienta

Elaboración

Limpia los champiñones y el estragón. Corta los champiñones en trocitos y saltéalos en una sartén con la cecina y el estragón. Reserva algunas hojas de estragón para la decoración. Bate la preparación con la nata. Salpimienta. Vierte la crema de champiñones en vasos y decóralos con hojas de estragón y algunas setas rehogadas. Sirve de inmediato.

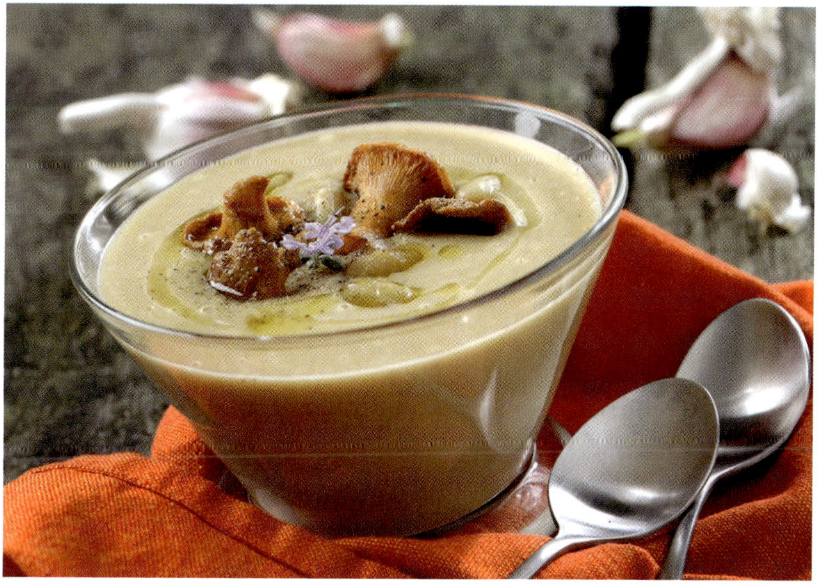

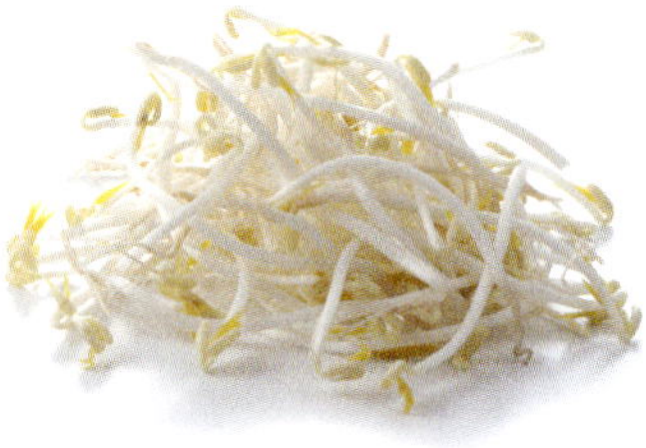

Soja

El brote de soja es una magnífica verdura para adelgazar. ¡Ojo! Cuando la semilla no ha germinado, la soja puede ser una judía y pertenecer, por lo tanto, a las leguminosas, como también puede ser una verdura después de la germinación, cuando el brote ha crecido aprovechando las grasas y los glúcidos almacenados en la semilla.

Características nutricionales
Más calórica que la mayoría de las verduras (57 calorías por 100 g), la soja es una verdura medicinal. Es la verdura que contiene más proteínas, de excelente calidad, y casi puede hacerle competencia a la carne. También contiene fitoestrógenos, que resultan muy provechosos para la mujer durante la menopausia.

Función en la dieta Dukan
En cuanto a su papel en las dietas de adelgazamiento, por una parte está la judía fresca, cosechada de manera precoz antes de que se vuelva aceitosa y llena de almidón, es decir, grasa y dulce. En ese estadio, la judía precoz es muy rica en proteínas y saciante, tiene sabor a avellana y consistencia compacta. Es un complemento muy adecuado en la dieta Dukan. Por otra parte, la judía madura o como harina solo puede entrar en el régimen en la fase de consolidación.

Aplicaciones culinarias en la dieta Dukan
El brote de soja puede comerse cocido, como en el *chop suey* chino, o crudo, como en las ensaladas vietnamitas y tailandesas, acompañado con láminas de pollo hervido o de gambas o cangrejo, con una salsa que combina vinagre y salsa de soja. Es uno de los ingredientes básicos del rollito de primavera.

Bocados chinos de pollo y soja

Fase crucero PV

Elaboración: 40 m **Cocción:** 25 m **Para 2 personas**

Ingredientes

300 g de pechuga de pollo • brotes de soja • el zumo de 2 limones • 3 cucharadas de salsa de soja • 1 cucharada de mostaza • sal y pimienta

Elaboración

En un cuenco, vierte el zumo de limón y la salsa de soja, y agrega la mostaza. Salpimienta. Añade el pollo troceado y remuévelo. Cúbrelo con film transparente y enfríalo en el frigorífico durante al menos 1 hora removiendo de vez en cuando. Enciende el horno en posición de grill, o prepara una sartén para grill, y cuece el pollo unos 7 minutos. Gira los trozos de pollo y déjalos otros 7 minutos rociándolos con lo que quede de la marinada. Separa unas cucharadas de marinada y utilízala para saltear los brotes de soja en una sartén durante 10 minutos. Agrega los brotes al pollo y sirve bien caliente.

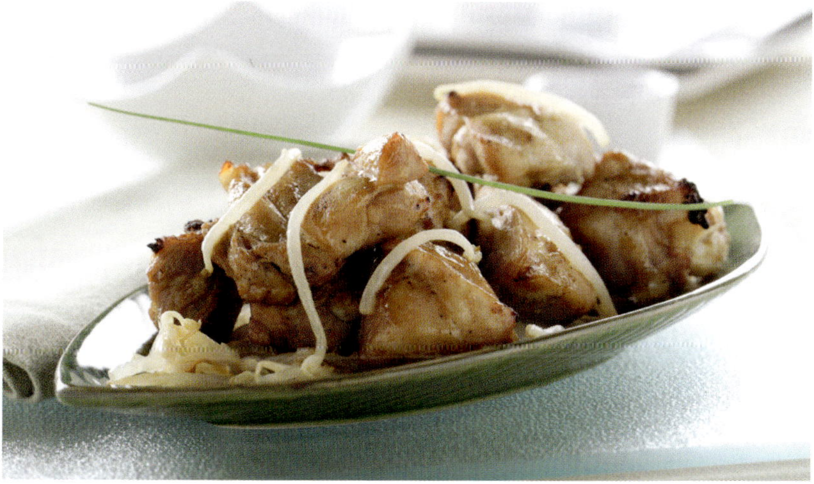

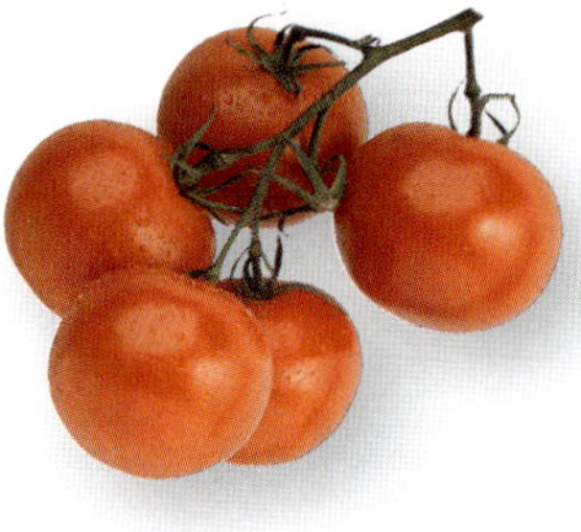

Tomate

El tomate es una de las verduras más importantes de la dieta Dukan. Gracias a los medios de transporte actuales, puede encontrarse durante todo el año.

Características nutricionales

Poco calórico (20 calorías por 100 g), el tomate es rico en vitaminas B, K y C, así como en licopeno (el pigmento que le da su color, parecido al caroteno).

Función en la dieta Dukan

De por sí, consumir tomates con regularidad es de mucha ayuda en la lucha contra el sobrepeso. Al revés, rechazarlos puede llevar a engordar.

Aplicaciones culinarias en la dieta Dukan

El tomate resulta interesante porque puede consumirse de muchas formas: en ensalada, solo con sal o vinagreta. Es fácil de transportar, gracias a la piel dura que lo recubre. Al ser ligeramente ácido y muy jugoso, puede consumirse sin vinagreta (es decir, sobre todo sin aceite). Cocido, puede rellenarse al estilo provenzal. También es el ingrediente central del pisto y la propia sustancia del gazpacho. Por supuesto, es el ingrediente casi único de la salsa de tomate. Combina perfectamente con el ajo, la cebolla, la albahaca, el estragón, el tomillo, el laurel, el orégano y el comino (ten presente que cuantos más aromas pongas en tu alimentación, más y mejor adelgazarás). También se lleva de maravilla con el pimiento y la berenjena. El tomate queda bien con las proteínas marinas (el atún, la sardina y el salmonete), así como con las carnes (buey, pollo y ternera) y, por último, con los huevos. En conserva, el tomate se encuentra en múltiples salsas, triturado, en puré y hasta se puede beber como zumo para el aperitivo. Al secarse, se arruga, se oscurece y adquiere un sabor exquisito. Seco en aceite de oliva, basta con escurrirlo con papel de cocina para convertirlo en una magnífica herramienta para adelgazar.

Tomates rellenos

Fase crucero PV

Elaboración: 10 m **Cocción:** 45 m **Para 2 personas**

Ingredientes

4 tomates grandes • 2 bistecs magros picados • 2 cebollas • 2 dientes de ajo • 1 chalota • perejil • sal y pimienta

Elaboración

Precalienta el horno a 180 °C. Pela y corta las cebollas, el ajo y la chalota y colócalo todo en una sartén antiadherente con 3 cucharadas de agua. Cuando la sartén esté bien caliente, retírala del fuego y añade la carne picada, el perejil, la sal y la pimienta. Corta una rodaja de tomate a 1 cm de la parte superior a modo de tapadera. Ábrelo y deja que pierda el jugo. Extrae la carne de tomate, que añadirás a la carne picada para el relleno. Rellena los tomates e introdúcelos en el horno durante 45 minutos a la misma temperatura.

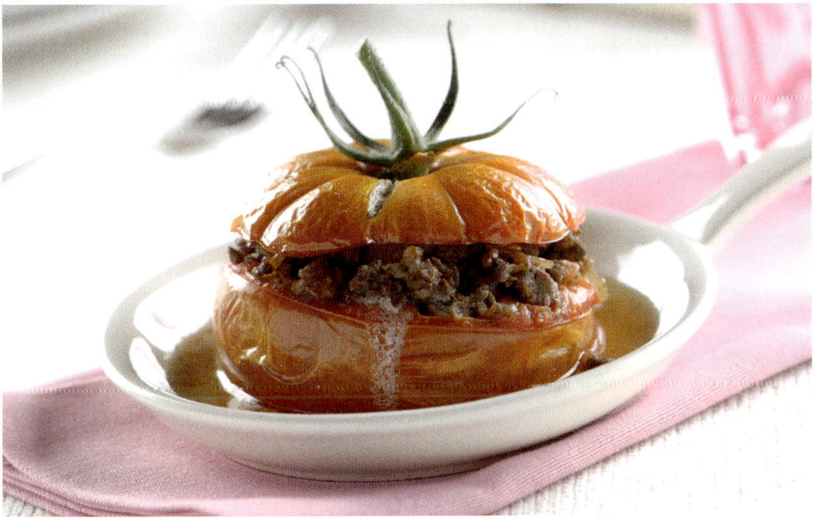

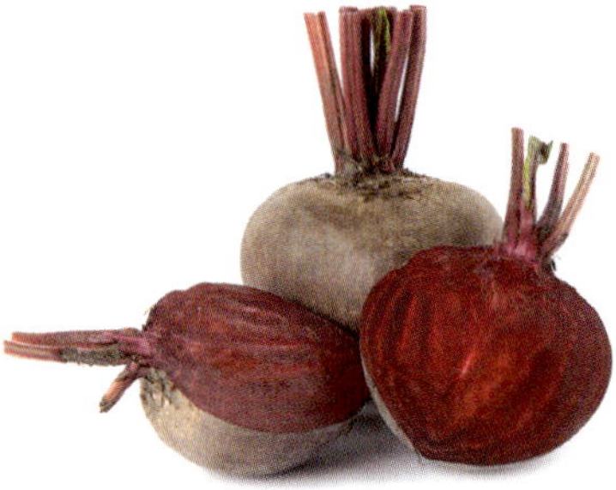

Remolacha

Este alimento tiene poco valor alimenticio y no gusta a todo el mundo. ¿Por qué, entonces, integrarlo en mi lista de 100 alimentos? Mira el papel que tiene en mi régimen y lo entenderás.

Características nutricionales

En cuanto a su aporte nutricional, es una verdura un poco más calórica que otras (40 calorías y 8 g de glúcidos por 100 g). Es muy pobre en vitaminas, pero muy rica en ácido oxálico, por lo que se ha de descartar en caso de antecedentes de cálculos renales por ácido oxálico.

Función en la dieta Dukan

En mi dieta, la remolacha no tiene más que una ventaja, pero es considerable: entre todos mis alimentos, es el único con un sabor francamente dulce. Es decir, lo suficiente como para interesar a quienes buscan esta experiencia de forma natural, que no sea con edulcorante, pero no lo bastante como para frenar el efecto del régimen, ya que solo contiene unos 8 g de glúcidos por cada 100 g, y además son glúcidos lentos.
Hay otras verduras con un ligero sabor dulce, como la zanahoria, la calabaza, el apio nabo... pero ninguna compite con el sabor francamente dulce de la remolacha.

Aplicaciones culinarias en la dieta Dukan

La remolacha se consume cocida (suele venderse así) y se incorpora en entremeses o ensaladas multicolores.

Fase crucero PV

Remolacha mimosa

Elaboración: 5 m **Cocción:** 10 m **Para 2 personas**

Ingredientes
1 remolacha cocida • 2 huevos • sal y pimienta

Elaboración
Hierve los huevos durante 10 minutos. Pela la remolacha, córtala en lonchas y disponlas en un plato. Una vez tengas los huevos duros, extrae las yemas y rállalas encima de las lonchas de remolacha. Añade la vinagreta Dukan y salpimienta.

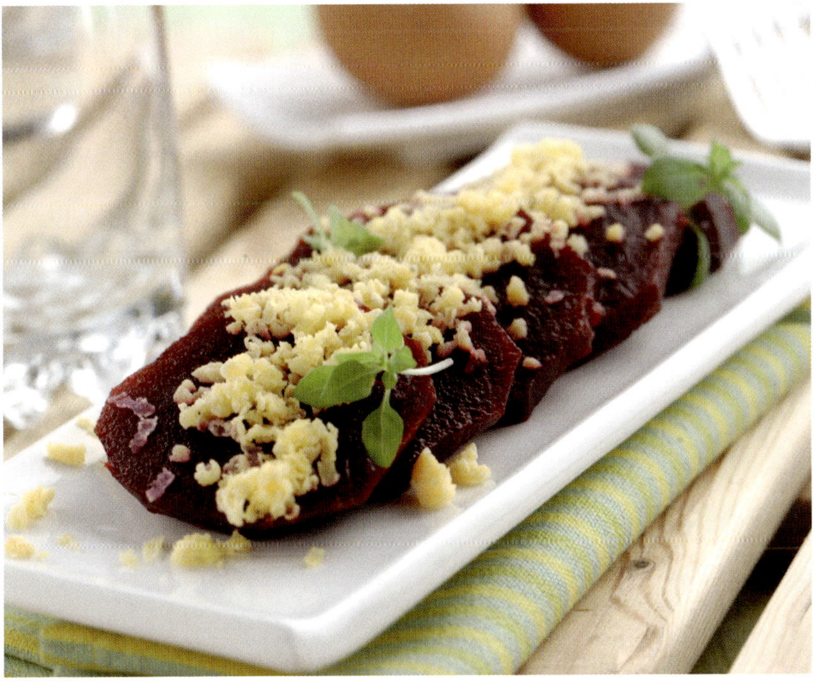

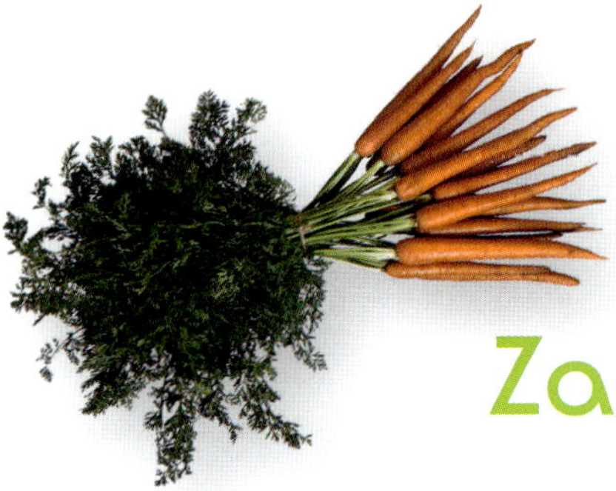

Zanahoria

A pesar de contener 7 g de glúcidos, es decir, dos veces más que el tomate, considero la zanahoria como una excelente verdura para adelgazar. Primero, gusta a los niños, sobre todo rallada, y este gusto se conserva en el adulto, que aprende rápidamente a apreciarla cocida. La única pequeña objeción de la zanahoria rallada es que absorbe demasiada vinagreta. Por lo tanto, resulta imperativo prepararla con vinagreta *light*.

Características nutricionales

En cuanto a su aporte nutricional, la zanahoria contiene caroteno, el precursor vegetal de la vitamina A. La zanahoria es una de las tres principales armas en la prevención de muchos riesgos (corazón, cáncer, etc.). Contiene 38 calorías por 100 g.

Función en la dieta Dukan

Su gustillo dulce, su carácter crujiente y su acción saciante forman una combinación ganadora. No hay que dejarse impresionar por el hecho de que los diabéticos la teman. Cruda, no se asimila más rápidamente que las demás verduras. Cocida, sus azúcares penetran más rápidamente, pero esta velocidad solo concierne a los que padecen esta enfermedad.

Aplicaciones culinarias en la dieta Dukan

Se puede consumir rallada, en puré, en sopa o en rodajas con guisos de carne o de ternera.

Crema de zanahorias al jengibre

Fase crucero PV

Elaboración: 10 m **Cocción:** 15 m **Para 2 personas**

Ingredientes
4 zanahorias • 1 cucharadita de jengibre en polvo • 500 ml de agua • 1 pastilla de caldo de pollo sin grasa • 1 diente de ajo picado • 1 cucharada de nata 3% • sal y pimienta

Elaboración
Pela las zanahorias y córtalas en láminas. Calienta 6 cucharadas de agua en un cazo y añade las zanahorias, el jengibre, el agua, la pastilla de caldo desmenuzada y el ajo. Déjalo cocer a fuego suave, con el cazo tapado, hasta que las zanahorias estén hechas. Salpimienta un poco. Bátelo todo. Si la crema es demasiado espesa, añade un poco de agua. Añade la nata y vuélvelo a batir todo. Rectifica de sal si fuera necesario. Sirve la crema caliente.

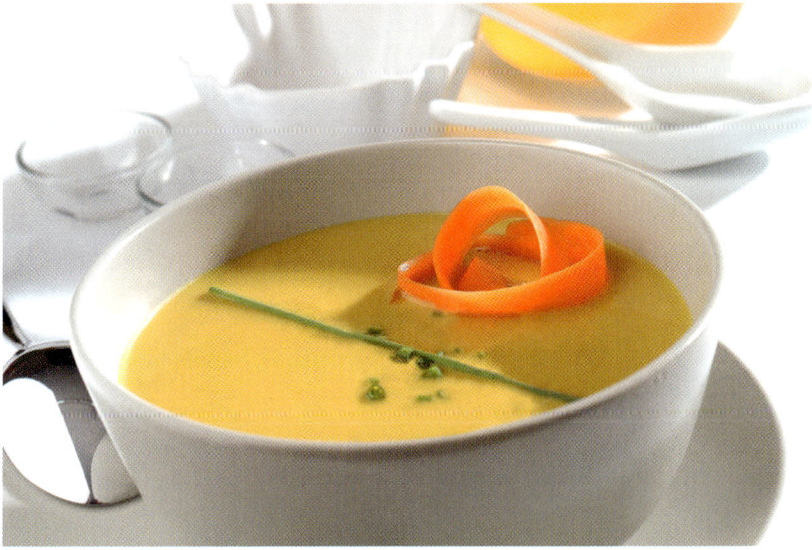

Ba
ásico
Bá
ásicos

Básicos

El salvado de avena

Despreciado durante mucho tiempo para el consumo humano, este alimento se destinaba tradicionalmente en muchos países a la alimentación de los caballos y a la fabricación de colchones en las aldeas, para la dieta Dukan se ha convertido en uno de los productos imprescindibles.

En cuanto a su aporte nutricional, ya está todo dicho en el apartado sobre el papel del salvado de avena en mi dieta. Hay que agregar que ofrece un alto contenido en proteínas y una excelente capacidad de imbibición (hasta 30 veces su volumen de agua), que resulta suficiente para llenar el estómago. También hay que mencionar que tiene una acción beneficiosa y demostrada en cuanto a la reducción del colesterol, la disminución de la asimilación de los azúcares, el tránsito intestinal, la prevención del cáncer de colon, entre otros beneficios. Además de ser increíblemente barato en relación con su tremenda importancia alimenticia. Desgraciadamente, desde que lo incorporé a mi dieta, el precio ha subido y es cada vez más difícil de encontrar.

En mi régimen, más que un alimento principal, es un alimento clave, un alimento estratégico. En 1970, creé la dieta de las proteínas alimenticias, exclusivas al principio, y luego combinadas con las verduras. En 30 años de experiencia e investigación, la dieta se ha convertido en el método actual, con las cuatro fases y los planes de consolidación y estabilización a largo plazo. En un principio, uno de los puntos flacos de mi régimen fue que no incorporaba cereales ni feculentos, debido a los objetivos que se proponía alcanzar. En el año 2000, cuando elaboré por casualidad mi primera torta de avena para mi hija Maya, no entendí enseguida la revolución que eso suponía en mi dieta. Cuando se la ofrecí a mis pacientes, vi que respondía a sus necesidades y colmaba sus expectativas. A partir de ese día, he ido trabajando de manera científica en el salvado de avena. He reunido muchísimas observaciones y estudiado el índice glucémico y, sobre todo, la pérdida de calorías, analizando su presencia en las heces de consumidores regulares. Ahora, el salvado de avena se ha convertido en el tercer elemento fundamental de mi dieta, tanto en cuanto a pérdida de peso como a estabilización duradera. Mis investigaciones me llevaron a confirmar algo que ya sabían los cardiólogos (el salvado reduce el colesterol) y los diabetólogos (frena el paso de los azúcares a la sangre), pero sobre todo me permitieron demostrar que las fibras de salvado de avena extraen del tubo digestivo unas calorías que arrastran en las heces, fuera del cuerpo. ¿Cómo? Gracias a sus moléculas de betaglucano, tan viscosas y adherentes que se pegan a todo lo que las rodea en el jugo graso, dulce e hipercalórico del contenido intestinal. Así pues, se trata de un alimento de nueva generación, de un contraalimento parásito que se apropia las mejores calorías de nuestra alimentación. Lo que en el mundo de penurias de finales del siglo XIX se hubiera considerado un sacrilegio se ha convertido en una bendición en otro siglo, en el que, a menudo, la gente muere por exceso de alimentación.

La manera de prepararlo refleja otro de los puntos fuertes de este alimento: tiene un sabor agradable, es gustoso, suave en la boca, eminentemente saciante y se presta a todo tipo de recetas sorprendentes dentro de un régimen de adelgazamiento eficiente. Todo empezó con la torta, y luego llegaron la crepe, los blinis, el pan, la pizza, las tortitas, las galletas, etc. Los que van justos de tiempo lo ponen en los yogures, con lo que adquieren densidad y sabor a cereales. Muchos elaboran gachas de avena con leche edulcorada pasada por el microondas.

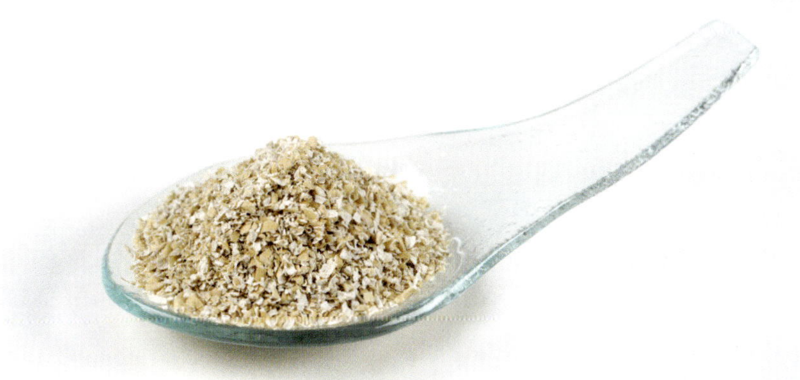

Torta de salvado Dukan

Para 1 persona

Ingredientes

• 2 cucharadas de salvado de avena • 1 cucharada de salvado de trigo
• 2 cucharadas de queso fresco 0% • 1 huevo

Elaboración

En un cuenco grande, mezcla los salvados, el queso fresco y el huevo. Engrasa una sartén antiadherente con un papel de cocina + 3 gotas de aceite. Cuece la torta durante 3 minutos a fuego medio hasta que se despegue de la sartén, y luego por el otro lado. Tienes la opción de hacer la torta únicamente con la clara del huevo (preferiblemente batida) en caso de que tengas problemas de colesterol o si deseas limitar el consumo de yemas de huevo. Puedes tomar la torta con edulcorante y aromas o en su versión salada añadiéndole hierbas y especias variadas.

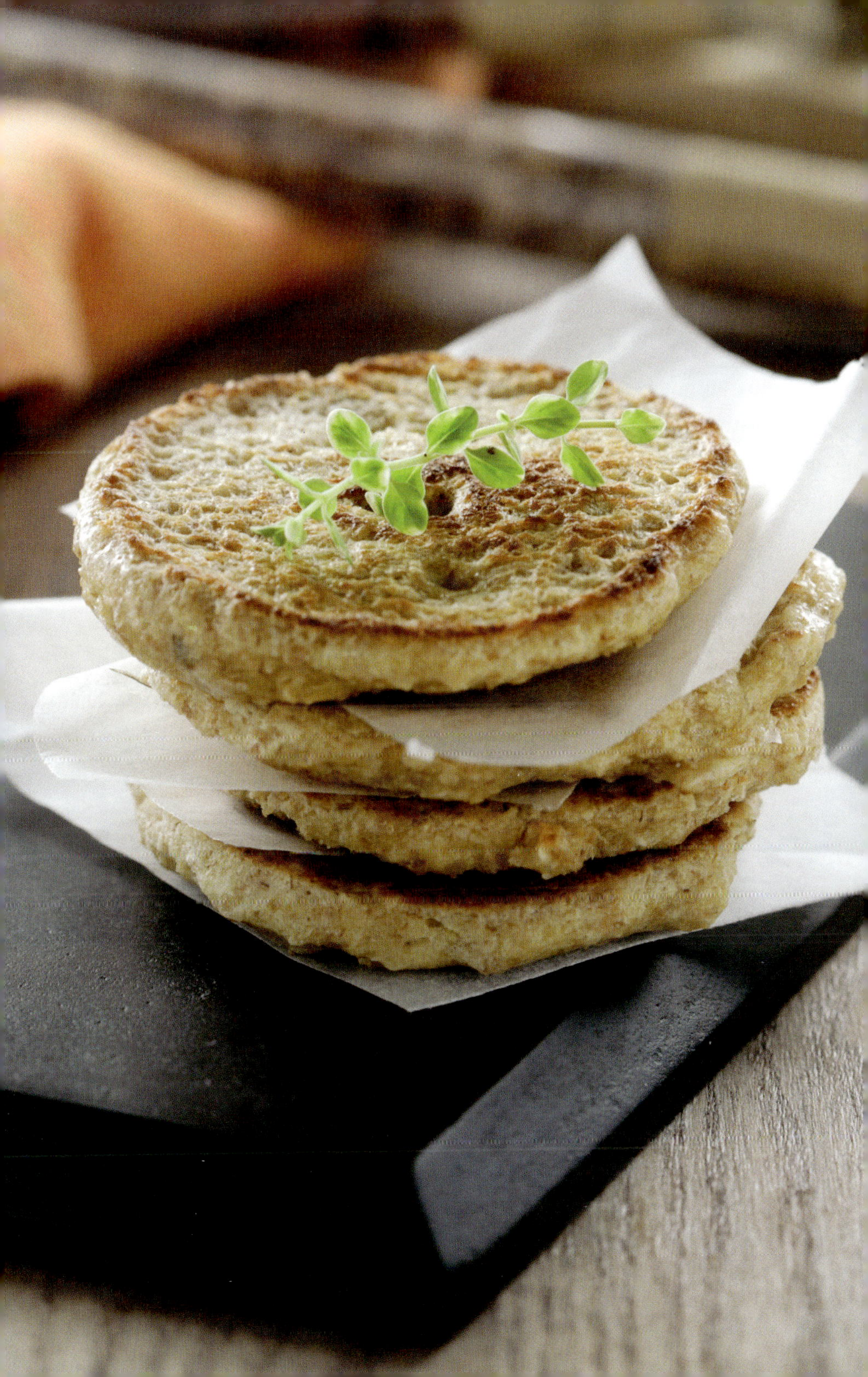

El konjac

El konjac es la raíz de una planta, parecida a una enorme remolacha. En Japón se conoce y consume desde hace miles de años. Los shiratakis, o pasta de konjac, constituyen un progreso sin precedentes en la lucha contra el sobrepeso. Se trata de un alimento que proviene de la alimentación japonesa, la de un pueblo cuyas mujeres comparten con las mujeres francesas, el primer puesto planetario de la delgadez y la longevidad. Hay muchísimas recetas disponibles y se comercializa en platos preparados, en un intento de difundir el uso de este alimento aún demasiado desconocido.

Su interés nutricional reside en las fibras que lo constituyen: glucomanano (2,2 g/100 g). Este componente, como la pectina de la manzana o los betaglucanos del salvado de avena, tiene un gran futuro. Sus fibras absorben hasta 100 veces su peso en agua, formando un gel ultraviscoso que llena el estómago y capta grasas y azúcares. La verdadera magia de esta acción reside en que prácticamente no tiene calorías (9 kcal/100 g). Y no solo es casi acalórico sino también muy saciante. Esto es lo que me interesó enseguida de este formidable coadyuvante.

El konjac se presenta bajo diferentes formas (bloques, fideos, polvos...) pero las pastas o shiratakis son, a mi juicio, la mejor presentación para un europeo. Se fabrican unos fideos o *noodles* que se conservan muy bien. Su aspecto es el de la pasta italiana, y aunque no tienen calorías, se preparan igual que unos fideos o unos espaguetis. Tienen una agradable consistencia en la boca, ligeramente resistente al morderlos pero no saben a casi nada: se impregnan del sabor de la salsa o de los alimentos que la acompañan.

La preparación más habitual en la dieta Dukan es a la boloñesa, con carne picada y una salsa de tomate sin azúcar añadido y sin aceite. Puedes consumirlos en fase de ataque si reduce al mínimo la salsa de tomate. En la fase de crucero, añádeles todo tipo de verduras. En fase de consolidación puedes incluir parmesano y en estabilización, prepáralos como quiera.

Shiratakis de Konjac a la boloñesa

Elaboración: 10 m **Cocción:** 1 h mínimo **Para 2 personas**

Ingredientes

2 paquetes de Shiratakis de Konjac Dieta Dukan • 1 cebolla cortada en daditos • 1 zanahoria cortada en daditos • 1 ramita de apio cortada en daditos • 1 diente de ajo picado • orégano • tomillo • laurel • sal y pimienta • 300 g de carne magra picada de buey • 2 tomates grandes sin piel, cortados a grandes trozos • 1 taza de caldo de carne sin grasa

Elaboración

En una cazuela a fuego suave pon un poco de agua, el ajo picado, la cebolla y ponlos a cocer. Al cabo de unos minutos añade la zanahoria el apio y las hierbas aromáticas con la sal y la pimienta y déjalo cocer unos 10 minutos. Incorpora la carne intentado que no quede en un bloque, el tomate y el caldo. Rectifica de sal y pimienta y deja que hierva una hora, como mínimo. Cuando esté terminando la cocción, remoja los shiratakis y hiérvelos 3 o 4 minutos en una olla con agua. Retíralos del fuego y corta el hervor pasándolos por debajo del grifo del agua fría. Mezcla los shiratakis con la salsa boloñesa y sírvelos calientes.

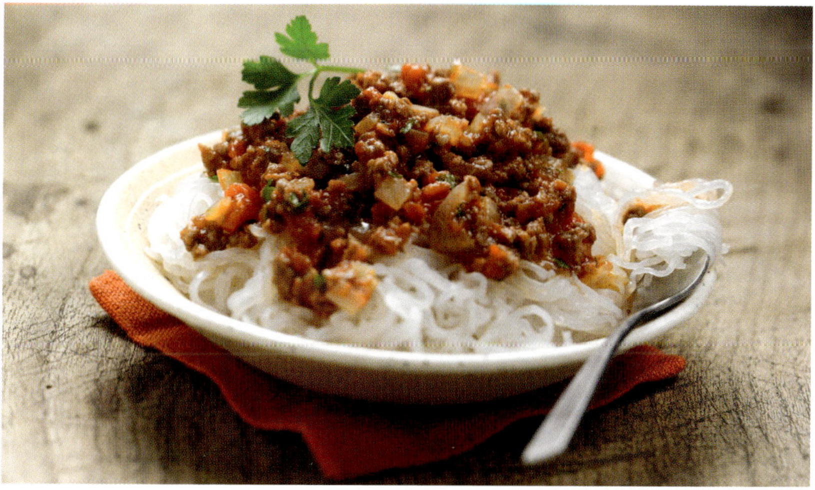

Salsas

La utilización de alguna salsa para complementar los 100 alimentos puede proporcionarte esa pizca de motivación que algunas veces necesitas.
No renuncies al **sabor**, pero ten en cuenta que las salsas que se comercializan están totalmente prohibidas. En su lugar, prepara las **deliciosas** besamel, mayonesa y vinagreta al estilo Dukan. No puedes tomarlas siempre, pero si puedes considerarlas como un alimento tolerado en la fase de crucero.

Mayonesa Dukan

Para 4 personas

Ingredientes
3 yemas de huevo • 1 cucharadita de vinagre • 1 pizca de sal • 1 pizca de perejil (opcional) • 2 cucharaditas de mostaza • 75 ml aceite acalórico de Ordesa o de parafina

Elaboración
Coloca las yemas a temperatura ambiente en un cuenco pequeño y hondo. Añade el resto de los ingredientes menos el aceite y deja que reposen unos 5 minutos sin tocarlos. Remueve delicadamente el conjunto con una cuchara. Coloca la batidora en el fondo del cuenco. Bate los ingredientes, primero con movimientos circulares mientras viertes chorritos de aceite acalórico de Ordesa o de parafina. Después de 1 minuto, incrementa la velocidad de la batidora moviéndola de arriba a abajo, sin dejar de verter chorritos de aceite. Asegúrate de que la varilla de la batidora siga en contacto con la mezcla y sigue batiendo hasta que cuaje una mayonesa blanquecina y consistente. ¡Ojo! Si los huevos estaban en la nevera, deberás retirarlos unos 30 minutos antes de empezar.

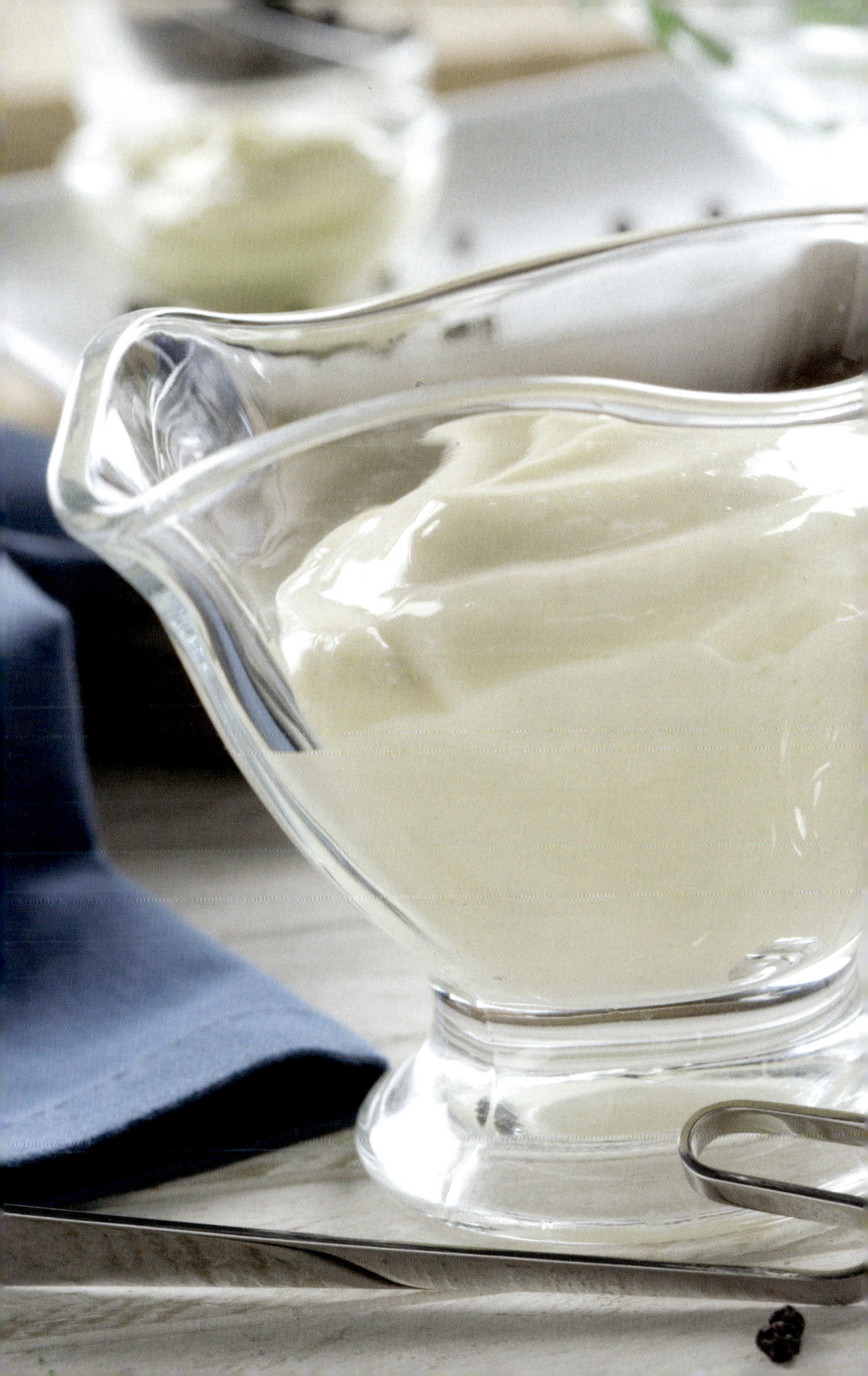

Besamel Dukan

Para 4 personas

Ingredientes

• 500 ml de leche desnatada fría • 2 cucharadas de maicena • sal • pimienta negra • nuez moscada

Elaboración

Diluye en un cazo la maicena en la leche desnatada fría. Calienta algunos minutos a fuego suave, removiendo lentamente con una espátula, para espesar. Sazona con sal, pimienta negra y nuez moscada.

Vinagreta Dukan

Para 4 personas

Ingredientes

1/2 cucharada de mostaza • 1 pizca de sal y pimienta • 2 cucharadas de vinagre balsámico • 2 cucharadas de aceite de parafina • 2 cucharadas de agua con gas

Elaboración

Coloca en un cuenco todos los ingredientes menos el aceite y el agua, y remueve el conjunto para obtener una salsa homogénea. Añade el aceite y el agua con gas, y bate ligeramente la salsa con un tenedor para que espume.

Bebidas

El único producto obligatorio para el régimen Dukan es el agua. Durante el régimen debes beber, como mínimo, un litro y medio de líquido al día. El aporte de líquido es indispensable y no negociable. Sin este drenaje intenso, el adelgazamiento, aunque esté perfectamente orientado, se detendrá, dado que los residuos salidos de la combustión de las grasas se acumularán hasta el punto de apagar ese fuego.

Todas las aguas están autorizadas, especialmente las de manantial ligeramente diuréticas, como Solán de Cabras, apropiada además por su contenido en calcio y magnesio y sus niveles de sodio. Ante la duda, procura elegir siempre las marcas con una proporción de sodio menor. Puedes probar con el agua de las marcas Font Vella, Viladrau, Lanjarón y Aquarel.

Si la prefieres con gas, puedes tomar agua Perrier, Lanjarón Fonte Forte, San Narciso o Vichy Catalán. Las burbujas y el gas no tienen incidencia en este régimen.

Puedes tomar también bebidas *light* (Coca-Cola *light*, Coca-Cola Zero y otras *light*). Piensa también en el té, en otras tisanas o en la achicoria.

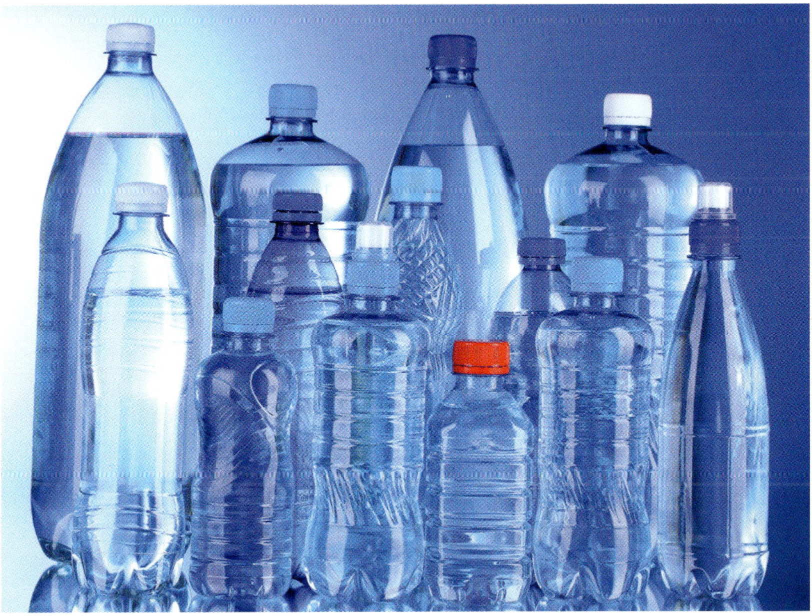

Condimentos

Como norma general debe evitar el azúcar, el aceite y las salsas preparadas. Pero esto no significa que deba resignarse: el aspartamo, el aceite acalórico de Ordesa, las plantas arómaticas o las especias pueden proporcionarle momentos de auténtico placer.

En el listado **Autorizados**, encontrará los condimentos que puede consumir sin ningún tipo de restricción. En **Tolerados** están incluidos los que puede tomar con moderación. Los condimentos que no están en ninguna de las dos listas, no deben consumirse en las fases de ataque y crucero.

Autorizados

Agar-agar
Ajo
Albahaca
Algas marinas
Anís estrellado o badiana
Aromatizantes sin azúcar
Azafrán
Cubitos de caldo sin grasa
Cacao sin grasa
Canela
Cardamomo
Cebolla fresca
Cebolla seca
Cilantro
Clavo
Comino
Cúrcuma
Edulcorantes
Estragón
Jengibre
Ketchup de régimen
Limón (no en forma de bebida)
Menta
Nuez moscada
Pepinillo
Perifollo
Pimentón
Pimiento
Rábano
Romero
Salsa de soja
Vainilla (en rama o en polvo sin azúcar)
Salsa de tomate y tomate en lata (concentrado, triturado...)

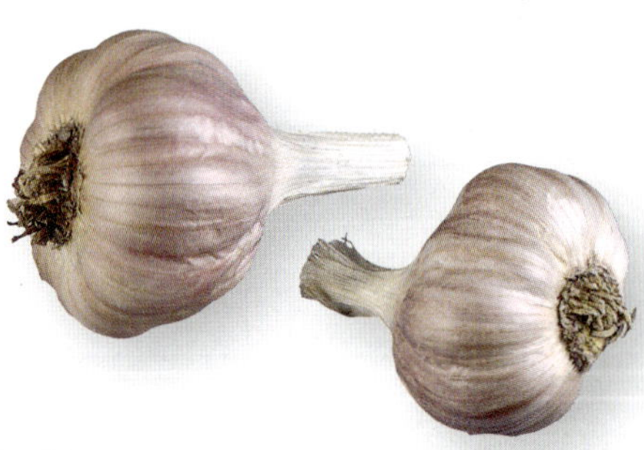

Tolerados

Aceite acalórico de Ordesa
Aceite de parafina
Cubitos de caldo
Fécula de maíz
Harissa
Mayonesa Dukan
Mostaza
Nata *light*
Sal
Sésamo
Vinagre
Vinagreta Dukan

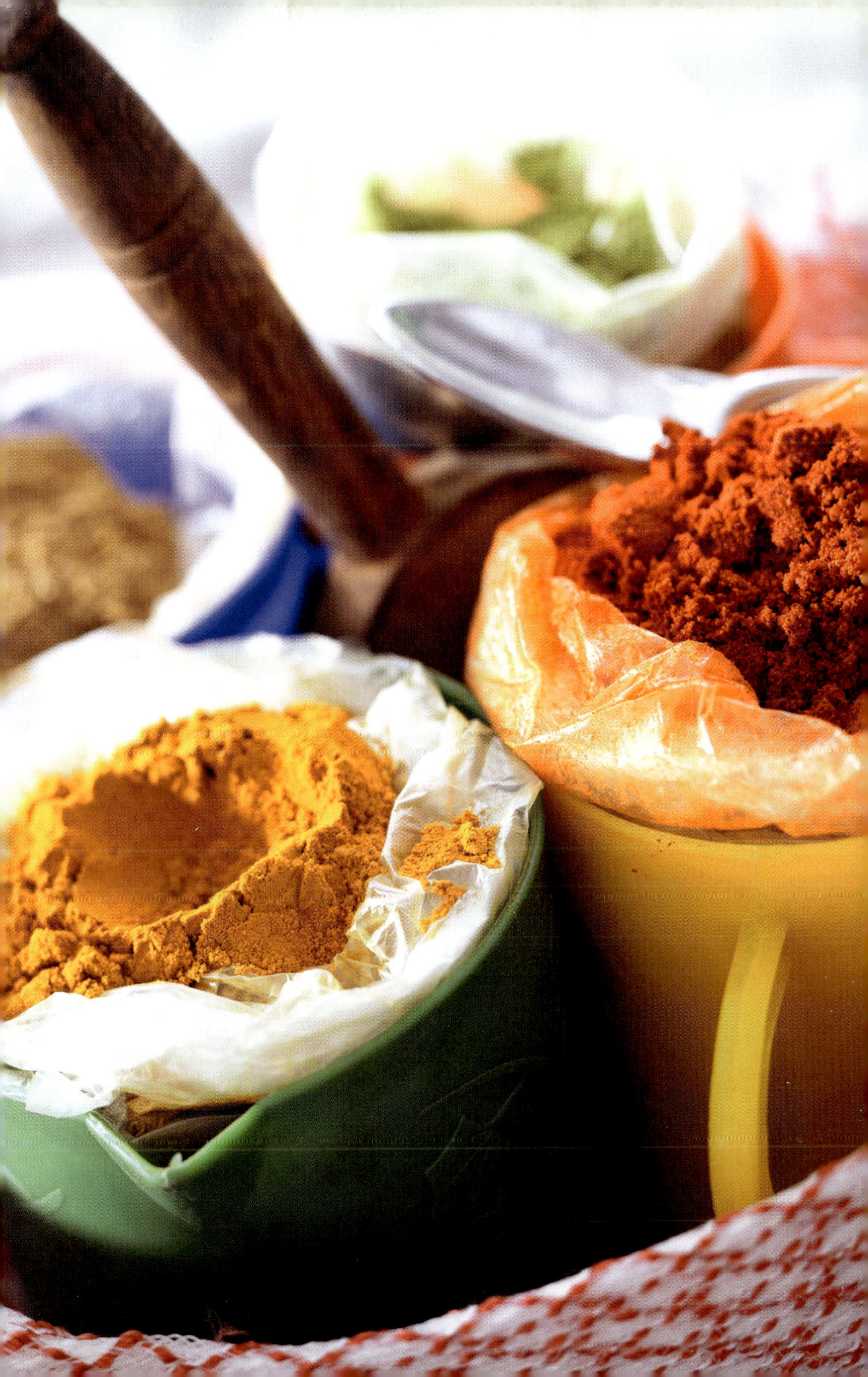

Índice